Dr. Antje Materna · Rimbert Westerkamp

Rücken

fit und schmerzfrei!

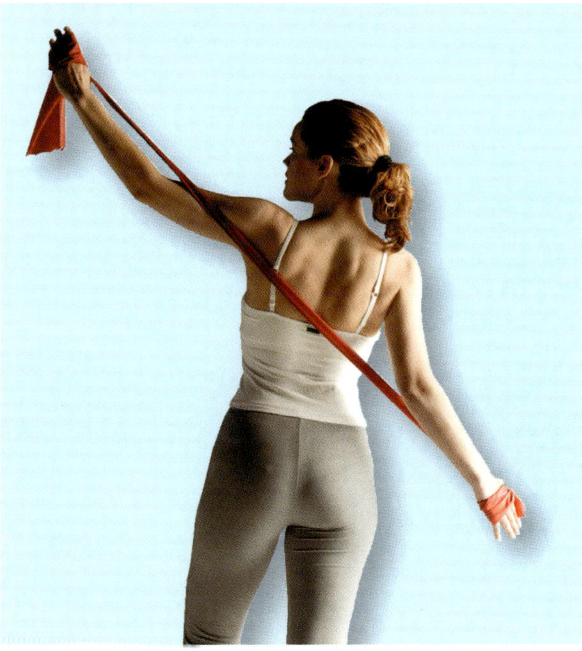

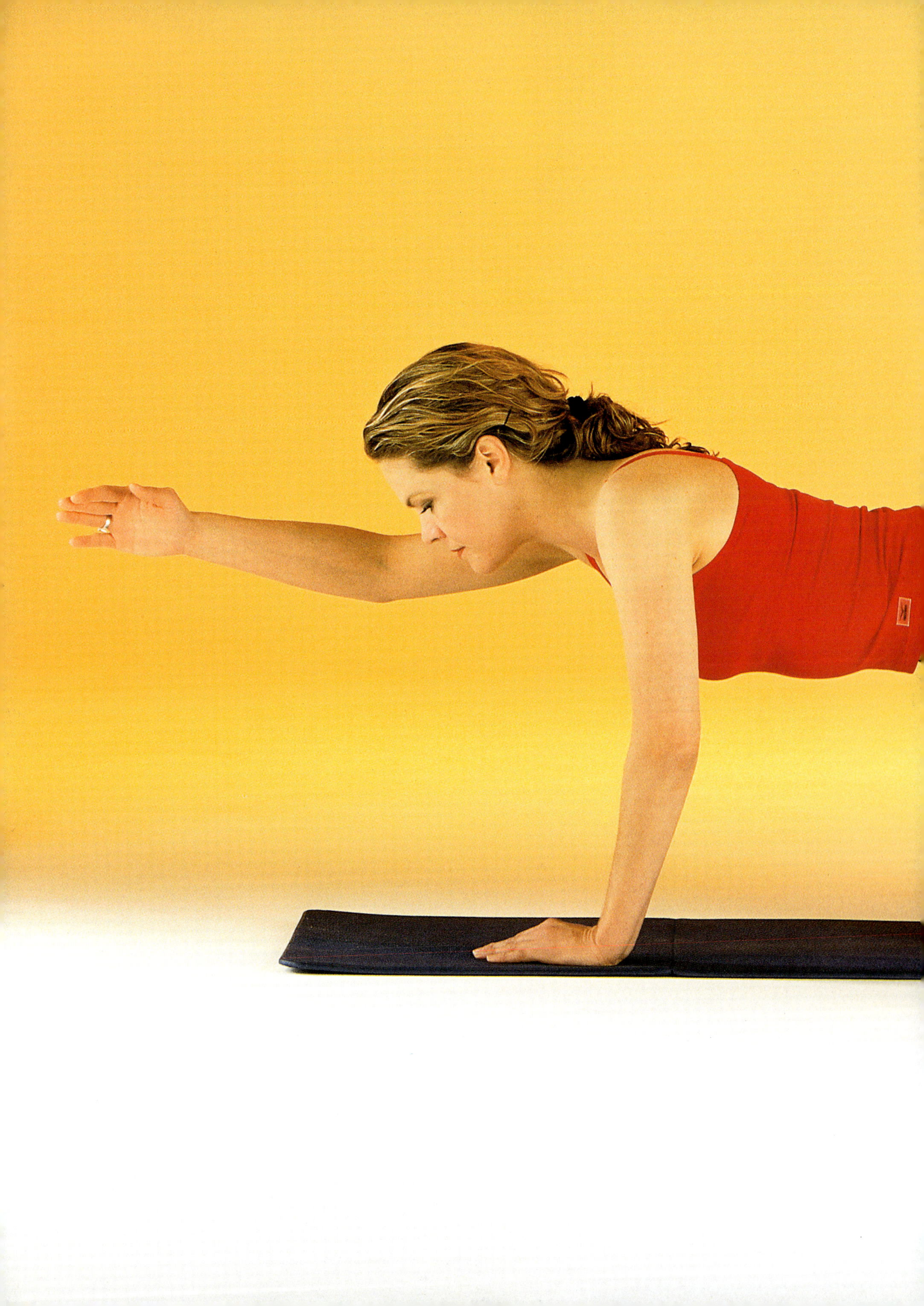

Dr. Antje Materna · Rimbert Westerkamp

Rücken

fit und schmerzfrei!

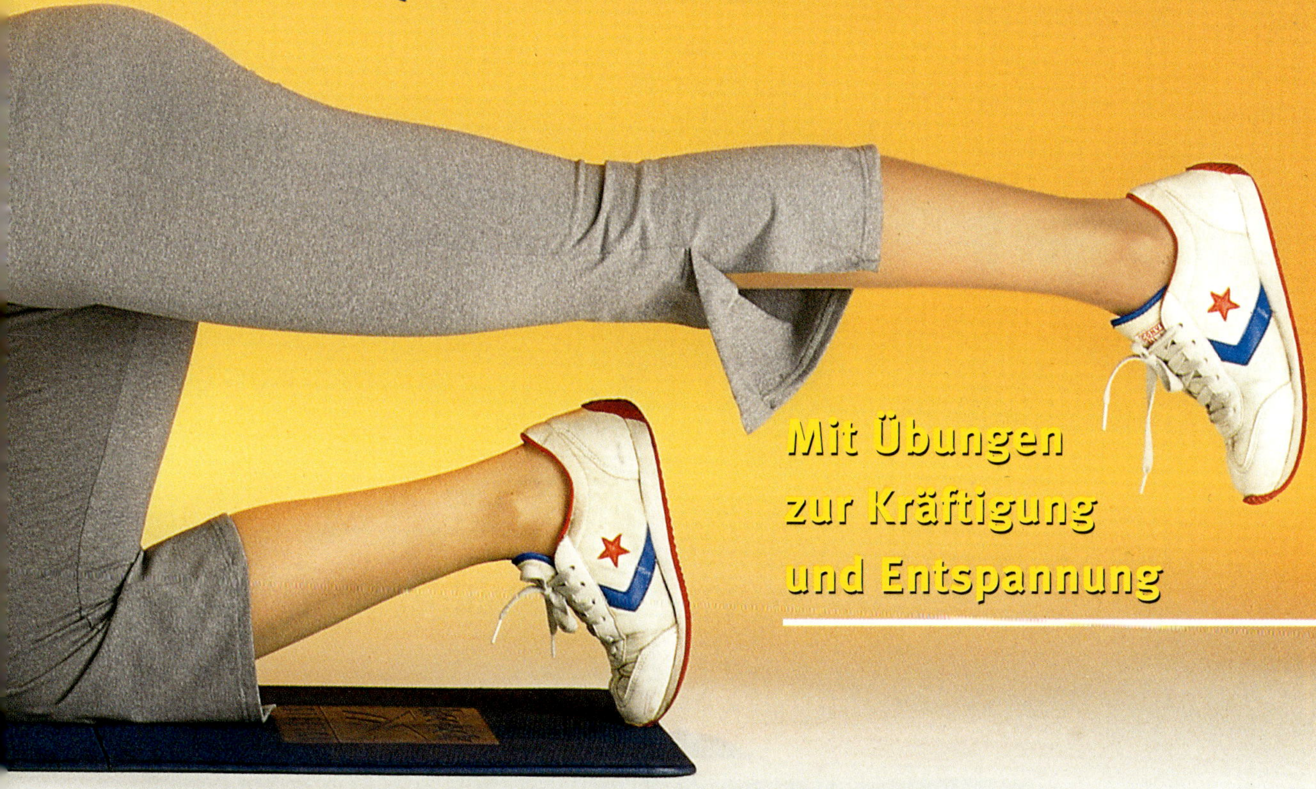

Mit Übungen zur Kräftigung und Entspannung

blv

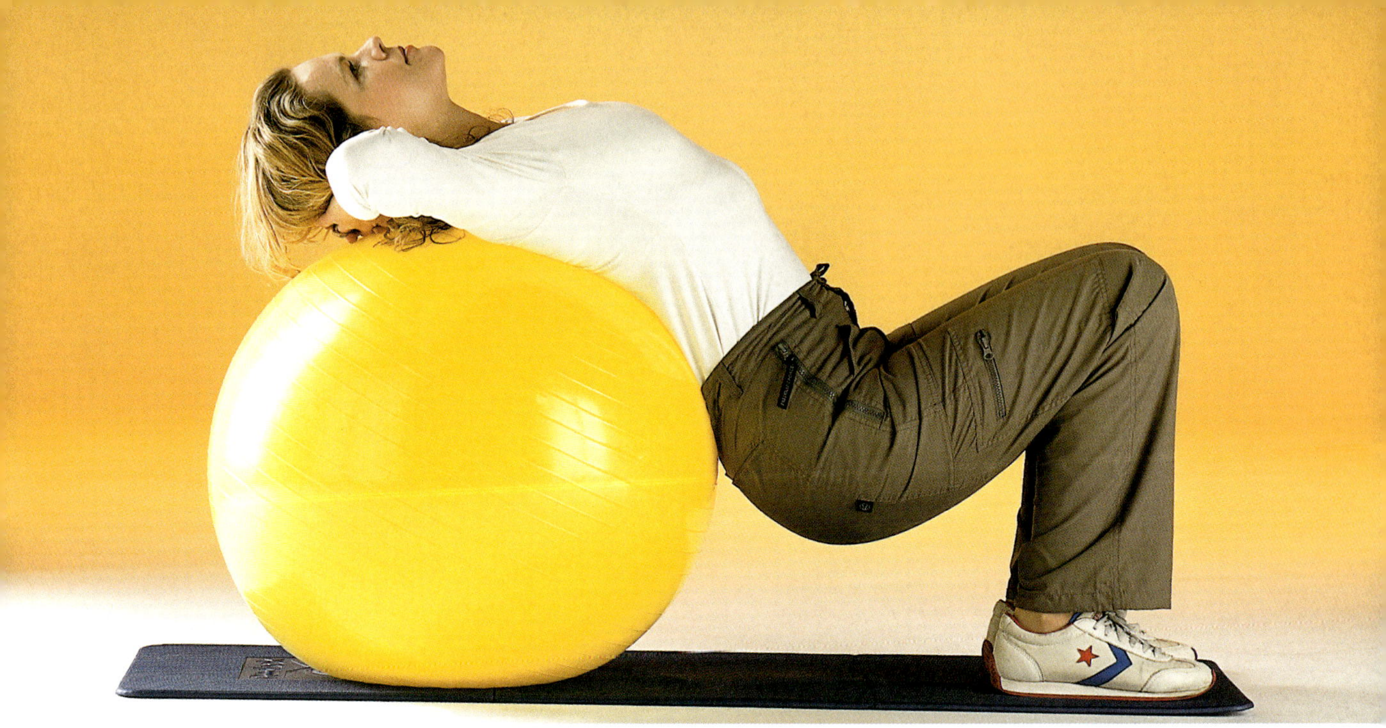

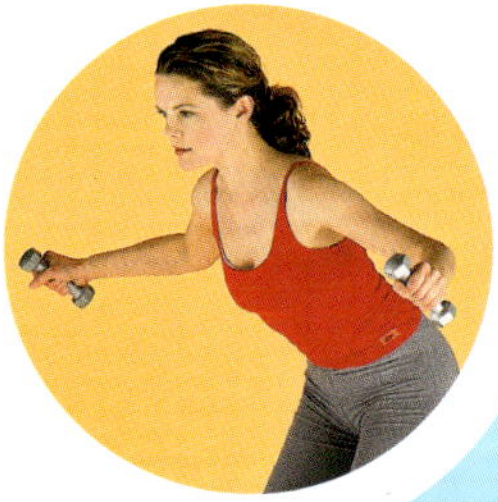

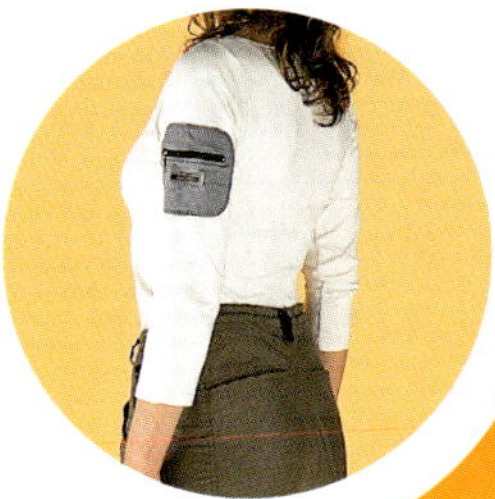

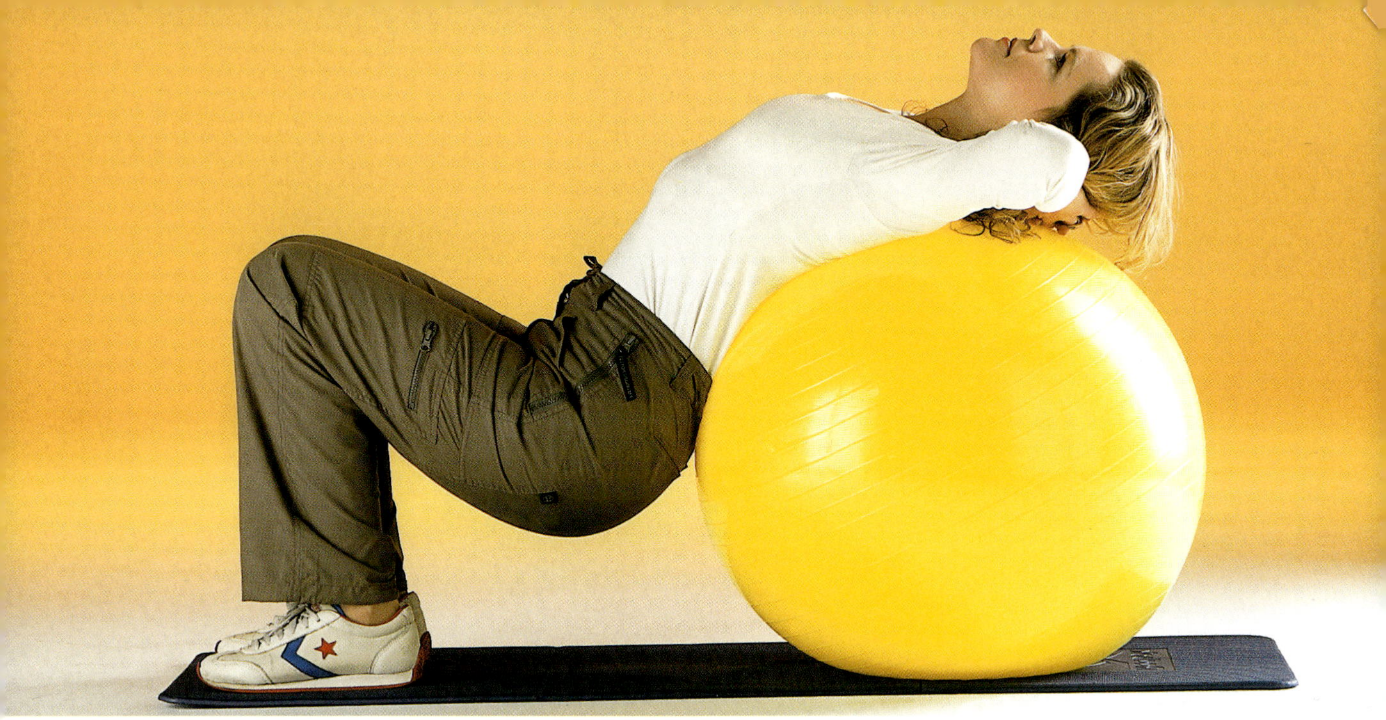

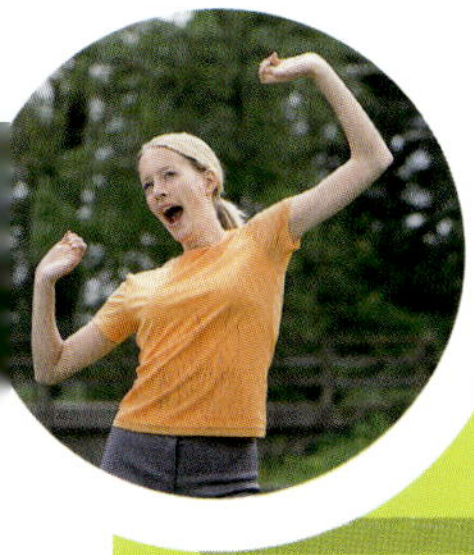

Verhalten im Alltag 25

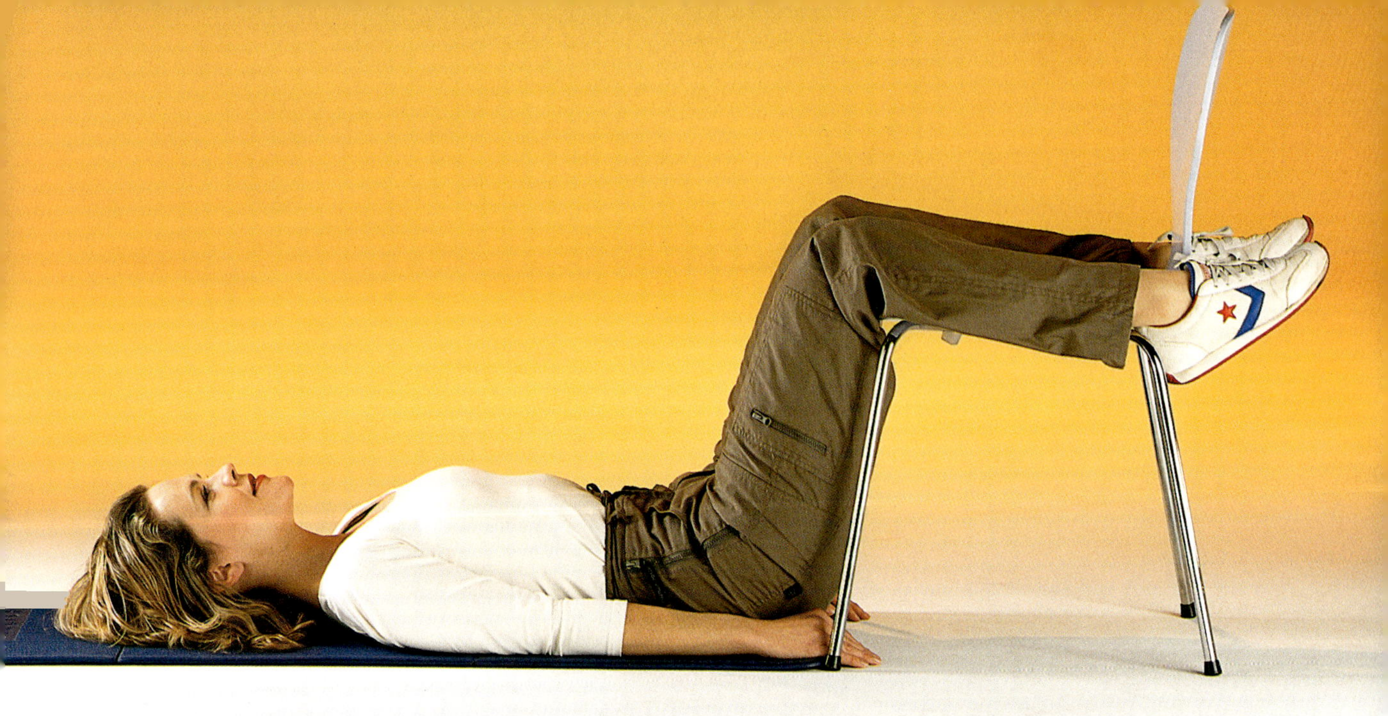

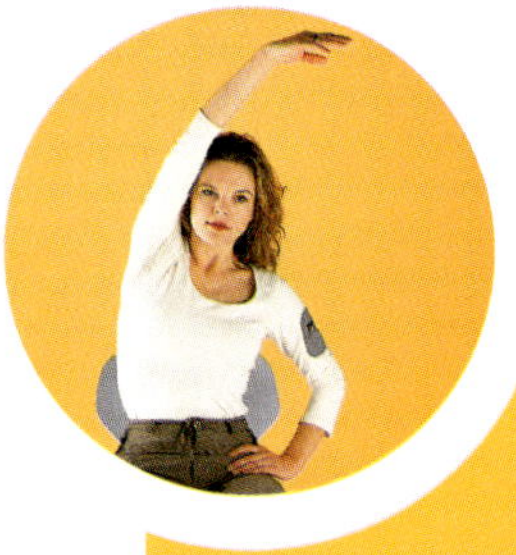

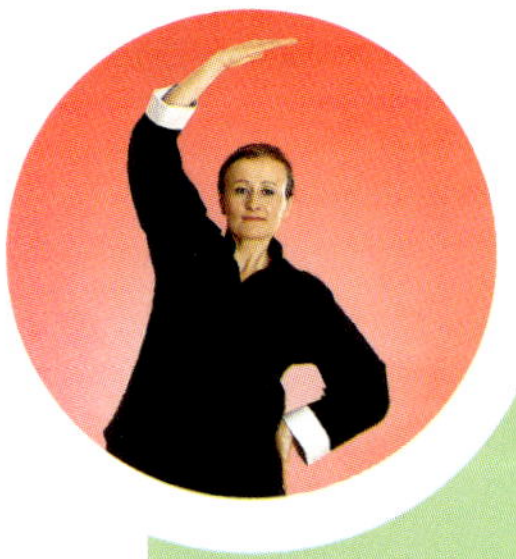

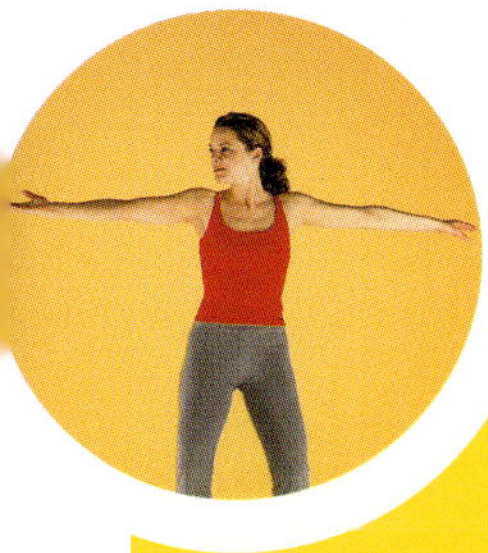

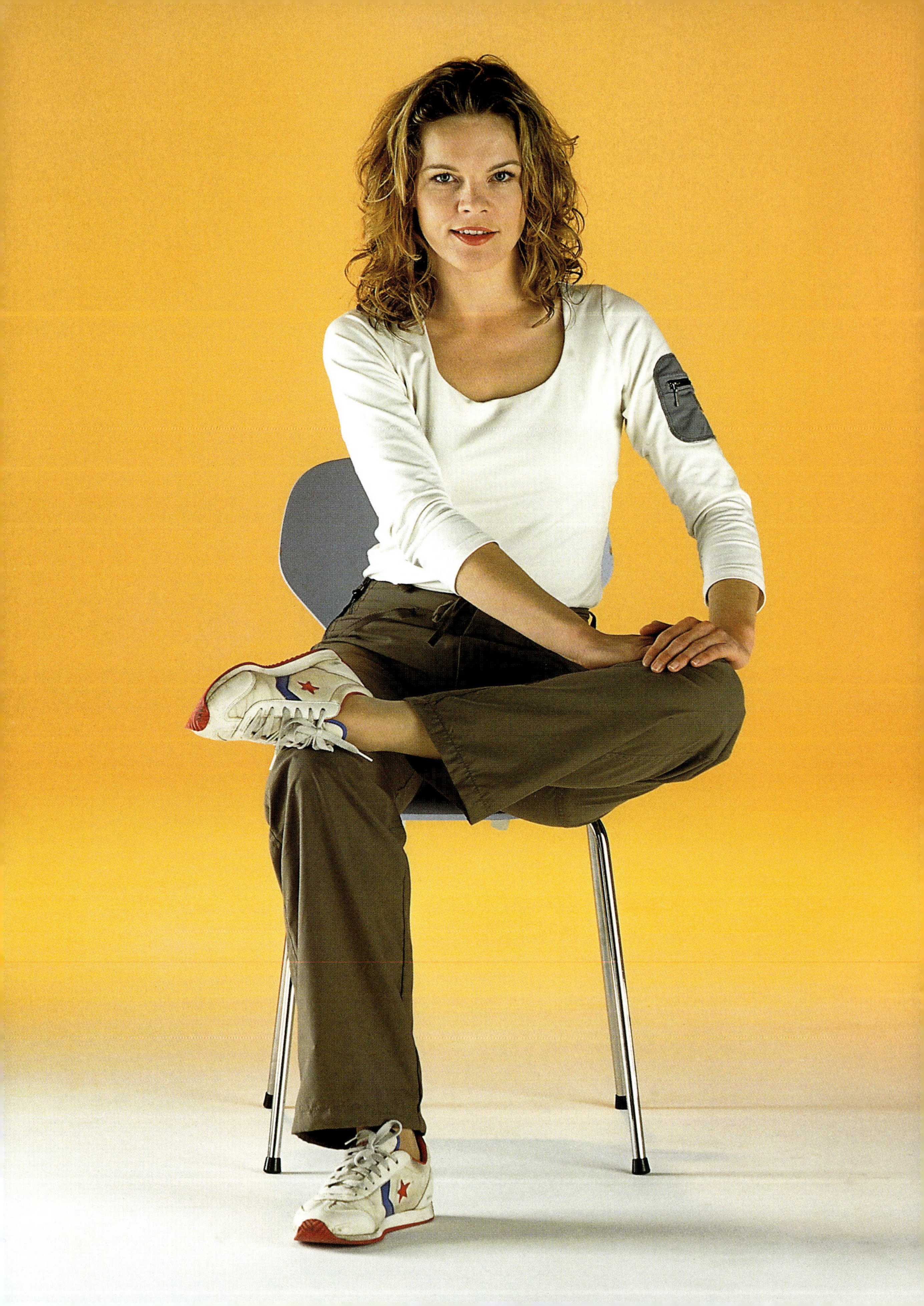

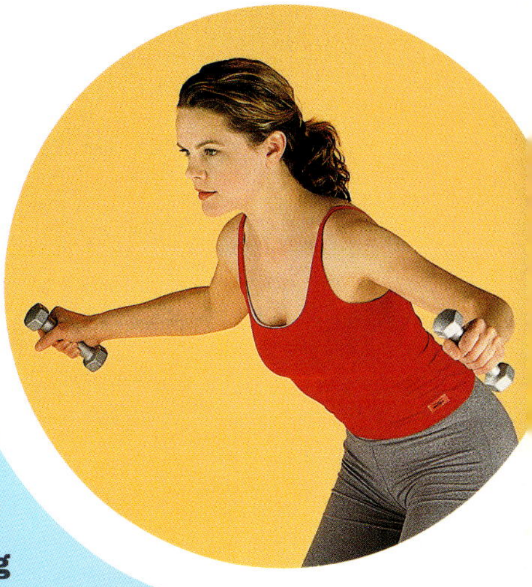

Einleitung

Die Rückenschule ist nun bereits seit mehreren Jahrzehnten in Deutschland etabliert und die Zahl der daran teilnehmenden jungen und älteren Menschen steigt ständig. Häufig werden folgende Fragen gestellt: Welche neuen wirksamen Übungen gibt es? Welche Übungsprogramme sind zu empfehlen? Kann man durch eine gesunde Lebensweise und sportliche Betätigung das Auftreten von Rückenproblemen verhindern? Dieses Buch gibt Antworten und informiert den Leser, wie er Rückenschmerzen vermeiden oder bereits vorhandene lindern kann.

»Sie müssen eine Rückenschule machen«, diesen Satz haben schon viele Menschen in der Praxis ihres Arztes, von Kollegen oder Leidensgenossen gehört, wenn sie über Schmerzen im Rücken geklagt haben. Schrecklich, langweilig – das sind noch die harmlosen Reaktionen auf die Vorstellung, an einem Rückenkurs teilnehmen zu müssen. Natürlich gibt es auch Ausnahmen, aber meist stehen Skepsis und Ablehnung im Vordergrund.

Die moderne Rückenschule

Für uns Autoren war es eine besondere Herausforderung, neue und motivierende Aspekte zum Thema Rückenschule zu erarbeiten. Betrachtet man die Tatsache, dass zur Zeit etwa jeder dritte Beschäftigte über Rückenschmerzen klagt, 30 bis 40 Prozent aller Erwachsenen Rückenprobleme haben und sogar 80 bis 90 Prozent angeben, in ihrem Leben schon einmal Rückenschmerzen gehabt zu haben, dann stellt sich sowohl die persönliche als auch die volkswirtschaftliche Bedeutung des Themas dar.

Rückenschule ist zeitgemäß

Die Lebensumstände unserer Zeit haben sich verändert. Immer mehr Menschen werden älter. Nach dem statistischen Bundesamt stieg die Lebenserwartung im 20. Jahrhundert um 30 Jahre. Gleichzeitig steigen die Ansprüche an die Lebensqualität permanent. Die Prozesse der physischen und psychischen Alterung des Menschen verschieben sich ins höhere Alter. Wer früher mit 60 Jahren in Rente ging, war eben ein alter Mensch. Heute fängt für viele das Leben zu diesem Zeitpunkt neu an.
Nicht weniger wichtig sind die veränderten Lebensgewohnheiten, Arbeitsbedingungen und die damit verbundenen Anforderungen an den menschlichen Körper. Der Einfluss von Technik und Elektronik beginnt bereits im Kindesalter. Zu wenig Bewegung, geringere körperliche Anforderungen und mehr statische Belastung sind die Folge. Die Selbstverantwortung der Menschen für ihre Befindlichkeit wird immer wichtiger. Aufklärung und Motivation zu sportlicher Aktivität und Eigenverantwortlichkeit als Basis für gesundheitliches Wohlbefinden und schmerzfreies Leben müssen noch besser etabliert werden.

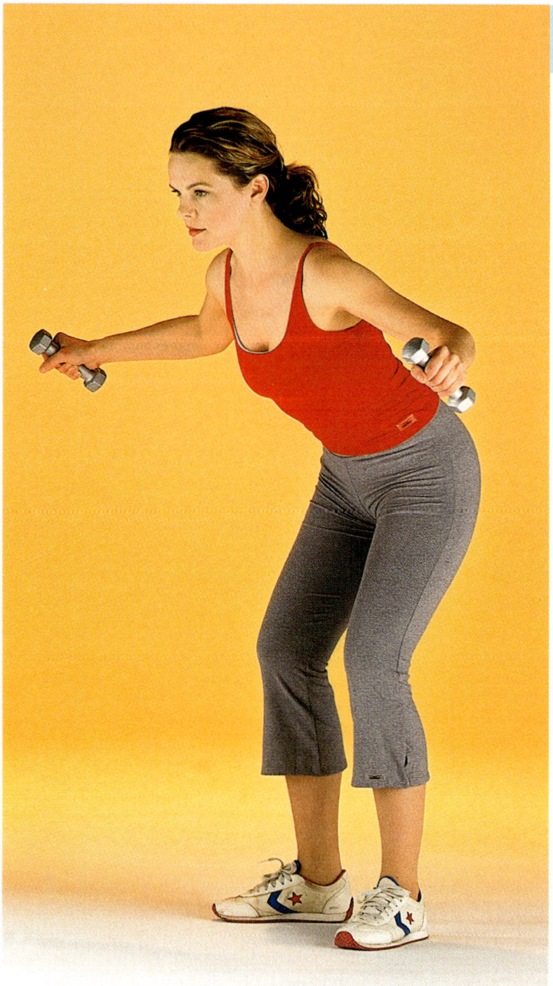

Rückenkräftigung im Stand

Unsere neue Rückenschule soll dazu beitragen. Das Motto soll sein: Erlaubt ist, was Spaß macht. Zwänge werden vermieden. Schmerzen sollen beseitigt werden und nicht neu entstehen. Wohlbefinden hat oberste Priorität. Jeder sollte zunächst selbst einen Versuch wagen, bevor er sich für oder gegen eine Sportart, eine Übung oder eine Methode entscheidet. Wer auf seinen Körper hört, wird ihn auch verstehen lernen und besser mit ihm umgehen.

Übungen und Programme für jeden

Die Rückenschule ist definiert als Einrichtung der vorbeugenden Gesundheitspflege, zur Prävention (Vorbeugung) und Rehabilitation (Wiedereingliederung/Wiederherstellung) von Wirbelsäulenschäden. In dem vorliegenden Buch finden Sie Übungen, Übungsfolgen und Programme, die auf dieses Ziel ausgerichtet sind. Die Übungen werden so beschrieben, dass jeder sie allein durchführen kann. Leichter ist es sicher, unter Anleitung eines Therapeuten oder Kursleiters zu beginnen.

Darüber hinaus versuchen wir, neben medizinischen Grundlagen, auch Hinweise und Ratschläge zu Möglichkeiten der Umsetzung eines rückenfreundlichen Verhaltens im Alltag zu geben. Wir informieren Sie über ein rückenschonendes Verhalten bei der Arbeit im Büro, die ergonomisch sinnvolle Gestaltung des Arbeitsplatzes und bieten Ihnen ein Kurzprogramm für besonders Eilige.

Zu den Themen Wahrnehmung, Entspannung und Möglichkeiten der Naturheilkunde finden Sie theoretische Informationen und praktische Ratschläge. Ein besonderer Teil ist der Frage des richtigen Sitzens gewidmet.

Wir bieten spezielle Programme für Kinder und Senioren an. Ein kleiner Abschnitt beinhaltet Rückenschule in der Schwangerschaft.

Es werden Hilfen bei akuten Schmerzsituationen und bei chronischen Problemen der Hals- und Lendenwirbelsäule angeboten.

Ergänzt wird die Rückenschule durch die Vorstellung von Sportmöglichkeiten und alternativen Methoden, die ebenso der Verbesserung von Haltung, Muskulatur und Stabilität und dem Ausgleich körperlicher und seelischer Spannungen dienen und sich gut mit den Prinzipien der Rückenschule kombinieren lassen.

Historischer Überblick

Die Vorläufer der heutigen Rückenschule, die gymnastischen Übungen, gehen bis ins 5. Jahrhundert v. u. Z. zurück. Das Wort »Gymnastik« kommt aus dem Griechischen, »gymnazein« bedeutet nackt üben.

Zur Zeit der Sklaverei wurde bereits Gymnastik zur Körperstärkung durchgeführt.

1793 veröffentlichte GutsMuths (1759–1839) als erster ein Lehrbuch zur Gymnastik für die Jugend.

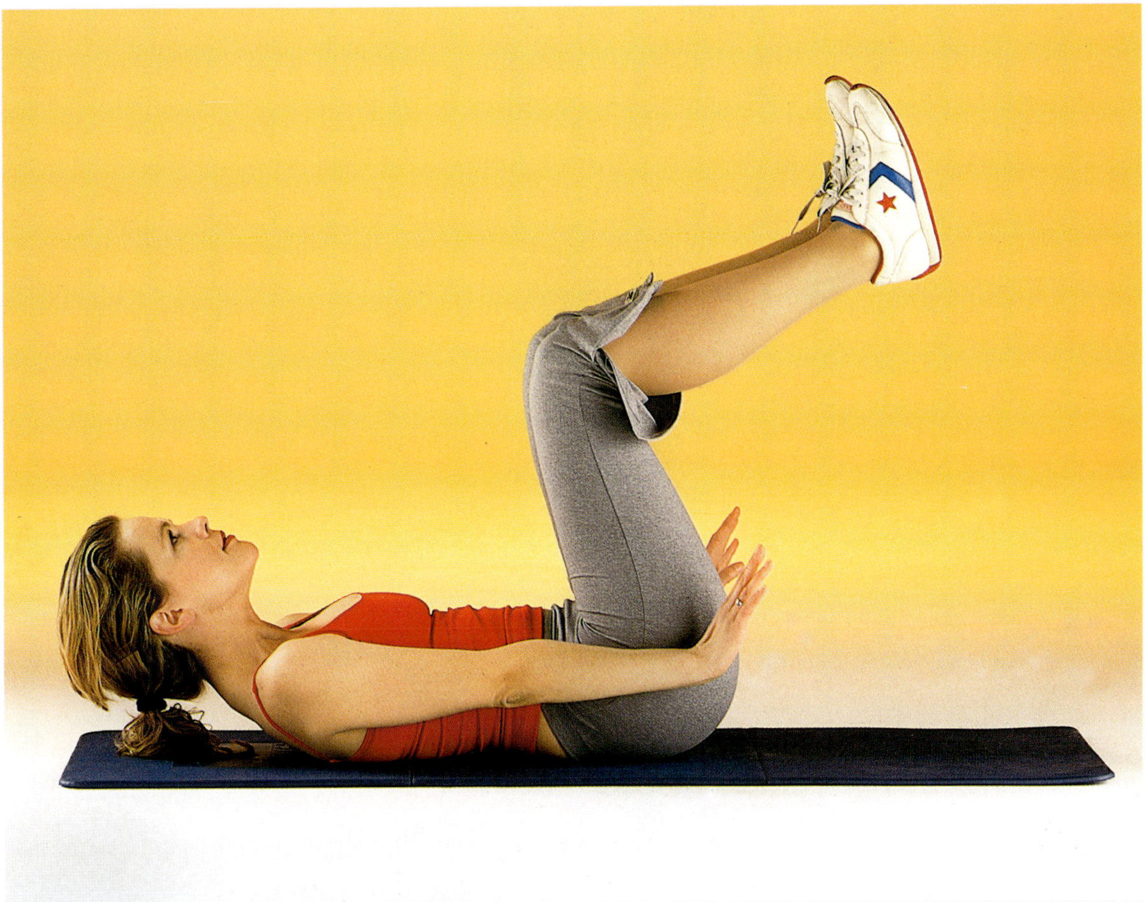

Isometrische Bauchmuskelkräftigung

Er stellte erstmals die Forderung nach aktiver Erholung und suchte den Zusammenhang zwischen Körper, Geist und Wohlbefinden.
Anfang des 19. Jahrhunderts brachte der Schwede Pehr Henrik Ling (1776–1839) neue Einflüsse in die Gymnastik. Er wird als eigentlicher Gründer der Heilgymnastik bezeichnet. Auch im weiteren Verlauf der Geschichte kommen die Impulse zur Entwicklung einer physiologisch fundierten Gymnastik immer wieder aus Skandinavien.
Eine schwedische Physiotherapeutin gründete im Jahr 1969 die erste Rückenschule.
Diese Art der Schulung zu einem rückenbewussten Verhalten wurde zunächst vor allem in Kanada und den USA aufgegriffen und weiter entwickelt. Es entstanden so genannte »back schools«.
Ende der 70er, Anfang der 80er Jahre begannen auch im deutschsprachigen Raum Ärzte, Physiotherapeuten und Sporttherapeuten nach den Prinzipien der Rückenschule zu arbeiten und neue Konzepte und Programme zu entwickeln.
Heute sind die Programme der Rückenschule aus der Arbeit der Sport- und Physiotherapeuten nicht mehr weg zu denken. Sie sind fester Bestandteil der Ausbildung und werden in Kureinrichtungen, ambulanten Therapiezentren und krankengymnastischen Praxen eingesetzt. Eine ergänzende Weiterentwicklung ist die Rückenschule mit psychologischer Betreuung, die besonders bei der Behandlung chronischer Schmerzpatienten eine sinnvolle Erweiterung darstellt. Auch in speziellen Rückenschulen für bestimmte Berufsgruppen, oft von Betriebskrankenkassen unterstützt, hat sie sich bewährt. Darüber hinaus bieten Sportvereine, Fitness-Studios, Volkshochschulen und Krankenkassen entsprechende Kurse an. Hier kann jeder die wichtigsten Grundlagen erlernen und das Erfahrene selbstständig zu Hause weiterführen.

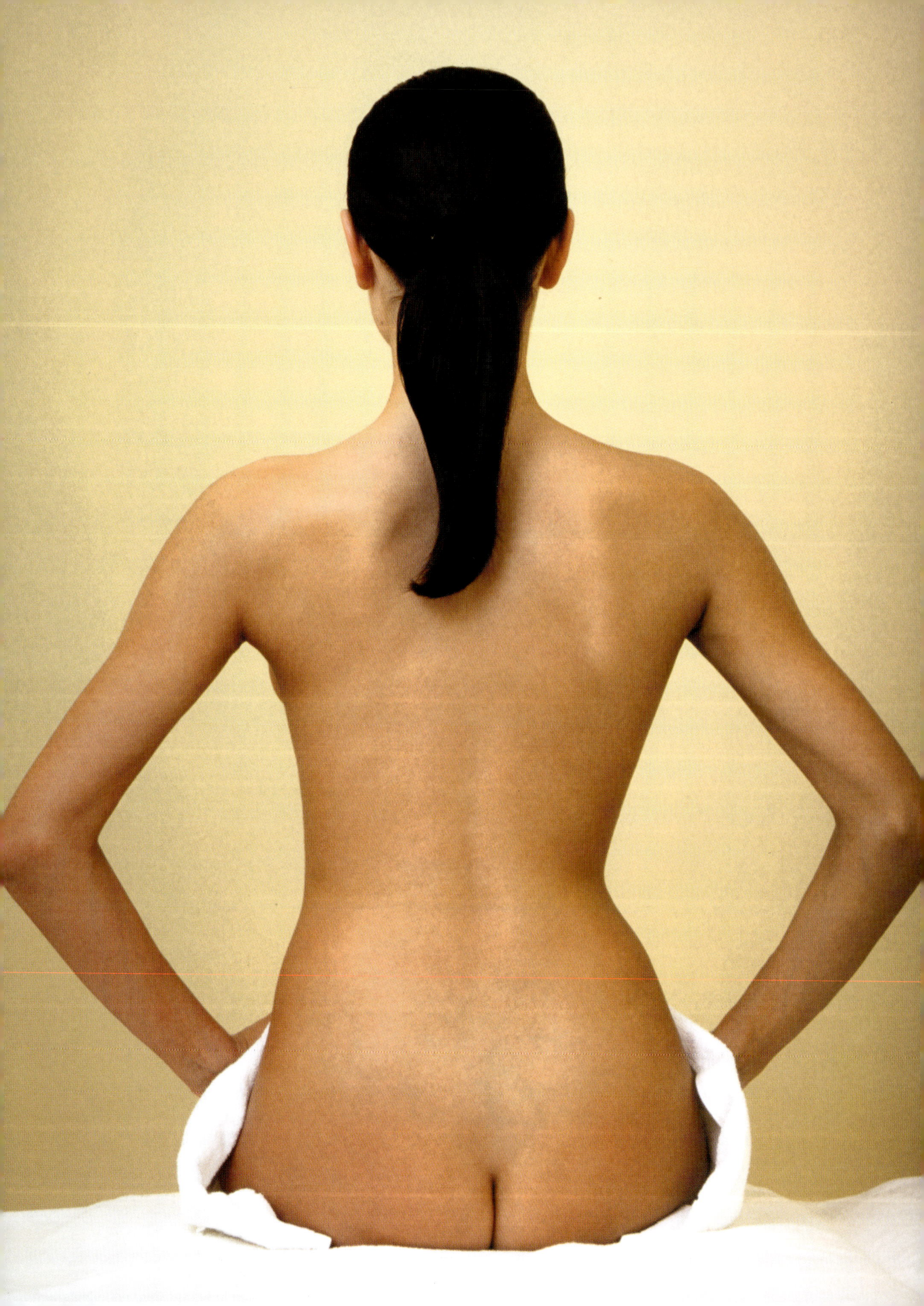

Medizinische Grundlagen

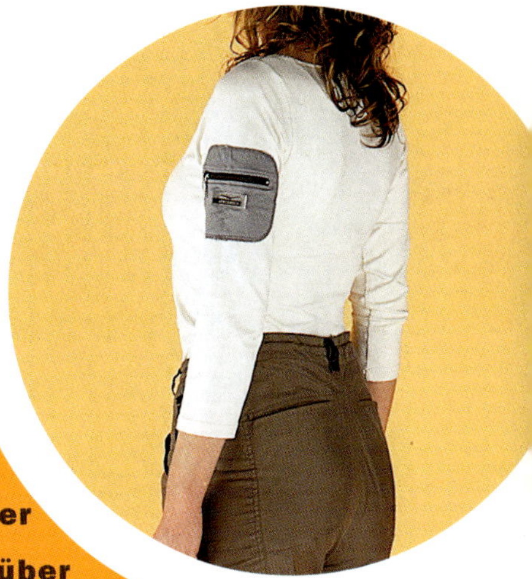

In diesem Kapitel werden zunächst einige medizinische Grundlagen dargestellt, die die Basis für das Verständnis der Rückenschule schaffen sollen. Sie erhalten Informationen über die Zusammenhänge zwischen Anatomie, Physiologie, Muskulatur und Funktion, Psychologie und Schmerz. Einige häufige Erkrankungen und Funktionsstörungen werden in kurzer, sich auf das Wesentliche beschränkender Form und allgemeinverständlich erläutert. Die Übungsanleitungen im Praxisteil basieren auf diesen Grundlagen.

Der Rücken und die Wirbelsäule

Die menschliche Wirbelsäule wird als Achsenorgan bezeichnet, denn sie bildet die Achse für das gesamte Skelett- und Muskelsystem. Die Stabilität und Flexibilität bekamen mit der Entwicklung des aufrechten Ganges in der Evolution des Menschen eine besondere Bedeutung.

Aufbau und Funktion

Der Stand auf zwei Beinen, der lotrechte Verlauf der Wirbelsäule und das Tragen des relativ schweren Kopfes auf der doch eher schmächtigen Halswirbelsäule setzt eine sichere Statik voraus. Diese ist letztlich nur durch den Muskel- und Bandapparat zu gewährleisten. Als Beispiel für die Bedeutung der Muskulatur sei hier an eine Volksgruppe in Thailand erinnert. Dort tragen die Mädchen und Frauen vom 12. Lebensjahr an Metallringe um den Hals, deren Anzahl von Jahr zu Jahr gesteigert wird. Die Folge ist, dass sie extra lange Hälse bekommen, die den Touristen zur Schau gestellt werden, aber keine eigene Stabilität mehr haben. Ohne die Ringe leiden die Frauen an Schmerzen und Instabilität.

Die Wirbelsäule besteht aus 24 freien Wirbeln – 7 Halswirbeln, 12 Brustwirbeln und 5 Lendenwirbeln. Die sich anschließenden sacralen Wirbel sind zum so genannten Kreuzbein zusammengewachsen. Das Steißbein bildet den Abschluss.

Eine wichtige Verbindung ist die zwischen dem Becken, genauer der Darmbeinschaufel (lateinisch Os ileum) und dem Kreuzbein (Os sacrum). Hier treffen Wirbelsäule und Becken quasi zusammen. Diese Verbindung wird als Kreuz-Darmbein-Gelenk (Sacroileacalgelenk = SIG) bezeichnet.

Das Kreuz-Darmbein-Gelenk unterliegt besonderer Beanspruchung und gilt als Schlüsselgelenk für viele funktionsbedingte Beschwerden. Es reagiert auf Fehlbelastungen, ist häufig bei Stauchungen, Unfällen und Sportverletzungen betroffen. Beim so genannten Hexenschuss oder bei Bandscheibenerkrankungen finden hier vorrangige oder fortgeleitete Reaktionen statt.

Von ähnlich großer Bedeutung ist die obere Verbindung der Wirbelsäule zum Schädel (Cranium). Die ersten Halswirbel und ihre Beziehung zur Basis des Hinterkopfes werden als Kopfgelenke bezeichnet.

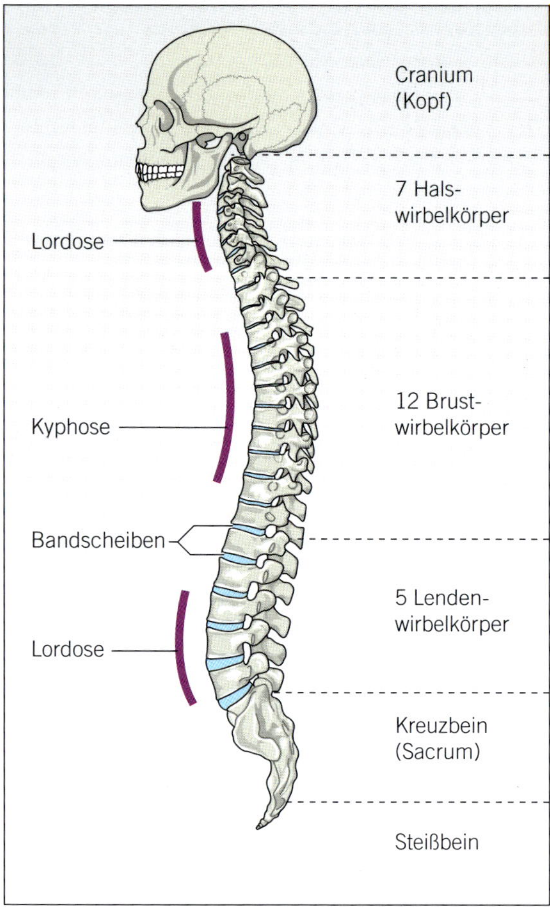

Anatomie der Wirbelsäule, seitlich

Häufig kommt es zu Funktionsstörungen der Wirbelsäule an der Kopf- und Beckenaufhängung. Denkt man sich eine Verbindungslinie zwischen Kopf und Becken, spricht man von der Craniosacralen Achse.

Wenn eine Person immer wieder Schmerzen im unteren Rücken hat und alle Behandlungsversuche keine dauerhafte Verbesserung erreichen, kann es sich um ein fortgeleitetes Problem aus der oberen Halswirbelsäule handeln und erst eine Behandlung an dieser Stelle bringt Linderung. Genauso ist es möglich, dass chronische Kopfschmerzen aus einer Beckenfehlstellung und Funktionsstörung des Kreuz-Darmbein-Gelenkes resultieren.

Die Wirbelsäule hat abhängig vom Alter, der Belastung, der genetischen Konstitution und dem Geschlecht bei jedem Menschen eine individuelle Form.

Es gibt die relativ optimale Wirbelsäule mit Kyphose in der Brustwirbelsäule und Lordose in der Hals- und Lendenwirbelsäule und geradem Verlauf in der frontalen Ebene.

Häufige Varianten sind so genannte Steilstellungen in der Hals- und /oder Lendenwirbelsäule, angeborene Blockwirbelbildungen oder eine abweichende Anzahl der Wirbelkörper. Meist sind die betroffenen Menschen daran gewöhnt. Der Körper kompensiert diese Varianten, viele Menschen wissen gar nichts davon und es liegt kein krankhafter Zustand vor.

Rücken und Wirbelsäule in verschiedenen Lebensaltern

Der Körperbau, die Proportionen und die Stabilität der Wirbelsäule schwanken in den verschiedenen Lebensaltern. Beim Neugeborenen beträgt die Kopflänge ein Viertel der Körperlänge, beim Erwachsenen nur ein Achtel.

Das Körperwachstum ist nicht kontinuierlich. Besonders rasch ist das Längenwachstum im 1. Lebensjahr, im 5. und 6. Jahr und in der Pu-

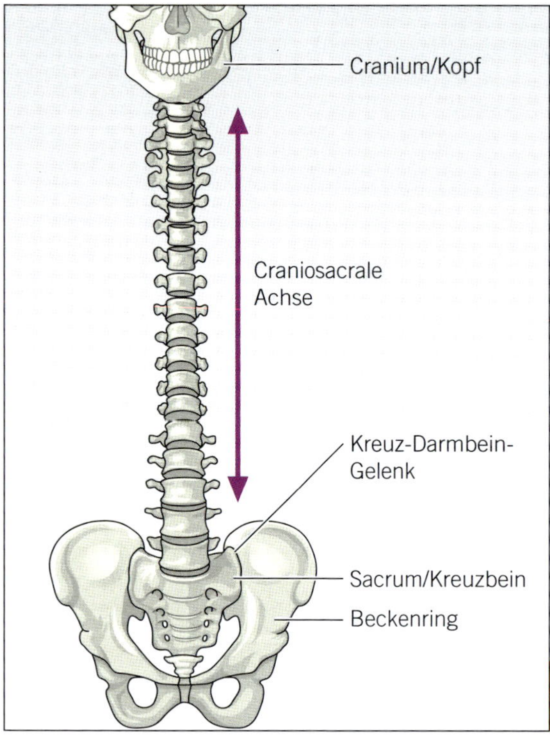

Anatomie der Wirbelsäule, von vorn

bertät. Abhängig ist das Wachstum von verschiedenen Faktoren wie Genetik, Ernährung und Hormonsystem. Knochen- und Muskelentwicklung sind dabei nicht immer zueinander optimiert. In den Phasen des raschen Wachstums der Knochen können häufig die Band- und Muskelstrukturen der schnellen Entwicklung nicht folgen. Die Anfälligkeit für Fehlbelastungen und krankhafte Haltungsstörungen sowie von der Norm abweichende Verbiegungen der Wirbelsäule und folgende Schmerzen ist in dieser Zeit besonders hoch.
Typisch für die Wirbelsäule sind S-förmige Verbiegungen in der Frontalebene, die als Skoliosen bezeichnet werden. Warum jemand eine solche Skoliose bekommt, ist in der Mehrheit der Fälle nicht genau auszumachen. Bei Deformierungen in der Folge von Unfällen, Wirbelkörperbrüchen oder speziellen Erkrankungen wie Tuberkulose ist die Ursache jedoch klar.
Besonders bei Kindern und Jugendlichen muss auf die gerade Stellung der Wirbelsäule geachtet werden. Fällt die Skoliose schon im 2. oder 3. Lebensjahr auf, werden der Kinderarzt und der Orthopäde die richtigen Maßnahmen einleiten.
Wichtig ist jedoch das Alter ab 10 Jahre. In dieser Zeit entwickeln sich Wirbelsäulenfehlstellung am häufigsten. Zum Glück erkennen Schulärzte viele Fälle bei einer Routineuntersuchung. Aber auch die Eltern sollten auf mögliche Wirbelsäulenfehlstellungen achten, vor allem, wenn sie selbst eine Verkrümmung der Wirbelsäule haben. Nur so können sie bei den Kindern Folgeschäden vermeiden.
Auch die Scheuermannsche Erkrankung entsteht im Wachstumsalter, wenn Wachstumszonen in den Deckplatten der Wirbelkörper geschädigt werden. Diese Veränderungen sind dann bis zum Alter nachweisbar, müssen aber nicht zwingend zu Schmerzen führen.
Gerade während der Zeiten körperlichen Wachstums ist ein wohl dosiertes Üben besonders wichtig. Überbelastungen und übertriebenes Krafttraining sind zu vermeiden.

Im Alter unterliegt die Wirbelsäule wie der gesamte Körper dem Abbau, der Degeneration.
Der Anteil von Wasser und Bindegewebszuckern (Mucopolysaccharide) im Körper nimmt ab. Die Elastizität von Knorpel, Bindegewebe und Muskulatur verringert sich.
Die Körpergröße reduziert sich oft messbar. Die Fähigkeiten zum Dehnen und Aufrichten nehmen ab. Die leicht vorgeneigte Haltung des älteren Menschen ist typisch.
An den Knochen und Wirbelkörpern treten Verschleißerscheinungen (Arthrosen) auf. Verschleiß und Abnutzung heißen nicht unbedingt eine Verminderung von Knochensubstanz.Es bilden sich Randzacken, dornartige Fortsätze und Verengungen. Die Abstände der Gelenkanteile und Wirbelkörper verringern sich. Die Knochen gehen quasi in die Breite. Offenkundig werden sie durch zunehmende Einschränkung der Beweglichkeit, Gelenksteife und Druckintoleranz.
Der Abbau von Knochensubstanz und der Verlust von Kalzium im Knochen wird als Osteoporose bezeichnet und tritt besonders bei älteren Frauen und Frauen mit Hormondefiziten auf. Hierbei leidet die Stabilität des Knochens, so dass im Extremfall ein leichter Sturz oder kräftiger Druck, zum Bei-

S-förmige Fehlstellung der Wirbelsäule (Skoliose)

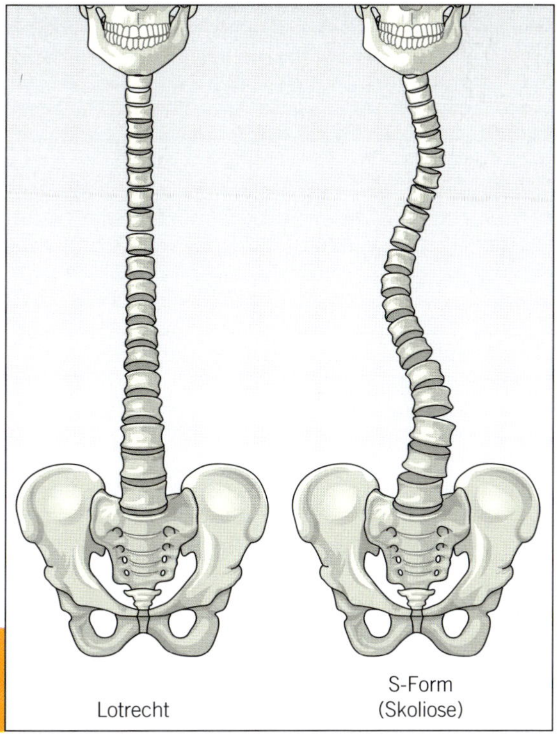

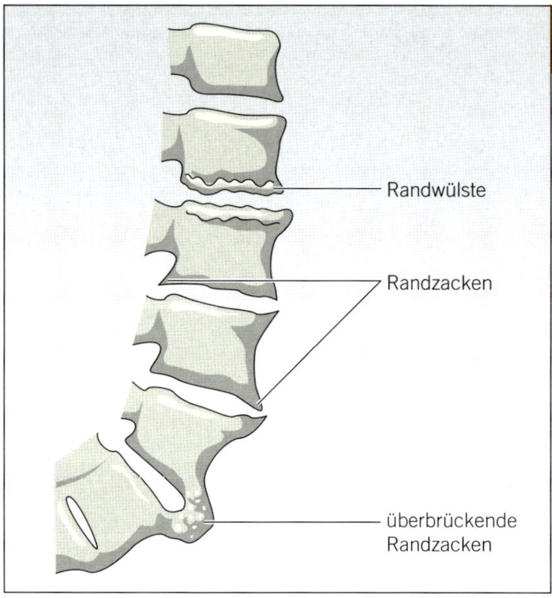

Die Wirbelsäule und ihr Verschleiß

spiel beim Heben einer schweren Kiste, zu einem Bruch der Rippe oder des Wirbelkörpers führen kann.
Deshalb sollte das körperliche Training dem älter werdenden Menschen ebenso angepasst sein wie dem wachsenden Körper.

Wirbelsäule und Bandscheiben

Mit Ausnahme der ersten Etage befindet sich ab dem zweiten Halswirbel zwischen jedem Wirbelpaar eine Zwischenwirbelscheibe, der Discus intervertebralis oder einfach die Bandscheibe. Sie gehört zu einem Bewegungssegment, das bei der Wirbelsäule quasi die Stelle des Gelenkes vertritt. Dieses Segment besteht aus zwei benachbarten Wirbelkörpern mit ihren Wirbelgelenken, der Bandscheibe und den Bändern.
Den Druckanforderungen folgend werden die Bandscheiben von oben nach unten immer dicker. Sie haben eine Stoßdämpferfunktion. Der Druck, der auf der jeweiligen Bandscheibe lastet, ist abhängig von der Haltung und Lage der Wirbelsäule.
Hebt man zum Beispiel ein Gewicht von 50 kg, so steigt die Druckbelastung auf die Bandscheiben im Bereich der Lendenwirbelsäule, abhängig von dem Vorbeugewinkel, um ein Vielfaches.

Fehlhaltungen, Scherbewegungen, häufige Wiederholung von Druck und Drehung sowie plötzliche Ereignisse können zur Veränderung von Druck und Gefüge im Bewegungssegment und zum Verschieben der Bandscheibe führen.
Es kann eine Vorwölbung (Protrusion) oder ein Vorfall (Prolaps) der Bandscheibe entstehen.
Die Bandscheibe besteht aus einem gallertigen Kern und einem diesen umgebenden Faserring.
Bei einer Vorwölbung verschiebt sich der Gallertkern, der Faserring wölbt sich, wird aber nicht durchbrochen.
Kommt es zu einem Bandscheibenvorfall, durchbricht der Kern den Faserring und kann so auf eine Nervenwurzel drücken.
Die Auswirkungen sind sehr unterschiedlich. Die Möglichkeiten reichen von leichten Rückenschmerzen über Lähmungen der Muskelfunktion (motorische Störung) und Empfindungsstörungen (sensible Störung) bis zur plötzlichen Bewegungsunfähigkeit mit unüberwindlicher Schonhaltung. Auch Taubheit und ausstrahlende Schmerzen in die Extremitäten können auftreten.
Abhängig von der Lokalisation strahlen Schmerzen in den Arm (Bandscheibenschaden der Halswirbelsäule) oder ins Bein (Schaden in der Lendenwirbelsäule) aus. Es gibt jedoch auch stumme Vorfälle, die von den Betroffenen gar nicht bemerkt werden, weil sie keine Druckwirkung auf Nerven, Schmerzfasern oder andere Strukturen ausüben.

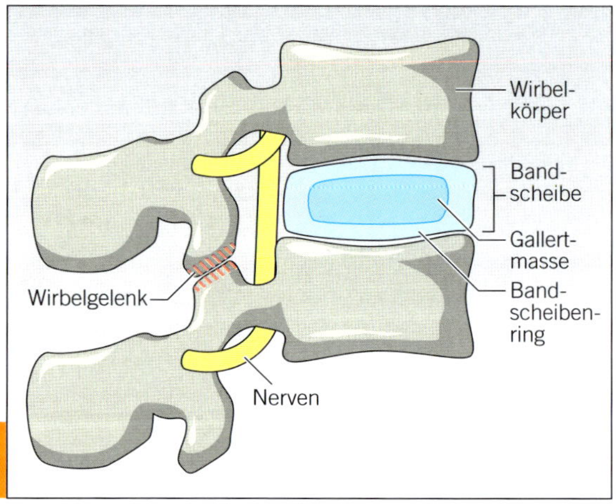

Ein Bewegungssegment der Wirbelsäule

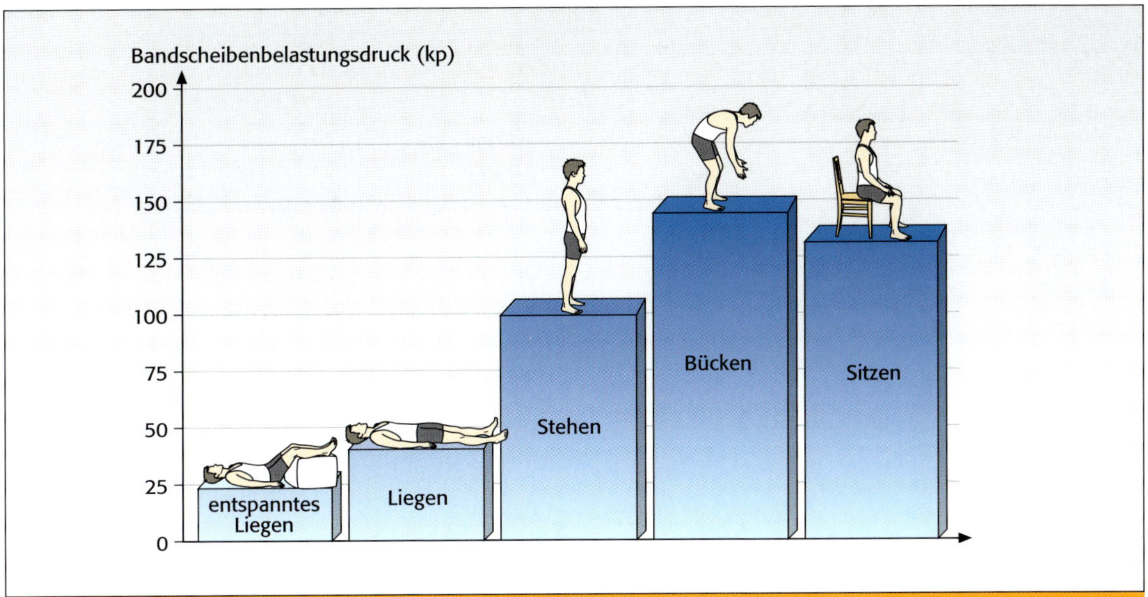

Druckbelastungen auf Wirbelsäule und Bandscheiben bei Haltungen des Alltags

Wenn ein besonders großer Bandscheibenvorfall vorliegt, spricht man von einem Massenvorfall. Kommt es sogar zur Ablösung von Gewebeteilen, bezeichnet man sie als Sequester.

Die kritischste Situation liegt vor, wenn der Patient neben den beschriebenen Beschwerden an Störungen bei der Kontrolle von Blase und Darm leidet, was als Cauda-Syndrom bezeichnet wird. Während man bei fast jedem Bandscheibenvorfall zunächst einen konservativen Behandlungsversuch ohne Operation unternimmt, ist in diesem Falle fast immer eine schnelle Operation erforderlich. Ein Arzt sollte möglichst rasch aufgesucht werden, um anhaltende Folgen zu vermeiden. Auch nach einer erfolgreichen Operation des Bandscheibenvorfalls kann leider jederzeit an derselben oder einer anderen Stelle wieder ein Vorfall entstehen. Ein weiteres Problem stellen die nach einer Operation in der Tiefe des Gewebes entstandenen Narben dar.

In jedem Fall ist es daher besonders wichtig, die Last zu reduzieren, die auf die Wirbelsäule und die Bandscheiben drückt. Ein rückengerechtes Verhalten, Stabilisierung der Muskulatur und ergonomisch ausgeglichenes Alltagsverhalten sowie eine gute Regulation von Spannung und Entspannung tragen effektiv dazu bei. Alle diese Ansprüche versucht die moderne Rückenschule in sich zu verei-

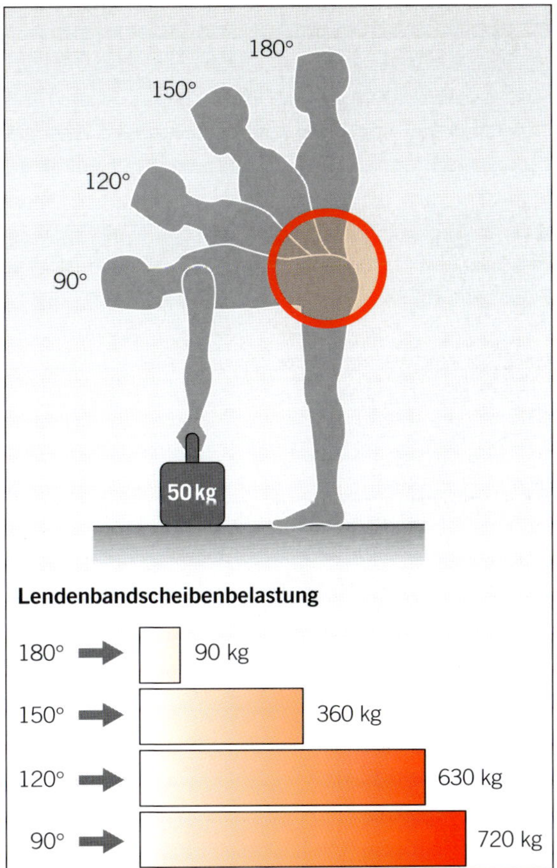

Gewichtsbelastung der Lendenwirbelsäule beim Heben von 50 kg

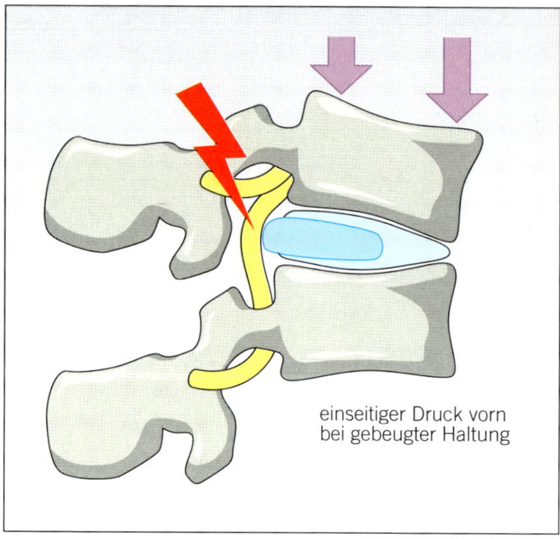

Fehlfunktion im Bewegungssegment mit Verschieben des Bandscheibenkerns

nigen. Die Anwendung und Berücksichtigung der Ratschläge liegt bei jedem selbst.

Rücken und Muskulatur

Die Muskulatur bestimmt die Haltung und Stabilität des gesamten Körpers. Die aufrechte Haltung des Menschen ist ohne eine funktionierende Muskulatur nicht möglich. Sie steuert und führt die Bewegungen der Gelenke und der Wirbelsäule mit ihren Bewegungssegmenten.

Muskulatur – Aufbau und Funktion

Aus medizinischer Sicht bezeichnet man die Muskulatur sogar als eigenständiges Organ. Der Anteil der Skelettmuskulatur am Gesamtgewicht des Menschen beträgt etwa 40 bis 50 Prozent. Außerdem gibt es noch die glatte Muskulatur, die in den Wänden der inneren Organe vorkommt.
Die Hauptaufgabe der Muskulatur ist die Kraftentwicklung durch Kontraktion, das heißt durch das Zusammenziehen.
Die Fähigkeit der Muskeln dazu liegt in ihrer Feinstruktur begründet. Kleinste Myofilamente bilden zusammen Myofibrillen, die als kontraktile, ihre Spannung verändernde Elemente die Basis bilden. Sie sind mit elastischen und nicht elastischen Fasern in Muskelfasern zusammengefasst. Viele Muskelfasern bilden den Muskel, der durch eine Sehne am Knochen fixiert ist. Unter erheblichem Energieverbrauch führt der Muskel seine Arbeit des Aufbaus und des Abbaus von Spannung durch.
Die Voraussetzung für den Ablauf einer Bewegung ist ein intaktes Zusammenspiel von Gelenken, Muskeln, Bändern, Knochen und Sehnen. Dazu müssen bestimmte Rezeptoren die Informationen übertragen, das zentrale Nervensystem übernimmt die richtige Steuerung.
Die Muskulatur hat:

1. Haltefunktion
2. Bewegungsfunktion

Im Normzustand haben die Muskeln eine normale Länge, eine bestimmte Dehnfähigkeit und Kraft. Sie befinden sich im muskulären Gleichgewicht.

Muskuläre Dysbalance

Bei den alltäglichen Bewegungen und auch bei sportlicher oder beruflicher Belastung werden die Muskelgruppen sehr unterschiedlich in Anspruch genommen. Einige werden einseitig überfordert, andere dagegen zu wenig beansprucht oder befin-

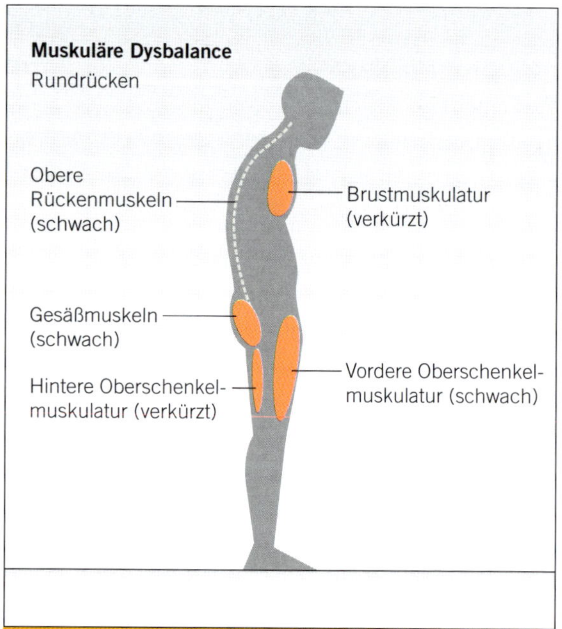

Muskuläre Dysbalance beim Stehen in Fehlhaltung

Teufelskreis der muskulären Dysbalance

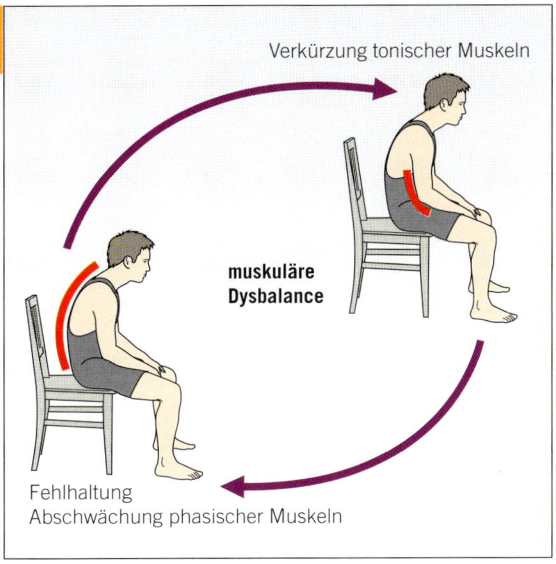

den sich ständig in einer Schonhaltung. Das muskuläre Gleichgewicht ist dadurch gestört. Einige Muskeln verkürzen, andere haben abgeschwächte Kraft. Die Störung des Gleichgewichts wird als muskuläre Dysbalance bezeichnet.
Täglich kann man im Alltag die muskulären Dysbalancen der Mitmenschen beobachten. Typisch ist die Annäherung von Brustbein (Sternum) und Schambein (Symphyse). Nach Dr. Brügger wird die Haltung als sternosymphysale Belastungshaltung bezeichnet. Beim Sitzen oder Stehen in krummer Haltung führt sie zur Verkürzung der Bauch- und Brustmuskulatur, der hinteren Oberschenkelmuskulatur und zur Abschwächung der Rückenstrecker, der Gesäß- und der vorderen Beinmuskeln.
Eine erhöhte Biegespannung wirkt direkt auf die Wirbelsäule. Die Verspannung von Muskulatur nimmt zu. Ein Teufelskreis entsteht.
Die Folgen sind schmerzende Muskeln und überspannte und ebenfalls schmerzende Sehnenansätze. Die Muskeln fühlen sich hart und fest an. Es entstehen Verquellungen, die man als Myogelosen bezeichnet. Bei brennenden Schmerzen und einem Verspannungsgefühl gehen die Menschen häufig zum Arzt oder Masseur. Die Lösung liegt jedoch nicht in der kurzfristigen Beseitigung der Spannung durch Spritzen oder Massage, sondern langfristig nur in der aktiven Aufrichtungsarbeit der Muskulatur zur Reduktion der Dysbalance.
Zusammenfassend ist festzustellen: Eine muskuläre Dysbalance hat die Herabsetzung der Belastbarkeit des Bewegungsapparates zur Folge.

- Verminderte Dehnfähigkeit
- Verspannungen
- Zerrungen
- Muskelfaserrisse
- Störung des Rhythmus von Anspannung und Entspannung
- Kraftverlust
- Überlastung einzelner Muskelgruppen
- Schmerzen

Die Verbesserung der Koordination der Muskulatur im Alltag beim Stehen, Sitzen oder bei längeren monotonen Haltungen reduziert Schmerzen und die Häufigkeit von Funktionsstörungen.

Ziele der Rückenschule sind:
1. **Beseitigung und Prävention von Rückenschmerzen**
2. **Beseitigung der muskulären Dysbalancen**
3. **Kräftigung der stabilisierenden Muskulatur**
4. **Förderung der Koordinationsfähigkeit**
5. **Erreichen der funktionellen Stabilität der Wirbelsäule**

Rücken, Schmerz und Psyche

Schmerz ist ein subjektives Sinnes- und Gefühlserlebnis. Die Empfindung ist individuell sehr unterschiedlich. Jedes Individuum lernt das Gefühl des Schmerzes durch Erfahrungen im Laufe des Lebens.

Physiologie des Schmerzes

Die wissenschaftlichen Theorien über die Physiologie der Entstehung und Leitung von Schmerzen sind sehr kompliziert. Ich möchte dazu auf entsprechende Literatur verweisen und fasse hier nur kurz und stark vereinfacht zusammen.

Gewebeschäden und drohende Schäden werden von Nervenendigungen aus der Peripherie über ein »Alarmsystem«, die Nocizeptoren, als Störfaktor gemeldet und über Nervenfasern weitergeleitet. Im Rückenmark erfolgt eine Art Umschaltung. Dort kommen zwei Fasersysteme zusammen. Dicke, rasch leitende Fasern bringen so genannte nicht schmerzspezifische Informationen wie Druck-, Berührungs-, Vibrationsempfindungen. Langsam leitende, dünne Fasern leiten die Schmerzinformationen zum Rückenmark. Dort gibt es ein Eingangskontrollschrankensystem, in der Fachsprache als Gate-Control-System bezeichnet. An dieser Stelle liegt ein wichtiger Entscheidungspunkt zur Hemmung oder Weiterleitung von Schmerzen. Über die Nervenbahnen im Rückenmark gelangen die Informationen zum Gehirn. Diese Leitung wird durch eine über das zentrale Nervensystem gesteuerte Reaktion ausgelöst und später in der Großhirnrinde als Schmerz wahrgenommen.

Bei Beschwerden, die durch Bandscheiben bedingt sind, treten Schmerzen und Schmerzausbreitungen auf, die auf die Reizung oder Irritation unterschiedlicher Anteile des Nervensystems zurückzuführen sind.

Der Schmerz kann am Ort der Störung oder im Ausbreitungsgebiet der Nerven verspürt werden, als so genannte Neuralgie. Im zweiten Fall liegt die Störung nicht direkt im Schmerzgebiet, wie es zum Beispiel beim Ischiasschmerz-Syndrom der Fall ist, bei dem der Schmerz dem Verlauf des Ischiasnervs folgend im Bein gespürt wird.

Bei einer Entzündung am Kreuz-Darmbein-Gelenk oder Wirbelkörper stimmt der Schmerzort mit dem Ort der Störung überein.

Die Bandscheiben des Menschen besitzen keine Nervenfasern. Die schmerzempfindlichen Strukturen sind die weiteren Anteile des Bewegungssegmentes wie Bänder, Gelenke und Knochenhaut der Wirbelkörper und Rückenmarkshäute, die von speziellen Wirbelsäulennerven versorgt werden.

Schmerz und Psyche

Die Schmerzentstehung ist bei allen Menschen gleich, die Schmerzempfindung hängt jedoch von der Mischung der Sinnesempfindung und der Gedächtnisinformation ab. Schmerztoleranz ist eng mit Einstellung, Schmerzerfahrung und Bewältigungsstrategie verbunden. Der Schmerz ist ein Warnsignal, das nicht einfach abgeschaltet werden kann.

Es gibt akute und chronische Schmerzen. Akute Schmerzen entstehen meist plötzlich durch Gewebeschäden und sind zeitlich begrenzt.

Von chronischen Schmerzen spricht man nach drei bis sechs Monaten. Sie entstehen allmählich, außer sie sind Folge eines Unfalls.

Akute Schmerzen führen in der Regel zu erhöhter Herzfrequenz, erhöhtem Blutdruck, Schweißausbrüchen, Schlaflosigkeit und Überempfindlichkeit. Nach Beseitigung der Ursache des Schmerzes verschwinden diese Erscheinungen rasch.

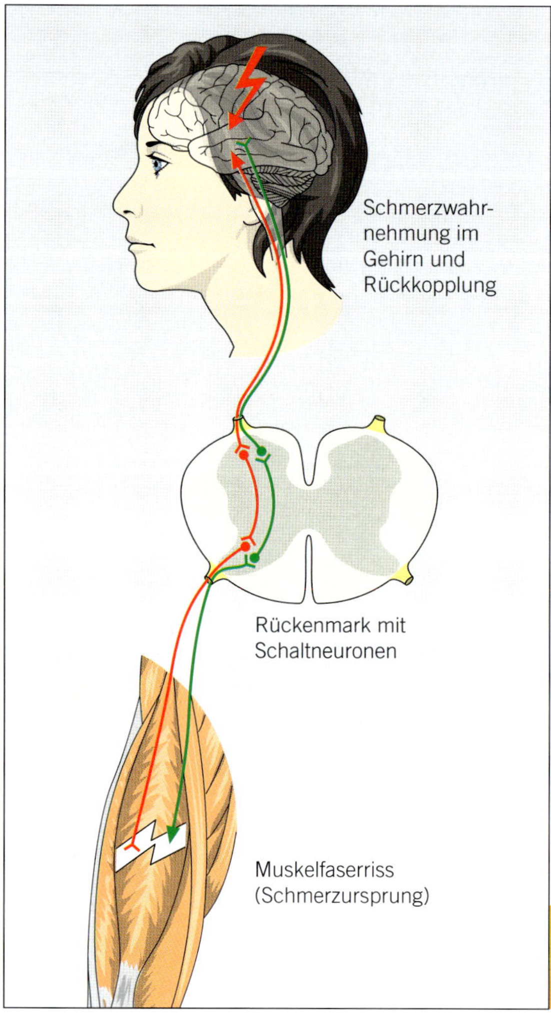

Schmerzwahrnehmung (schematisch und stark vereinfacht)

Der Charakter der chronischen Schmerzen verändert sich über die Zeit ihres Bestehens. Es kommt zunehmend zu allgemeinen Erscheinungen wie Nervosität, Schlafstörungen, Appetitlosigkeit sowie Störung der Temperaturregulation und der Darmfunktion. Die Empfindungsschwelle für Schmerzen sinkt immer weiter. Der Schmerz beginnt sich zu verselbstständigen, die eigentlichen Ursachen sind kaum oder gar nicht mehr auszumachen. Hinzu kommt, dass bestimmte Fehlhaltungen, rückenstrapazierendes Verhalten und erhöhte Muskelspannungszustände, die zum Beispiel unter Stress oder psychischer Anspannung entstehen, oft relativ lange körperlich und psychisch von der betroffenen Person toleriert werden können. Auch so genannte Verdrängungsmechanismen spielen eine Rolle. Bei Beginn der Schmerzwahrnehmung sind dann bereits fortgeschrittene Veränderungen unbemerkt entstanden. Irgendwann können bei chronischen Schmerzen darüber hinaus Depressionen und soziale Probleme entstehen.
Je länger Schmerzen bestehen, um so schwieriger ist es, mit ihnen umzugehen und sich von ihnen zu befreien. Häufig ist der Weg über Medikamente oder eine Psychotherapie nicht zu vermeiden.

Schmerz und Haltung

Der Begriff Haltung kann aus zwei unterschiedlichen Sichtweisen betrachtet werden. Die Haltung meint einerseits das sichtbare krumme oder gerade Sitzen bzw. Stehen mit den entsprechenden muskulären Fehlbelastungen. Dieses Thema wird in dem Abschnitt Sitzen (ab Seite 25) ausführlich besprochen.
Andererseits gibt es die innere Haltung des Menschen, die das Bild der äußeren Haltung deutlich bestimmt.
In unserer Alltagssprache sind in Begriffen wie »Haltung bewahren«, »Rückgrat beweisen«, »sich hängen lassen« oder »geknickt sein« Hinweise auf Zusammenhänge zwischen innerer Befindlichkeit und äußerem Erscheinungsbild zu finden. Die Rückenhaltung ist auch Ausdruck der gesamten Haltung des Menschen.
Haltung ist auch definiert als Ergebnis einer artspezifischen Anpassung an die funktionellen Anforderungen des aufrechten Ganges und als Aus-

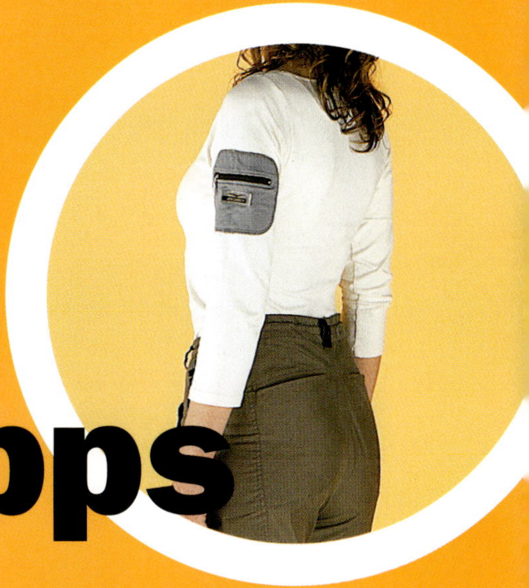

Tipps

Hilfen bei chronischen Rückenschmerzen:

- **Entwicklung eines individuellen, vielschichtigen und funktionellen Behandlungskonzeptes. Dabei arbeiten Patient, Arzt und Therapeut eng zusammen.**
- **Anstreben der bewussten Übernahme der Eigenverantwortung durch den Patienten im Sinne von Selbsthilfe und »Selfmanagement«.**
- **Weg von passiven Gedanken zur aktiven Mitarbeit des Patienten und Selbsthilfe.**
- **Aufklärung des Patienten über Erkrankung und Therapie durch Arzt und Physiotherapeuten.**
- **Motivation der Betroffenen zu sportlicher Aktivität.**

druck des Kampfes zwischen Erdanziehungskraft und Aufrichtungsbedürfnis.

Eine Studie untersuchte den Zusammenhang von Psyche und Haltung und stellt verschiedene Haltungstypen zusammen, die ich aus meiner ärztlichen Praxis nur bestätigen kann.

Die »gerade Haltung« ist neutral. Sie kann an bestimmte Situationen gebunden sein, zum Beispiel eine gezielte Übung, die ärztliche Untersuchung, das Auftreten vor einer größeren Menschengruppe oder Ähnliches.

Die »krumme Haltung« mit gekrümmter Wirbelsäule ist die Widerspiegelung des emotionalen Erlebens von Unterordnung und Problemen. Müdigkeit, Erschöpfung und sozialer Rückzug zeigen sich hier.

Die »übertriebene Haltung« mit Neigung zum Hohlkreuz ist zeitlich begrenzt und bei körperlicher oder mentaler Konzentration zu beobachten. Beispiele dafür sind Musiker, Sänger oder militärische Aufmärsche.

Die »asymmetrische Haltung«, schräge Stellung oder das Überschlagen der Beine nehmen wir häufig bei Gesprächen oder beim Zuhören ein.

Keine dieser dargestellten Haltungsformen wird einen Menschen den ganzen Tag über fixieren.

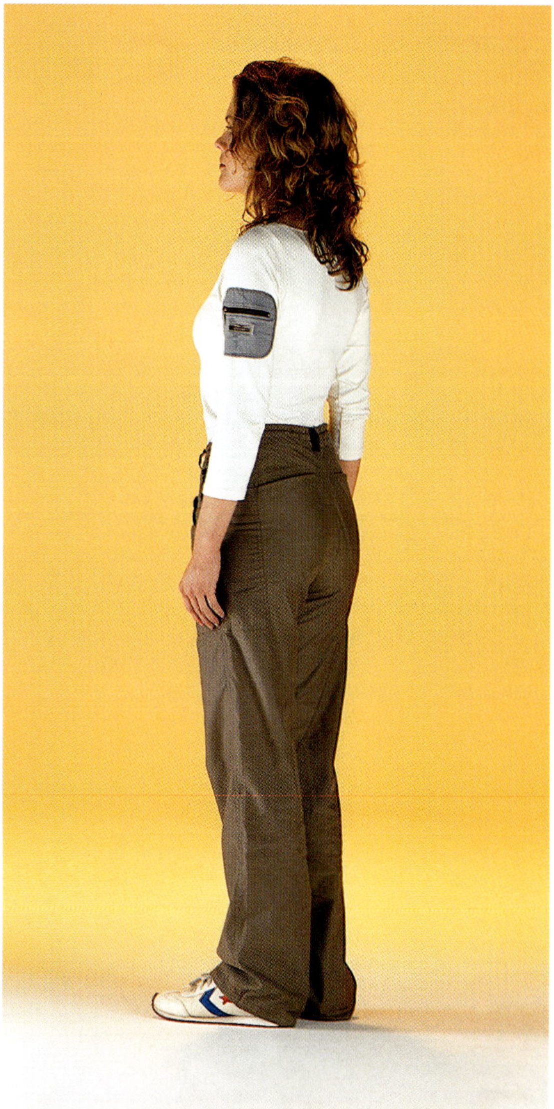

Gerade Haltung

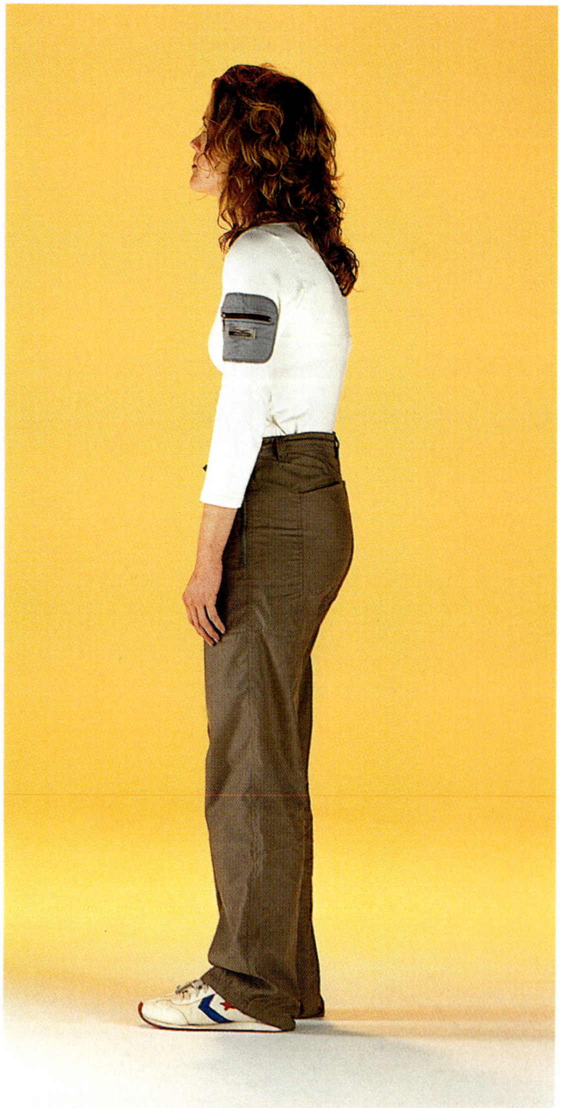

Krumme Haltung

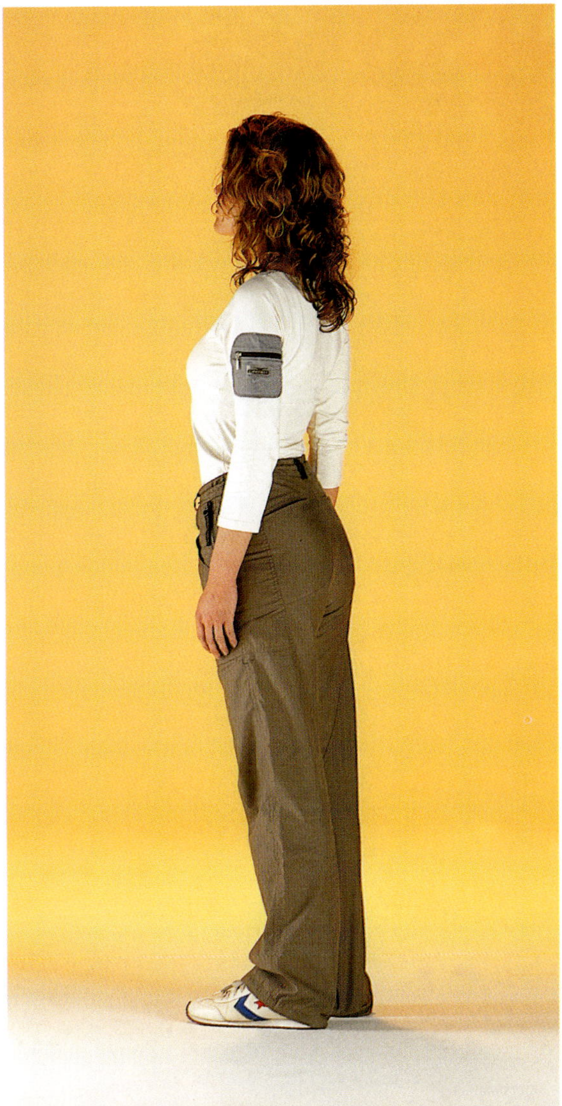

Übertriebene Haltung

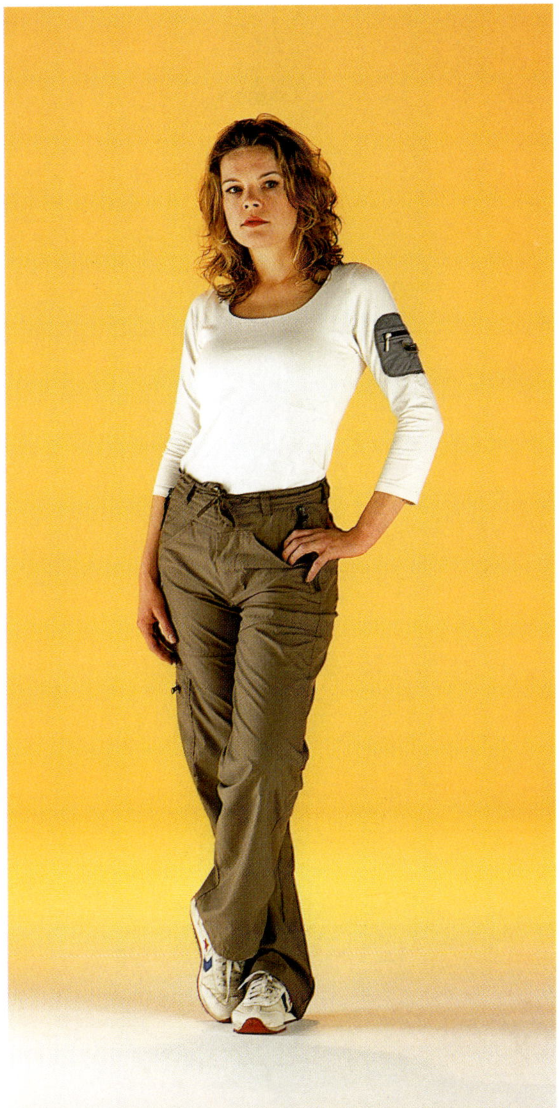

Asymmetrische Haltung

Je nach Anspruch, Möglichkeit und Lebendigkeit wechseln wir sie viele Male täglich. Kinder tun dies eigentlich ständig, Erwachsene unterliegen jedoch eher den Anforderungen des gesellschaftlichen Lebens. Der ältere Mensch neigt zu sparsameren, Kraft schonenden Bewegungen und Haltungsänderungen.

Dennoch ist auch im höheren Lebensalter die Bewegung unbedingt notwendig. Ein Aufgeben der Bewegung ist häufig mit der Aufgabe der Lebensfreude oder gar des Lebenswillens verbunden. Ich sehe auch hier ein Beispiel für die Verbindung zwischen innerer und äußerer Haltung. So stelle ich mir vor, dass die Durchführung einer Rückenschule in Sinne der Bewegungsübung auch im Seniorenheim einen guten Platz finden könnte.

Ziel der modernen Rückenschule ist keine übertriebene oder gar statische Aufrichtung des Rückens, sondern ein kontrolliertes Haltungs- und Körperbewusstsein mit äußerem und inneren Gleichgewicht.

Im Kapitel »Alternativen« finden Sie ab Seite 98 zahlreiche Hinweise und Übungsmethoden, die den Wert einer ganzheitlichen Betrachtungsweise des Menschen wiedererkennen lassen.

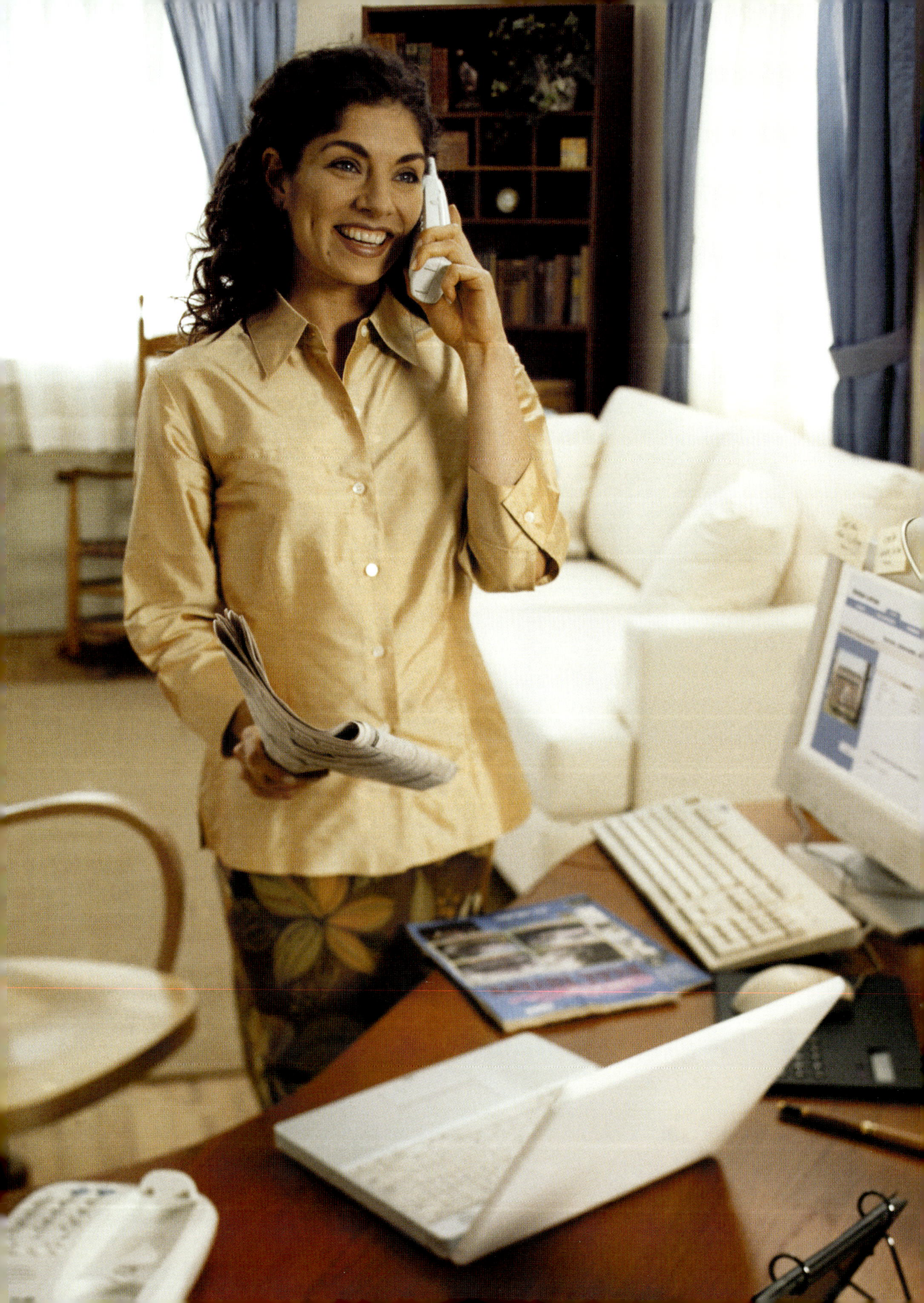

Verhalten im Alltag

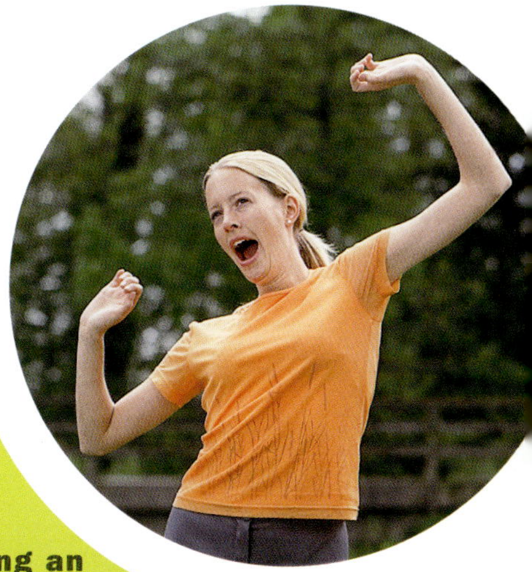

Vergleicht man das alltägliche Leben heutzutage mit dem vor hundert Jahren, wird deutlich, dass es kaum einen Lebensbereich gibt, der nicht durch eine deutliche Reduzierung an Bewegung gekennzeichnet ist. Die Technologie hat uns ein erhebliches Maß an körperlicher Aktivität abgenommen. Doch der Alltag bietet noch Bewegungsmöglichkeiten, die auch genutzt werden sollten. Ich möchte zeigen, wie statische Belastungen »dynamisiert« werden und die alltäglichen Bewegungen dem Rücken mehr Freude als Leid verschaffen können.

Sitzen

Im Verlauf der Evolution hat sich der menschliche Körper in zehntausenden von Jahren kaum verändert. Das heutige Leben im Allgemeinen und die Arbeitswelt im speziellen erinnert jedoch in keiner Weise mehr an die Welt vor tausenden von Jahren. Man hat schon erhebliche Mühe, sich vorzustellen, wie es vor vielen hundert Jahren gewesen ist. Die Menschen lebten lange Zeit nach einfachen Überlebensregeln: Kampf oder Flucht, Beschaffung von Nahrung und Bau von Unterkünften oder Nomadisieren. Um heutzutage zu »überleben«, bedarf es auch eines Kampfes, der jedoch im Wesentlichen verbal ausgetragen wird. Wenn der Mensch von heute nomadisiert, dann im Flugzeug oder im Auto. Für die Nahrungsbeschaffung wird selbst kaum Energie benötigt, im Gegenteil, die tägliche Energiezufuhr steht in einem Missverhältnis zum Verbrauch. All diese Aktivitäten und noch viele mehr haben eines gemeinsam: Sie finden vorwiegend im Sitzen statt, Tendenz steigend. Der Körper ist jedoch für diese Art von (Nicht-)Belastung kaum geeignet. Die Funktionsweise des menschlichen Körpers steht dem damaligen Leben näher als dem heutigen. Es ist noch gar nicht lange her, da war der überwiegende Teil der Bevölkerung im Beruf und im Alltag körperlich aktiv. In zunehmendem Maße veränderte sich das Leben und die Berufswelt dahingehend, dass immer weniger Muskeln und immer mehr Sitzfleisch gefordert sind. Das Kleinkind sucht sich noch ständig neue Haltungen und kommt sehr gut ohne Stuhl aus. Ihm reicht der Fußboden. Das Sitzen in der Hocke war auch für den Menschen der Vorzeit eine ganz natürliche Haltung und ist es bei den heutigen Urvölkern immer noch. Das Kleinkind sorgt für einen permanenten Wechsel von Be- und Entlastung der Wirbelsäule. Die Dynamik steht im Vordergrund. Mit dem Schulanfang beginnen die Kinder lange zu sitzen und das freie Spiel als Ausgleich nimmt immer weiter ab. Die Kinder sitzen über Stunden mit einem Rundrücken (Totalkyphose) auf ihrem Stuhl und haben nur wenig Möglichkeiten ihre Haltung durch Aufstehen oder Gehen zu ändern, da der Unterricht dadurch gestört würde. Das Mobiliar in der Schule hat zudem eine Standardgröße, so dass eine Berücksichtigung der unterschiedlichen Körpergrößen nicht gegeben ist. Der Schulsport

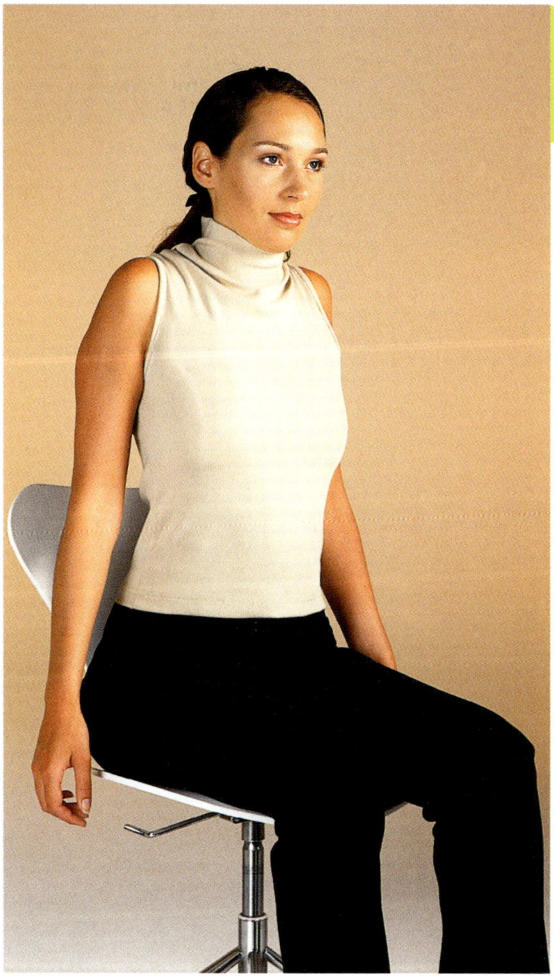

Bewegen Sie sich ab und zu, wenn Sie lange am Schreibtisch sitzen. Schulterkreisen ist eine geeignete Übung.

findet in der Regel nur einmal in der Woche statt und kann daher die motorischen Bedürfnisse der Kinder nur wenig fördern. Aus orthopädischer Sicht sollte eine tägliche Turnstunde stattfinden und die großen Pausen könnten für Übungsprogramme genutzt werden. Das Ziel dieser Maßnahmen kann nur lauten: lebenslange Freude an der Bewegung zu vermitteln und die Prävention von Haltungsschäden. Das ist vor allem für diejenigen Kinder wichtig, die außerhalb der Schule keinen Zugang zum Sport finden. Eine Leistungsnormierung, die heutzutage im Schulsport vorkommt, ist daher kontraproduktiv.

In der schulischen Laufbahn bis hin zur Ausbildung und Berufsausübung ist stets ein Wegbegleiter dabei: der Stuhl.

Diese Entwicklung lässt sich nicht vollkommen verhindern, aber man kann dem Sitzmarathon doch einiges »entgegenstellen«.

Der richtige Sitz

Die rückengerechte Sitzhaltung (siehe S. 46ff.) sorgt für eine muskuläre Spannung in den Rückenstreckern und ermöglicht, dass alle wirbelsäulennahen Strukturen (Bänder, Sehnen, Wirbelgelenke und Bandscheiben) entlastet werden. Diese Haltung ist jedoch anstrengender als die krumme, passive und daher abhängig vom Trainingszustand der aufrichtenden Muskulatur. Der Rücken wird sich unweigerlich krümmen, wenn die Muskulatur überfordert ist. Dabei spielt es auch keine Rolle, ob man auf einem Hocker oder auf einem teuren Bürostuhl sitzt.

Sitzen hat auch Vorteile, aber nur solange es kurzfristig ist. Bei Kreuzschmerzen oder dem Gefühl des »Durchbrechens« in der Lendenwirbelsäule freut sich jeder über eine Sitzmöglichkeit. Deshalb stehen zum Beispiel in den großen Museen, wo man sich lange im Stand aufhält, immer Stühle oder Bänke. Die entlastende Sitzhaltung (siehe auch Seite 51ff., »Entlastungshaltungen«) wird unweigerlich eine krumme sein, da sie die größte Entlastung bringt. Ähnlich der Stufenlagerung weiten sich die Zwischenwirbellöcher und der Druck auf die Wirbelgelenke wird reduziert.

Nach dem Motto: »Die Dosis macht das Gift«, führt jede statische und monotone Beanspruchung zu Muskelverspannung und daraus resultierenden Schmerzen. Ob Sie in der krummen oder aufrechten Haltung sitzen, die typischen Probleme im Rücken werden nicht ausbleiben. Dies bedeutet, dass auch in der aufrechten Haltung Beschwerden auftreten können, wenn die Verweildauer bestimmte Belastungsgrenzen überschreitet.

Der wesentliche Unterschied zum krummen Sitz ist, dass der Rücken und die Bandscheiben sich beim aufrechten Sitz in einer günstigeren Belastungssituation befinden und die Muskeln sich im physiologischen Anspannungsmuster an der Haltung beteiligen. Möchte der Sitzende Beschwerden vermeiden, bleibt ihm nur die Notwendigkeit, die monotone und einseitige Belastung zu unterbrechen. Eine Möglichkeit ist der dynamische Sitz.

Der dynamische Sitz

Eine Flüssigkeits- und Stoffwechselverschiebung innerhalb der Bandscheibe kann nur erfolgen, wenn ein regelmäßiger Wechsel von Belastung und Erholung den dafür notwenigen Pumpmechanismus aufrecht erhält. Eine wechselnde Belastung fördert zudem die Durchblutung der Muskulatur und des umliegenden Gewebes. Verspannungen und verspannungsbedingte Änderungen der muskulären Feinabstimmungen können dadurch verhindert werden. Doch nicht nur der Mensch sollte »dynamisch« sitzen, sondern der Stuhl sollte entsprechend dynamisch konstruiert sein. Hierzu lesen Sie bitte die weiteren Erläuterungen im Kapitel »Ergonomie« ab Seite 32.

Ob im Büro, Zuhause oder im Auto, schaffen Sie sich immer die Möglichkeit, Ihre Haltung zu verändern und sich zu bewegen.

Folgende Tipps können Ihnen dabei helfen:

- Führen Sie zwischendurch ein paar Übungen durch (siehe zum Beispiel Seite 128f., »Übungen für das Büro«).
- Erledigen Sie Aufgaben im Stehen.
- Nutzen Sie jede Gelegenheit zur Bewegung.
- Benutzen Sie die Treppe und nicht den Fahrstuhl.
- Gehen Sie zum Kollegen und telefonieren Sie nicht mit ihm. Parken Sie nicht direkt vor der Tür.
- Gehen Sie in der Mittagspause an der frischen Luft spazieren.
- Setzen Sie sich auf einen Physioball und hüpfen Sie ohne viel Schwung in der aufrechten Haltung.
- Hüpfen auf einem Minitrampolin bringt einen rhythmischen und freudvollen Wechsel der Belastung auf die Bandscheiben.

Eine weitere Möglichkeit, das Sitzen zu optimieren, ist der umgekehrte Sitz (siehe Seite 53). Der aufgerichtete Rumpf wird mit Bauch und Brust gegen die Rückenlehne gestützt und teilweise entlastet. Durch Ablage der Unterarme auf der Lehne und dem Schreibtisch bleiben die Schulter- und Nackenmuskeln entspannt. Die Beine sind leicht gespreizt, so dass das Becken problemlos nach vorn kippen kann. Diese Sitzhaltung verhindert zudem das Übereinanderschlagen der Beine, welches immer eine krumme Sitzhaltung initiiert. Die Industrie hat für den umgekehrten Sitz spezielle Stühle entwickelt, die selbstverständlich auch in der normalen Sitzposition zu verwenden sind.

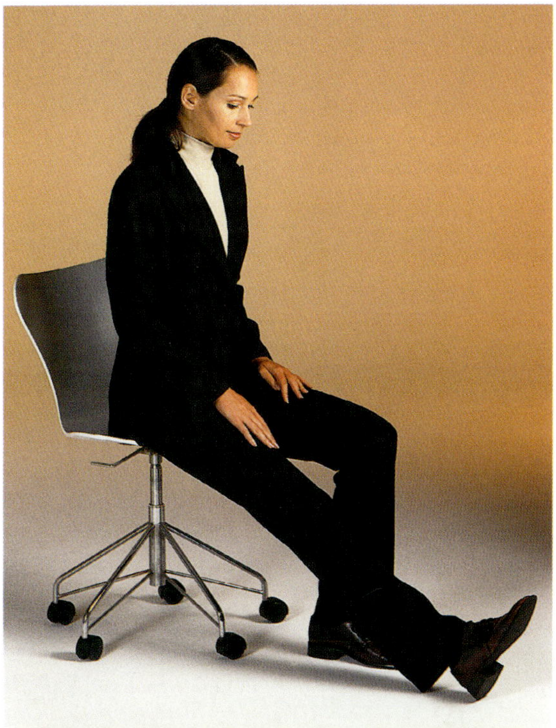

Vorbereitung zur Dehnung der hinteren Oberschenkel- und Wadenmuskulatur

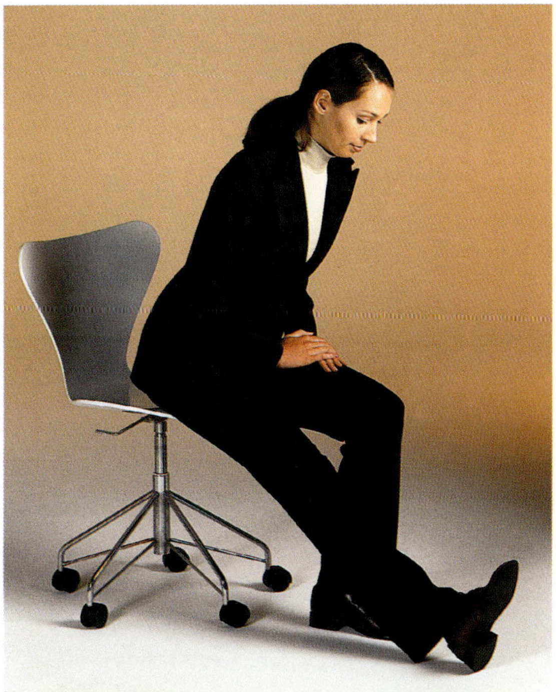

Dehnung der hinteren Oberschenkel- und Wadenmuskulatur

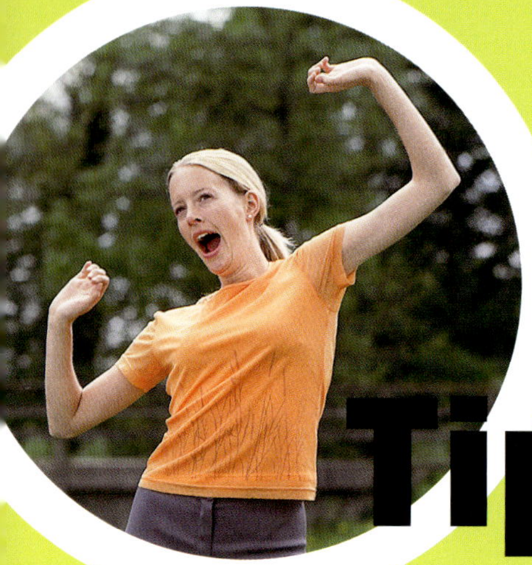

Tipps

- **Nutzen Sie jede Gelegenheit, sich zu bewegen.**
- **Lehnen Sie sich gegen eine Wand und entlasten Sie den Rücken.**
- **Vermeiden Sie hohe Absätze oder nehmen Sie ein zweites (flaches) Paar Schuhe mit.**
- **Arbeiten Sie in kürzeren Intervallen über Kopf bzw. machen Sie häufiger eine Pause.**
- **Trainieren Sie Ihre Rücken- und Gesäßmuskulatur.**
- **Stehen Sie nie mit durchgedrückten Knien.**
- **Achten Sie auf Ihr Körpergewicht, da Übergewicht den Oberkörperschwerpunkt nach vorn verlagert und eine Hohlkreuzbildung fördert.**

Stehen

Der aufrechte Stand scheint wohl die letzte und offensichtlichste stammesgeschichtliche Errungenschaft des Menschen gewesen zu sein. Die anatomische Entwicklung, so könnte man jedoch vermuten, ist noch nicht vollständig abgeschlossen. Längeres Stehen an einem Ort ohne wesentliche Veränderungen der Körperhaltung bedeutet für die meisten Menschen eine erhebliche Belastung für den Halteapparat. Vor allem in den Hals- und Lendenwirbelsegmenten treten Schmerzen auf, da in diesen Bereichen die Lordose (auch wenn sie in einer physiologisch korrekten Position gehalten wird) belastungsverstärkend wirkt. Permanent der Schwerkraft ausgesetzt, wird von der statischen Muskelkraft viel Haltearbeit abverlangt und der hydrostatische Druck macht die Beine immer schwerer. Bei einem ungenügenden muskulären Trainingszustand und bei unzureichenden Bewegungsmöglichkeiten »wird sich der Körper irgendwann in seine Bänder hängen«.
Dies bedeutet:

- Durchdrücken der Knie.
- Das Becken kippt passiv nach vorn ohne Halt der Bauchmuskeln.
- Die Lendenwirbelsäule befindet sich im Hohlkreuz.
- Die Brustwirbelsäule krümmt sich mehr.
- Der Kopf streckt sich mit einem Abknicken nach vorn.

Der einsame Soldat vor seinem Wachhäuschen wird am Abend sicherlich mit Kreuzschmerzen, schweren Beinen und verspannten Waden ins Bett gehen. Damit Ihnen diese Beschwerden fremd bleiben, ist auf einen aufrechten Stand und auf einen ständigen Belastungswechsel zu achten. Übungen hierzu sind ab der Seite 49 beschrieben. Diese Maßnahmen sollen Ihnen helfen, ein Hohlkreuz zu vermeiden. Entscheidend ist, dass Sie den aufrechten Stand nicht nur verinnerlichen, sondern auch die Spannungszustände wahrnehmen können. Achten Sie stets auch bei den alltäglichen Belastungen auf Einhaltung dieser Regeln. Ob bei der Arbeit im Büro, im Garten oder im Haushalt, es gibt unzählige Situationen, die eine

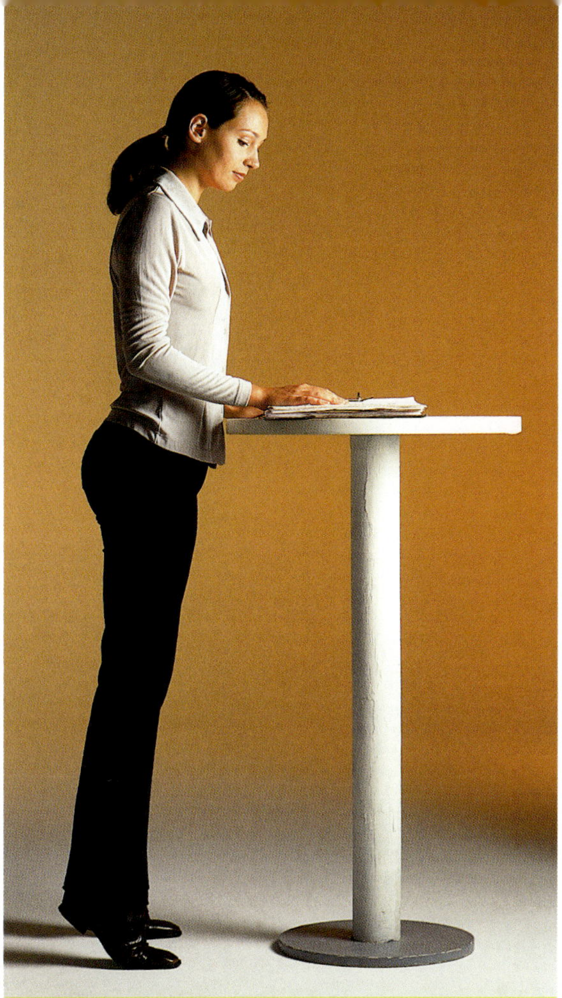

Aktivierung der Wadenmuskulatur nach längerem Stehen

längere und konstante Haltung im Stand erfordern. Diese Tätigkeiten sollten weniger ein Problem für Sie sein, sondern vielmehr eine gute Möglichkeit, den Rücken unter alltäglichen Bedingungen zu trainieren. So werden Sie diese neuen Bewegungsmuster relativ schnell automatisieren.

Bücken und Heben

Ungeachtet der Schwere des aufzuhebenden Gegenstandes sollte sich der Rücken in der aufrechten Haltung befinden. Der Bück- und Hebevorgang erfolgt aus den Hüften und Knien, der Rücken erfüllt nur eine stabilisierende Funktion. Trainieren Sie daher regelmäßig die Beine, denn nur eine kräftige Gesäß- und Oberschenkelmuskulatur ist in der Lage, wiederholte Hebevorgänge zu gewährleisten. Der gerade Oberkörper neigt sich mit einer Beugung in der Hüfte nach vorn und das Becken bleibt in vorgekippter Stellung. Übungen hierfür finden Sie auf Seite 88ff. Achten Sie dabei auf Ihre Beinachse und stellen Sie sich so hin, dass Sie den Gegenstand gut fassen und dicht am Körper heben und halten können. Bevor der Gegenstand angehoben wird, sollten Sie sich der Schwere bewusst sein und überlegen, ob er nicht mit Schieben oder auf Rollen bewegt werden kann. Schaffen Sie es alleine, so bauen Sie vorher Muskelspannung auf und stellen sich in eine stabile Ausgangsposition. Heben Sie zügig, aber nicht ruckartig. Vergleichen Sie diesen Bück- und Hebevorgang mit Gewichtheben. Das Absetzen der Last erfolgt genau umgekehrt, da es ebenso belastend für den Rumpf ist. Beim Heben und Absetzen sollten Sie nie gleichzeitig eine Drehbewegung des Rumpfes ausführen, sondern sich erst drehen, wenn der Gegenstand angehoben ist. Hinsichtlich der Kniestellung sollten Sie darauf achten, dass die Knie nicht über die Fußspitzen gehen. Sind die Knie zu sehr nach vorn gebeugt, entsteht hinter der Knie-

Rückengerechtes Bücken

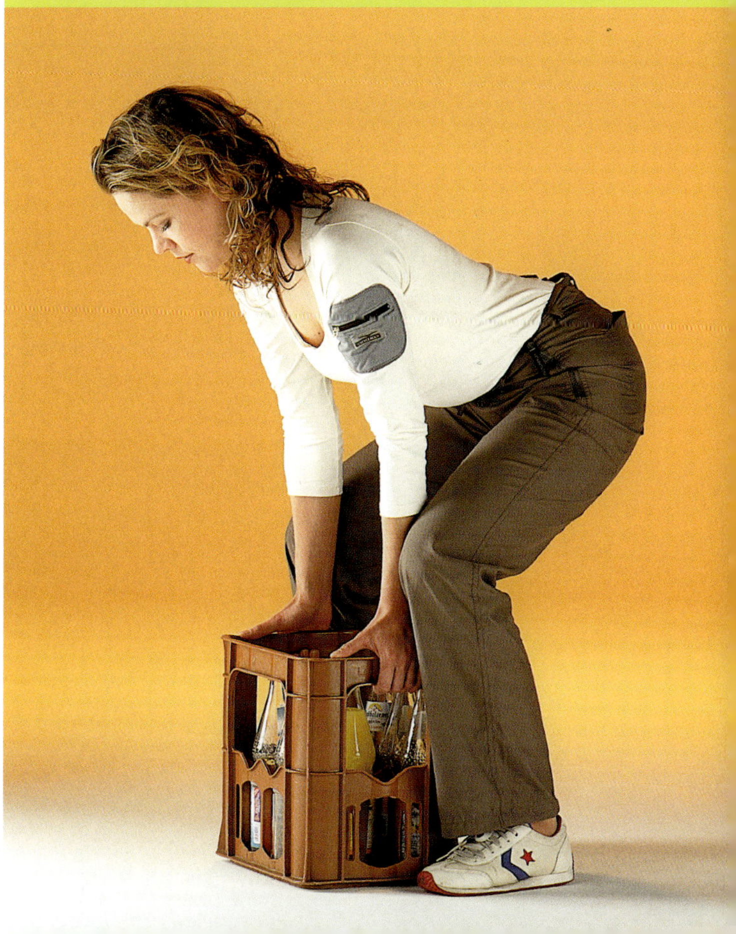

scheibe ein hoher Druck, der den Knorpel stark belastet.
Vermeiden Sie eine Pressatmung, da sie zu einer Erhöhung des Blutdrucks führt und Kreislaufprobleme verursachen kann. Atmen Sie gleichmäßig und bewusst weiter.
Getränkekisten aus dem Kofferraum sind so weit nach vorn zu ziehen, bis diese dicht am Körper angehoben werden können.
Eine häufige Situation ist das Heben und Tragen von Kindern. Teilweise werden Kleinkinder sehr lange getragen und aus ungünstigen Höhen gehoben und hingelegt. Damit Sie ohne Rückenschmerzen viel Freude mit Ihrem Kind haben, sollen Sie es nicht zu lange tragen. Wechseln Sie regelmäßig die Seite und halten Sie das Kind nicht mit gestreckten Armen in der Vorhalte. Richten Sie Ihre Wohnung möglichst rückenfreundlich ein, damit Sie Bück- und Hebevorgänge vermeiden können. Als Beispiel: Stellen Sie den Wickeltisch auf die optimale Höhe jener Person ein, die am häufigsten davor steht. Auch das Baden von Säuglingen kann mit entsprechenden Wannenaufsätzen mit geradem Rücken erfolgen. Alle Gegenstände, die immer benutzt werden, sollten in Griffweite stehen.

Liegen und Schlafen

Der Schlaf dient dem Menschen als Regeneration, um seine körperliche und geistige Leistungsfähigkeit zu erhalten. Viele Menschen klagen jedoch über morgendliche Verspannungen und Schmerzen, die beim Zubettgehen noch nicht existierten. Damit der Schlaf zu einer echten Erholung und Entlastung wird, sollten Sie einige Punkte beachten. Da wir etwa ein Drittel des Tages bzw. des Lebens im Bett verbringen, sollte man sich schon Gedanken über das Liegen und den Schlaf machen. Überprüfen Sie zum einen, **wie** Sie schlafen und zum anderen **worauf**.

Schlafpositionen

Wie sollte die richtige Schlafposition aussehen, damit eine größtmögliche Erholung erreicht werden kann? Das Liegen in der Horizontalen ist die Position mit dem geringsten Druck zwischen den Bandscheiben. Das führt dazu, dass die Bandscheiben vermehrt mit Nährstoffen angereicherte Flüssigkeit aufnehmen können. Richtet sich der Mensch auf und der Druck auf die Bandscheiben erhöht sich, wird die Flüssigkeit wieder herausgepresst. Es wurde festgestellt, dass in der Rücken- und Seitlage mit leicht angebeugten Knien und Hüften die geringsten Druckwerte zwischen den Bandscheiben auftreten.
In Rückenlage können die Knie mit einem Kissen unterlagert (siehe Entlastungshaltungen Seite 51 ff.) und der Kopf mit einem kleinen Kissen unterpolstert werden. Eine optimale Unterstützung in Seitlage wird erreicht, indem ein Kissen unter den Kopf, eines unter die Taille und eines zwischen die Knie gelegt wird.
Die Bauchlage ist dagegen nicht unbedingt zu empfehlen, da die Lenden- und Halswirbelsäule eine relativ starke Hohlkreuzbildung aufweisen und über längere Zeit ein ungünstiger Bandscheibendruck entsteht. Viele Menschen, die auf dem Bauch schlafen, leiden morgens unter Nackenverspannungen und Schmerzen in der Lendenwirbelsäule.
Rückenbeschwerden können trotz rückengerechter Unterlage auch dadurch auftreten, dass man zu lange im Bett liegt. Wie schon erwähnt, strömt unter Entlastung verstärkt Flüssigkeit in die Bandscheiben. Dadurch erhöht sich die Spannung auf die Längsbänder und auf die Gelenkkapseln der Wirbelgelenke. Nach dem Aufstehen verschwinden die Schmerzen wieder relativ schnell, da der erhöhte Druck auf die Bandscheiben die Flüssigkeit hinausdrückt und die Spannung reduziert.

Matratze, Lattenrost und Kissen

Nun stellt sich die Frage, **worauf** wir rückengerecht liegen können? Bei Beantwortung dieser Frage rückt primär die **Matratze** in den Vordergrund. Sie sollte nicht so hart sein, wie lange Zeit angenommen, sondern sich der Körperform derart anpassen, dass beim Liegen die prominenten Körperbereiche (Schulter und Becken) einsinken können.
Auf diese Weise wird die physiologische Form der Wirbelsäule gewährleistet. Bei Lagewechseln in der Nacht ist es wichtig, dem Körper in allen

Positionen eine möglichst große Auflagefläche zu ermöglichen. Eine zu harte oder zu weiche Matratze zwingen den Körper in ungünstige und rückenbelastende Positionen (Hängematteneffekt) oder erzeugen hohe und dadurch schmerzhafte Druckbelastungen an den Schultern und Hüften. In keinem Fall führen solche Matratzen zu einer Verbesserung der Schlafqualität, sondern es kommt aufgrund dieser schmerzhaften Druckpunkte unmerklich zu häufigen Lagewechseln in der Nacht. Am Morgen steht man dann wie gerädert auf.

Hat man das Gefühl, dass die Matratze zu weich ist, könnte ein stabilerer **Lattenrost** für eine feste Unterlage sorgen. Qualitativ gute Lattenroste passen sich, wie die Matratze, der Druckbelastung an und ermöglichen darüber hinaus eine individuelle Härtegradeinstellung. Es wurden zudem Kappen mit einer Unterfederung entwickelt, die für eine noch bessere Anpassung sorgen. Zudem können Sie bei einigen Lattenrosten die Fuß- und Rückenteile verstellen.

Bei der Wahl des **Kopfkissens** achten Sie darauf, dass der Kopf in der Verlängerung der Wirbelsäule gehalten bzw. gestützt wird, auch in der Seitenlage. Ein gutes Kissen besteht aus einem formstabilen Material, das den Kopf nicht zu sehr einsinken lässt, sondern sich durch entsprechende Härte dem Kopf anpasst. Vorgeformte Kissen, die den Kopf in einer Position fixieren, bieten nicht jedem Menschen eine Erleichterung und sollten ausprobiert werden. Die Größe eines Kissen sollte im Bereich von 40 x 80 Zentimeter liegen. Größere Kissen rutschen leicht unter die Schulter, wodurch es zu einer ungünstigen Kopfhaltung kommen kann.

Unabhängig davon, wie Sie sich entscheiden, sollten Sie sich im Fachhandel gut beraten lassen und die Matratze, das Kissen oder den Lattenrost mehrere Tage testen. Beachten Sie, dass Lattenroste und Matratzen nur eine zeitlich begrenzte Dauer optimale Eigenschaften besitzen und deshalb nach ca. 10 Jahren ausgetauscht werden sollten.

Rückengerechtes Verhalten

Ein Verhalten, dass sich über Jahrzehnte verfestigt hat, ist nur sehr schwerlich abzulegen. Dafür benötigt man viel Übung und eine gehörige Portion Selbstdisziplin.

Sie werden erfolgreich sein, wenn Sie Ihre Haltungsänderung ganzheitlich vornehmen:

- Sie sollten die Probleme (er)kennen, die zu Rückenbeschwerden führen könnten bzw. schon geführt haben.
- Bewegen Sie sich und trainieren Sie Ihren Körper.
- Beziehen Sie Ihre Psyche bzw. Ihre Gemütslage in die gesündere und rückengerechtere Lebensweise mit ein.
- Schaffen Sie sich ein soziales Umfeld, in dem Ihre Bemühungen ernst genommen werden.

Bewegungsprogramme werden nur ohne weiteres Nachdenken ablaufen, wenn diese automatisiert sind, ein Vorgang, den man vom Kuppeln und

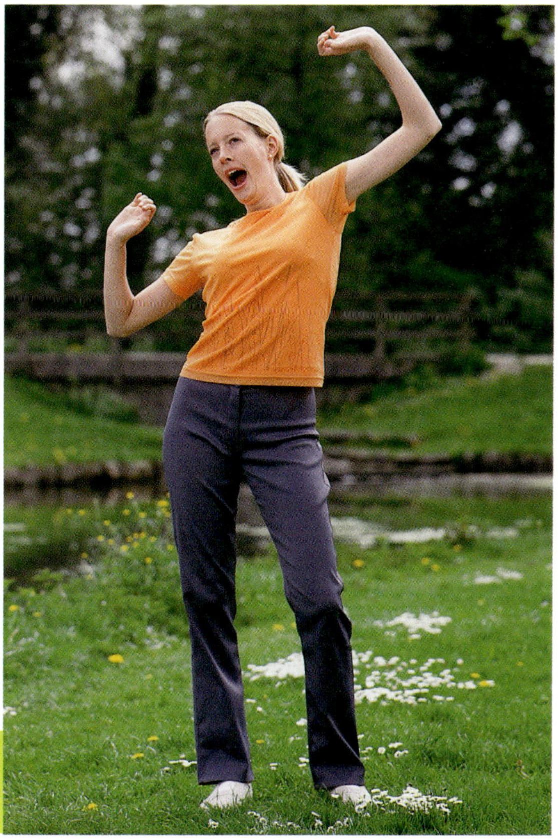

Gelegentliches Räkeln und Dehnen hilft Verspannungen vorzubeugen.

Schalten im Auto kennt. Niemand, der schon länger Auto fährt, schaut auf den Schaltknüppel, sondern konzentriert sich auf die wesentliche Aufgabe bzw. auf den Verkehr. Dies bedeutet, dass nur ein permanentes Üben stressresistente und automatisierte Bewegungsmuster hervorbringen kann. Doch bevor dies eintritt, werden Sie sich wohl noch häufiger dabei erwischen, dass Sie eine krumme Körperhaltung eingenommen haben. Auch eine beginnende Muskelverspannung oder ein Spannungskopfschmerz durch eine monotone Fehlhaltung wird Sie des Öfteren daran erinnern, dass über Jahrzehnte erlernte Verhaltensmuster sehr hartnäckig sind. Lassen Sie sich davon nicht demotivieren. Konsequentes Handeln führt langfristig zum Ziel.

Kleine praktische Hilfen erinnern Sie regelmäßig an rückengerechtes Verhalten.

- Hängen Sie die wichtigsten Rückenschulregeln dort auf, wo Sie sich überwiegend aufhalten bzw. Ihre Rückenprobleme bekommen.
- Ordnen Sie die Gegenstände in rückenfreundliche Höhe an.
- Informieren Sie Ihr soziales Umfeld (Familie, Freunde oder Kollegen) über rückengerechtes Verhalten, damit Sie von anderen hin und wieder einen Hinweis bekommen.
- Beachten Sie die nebenstehenden Tipps.

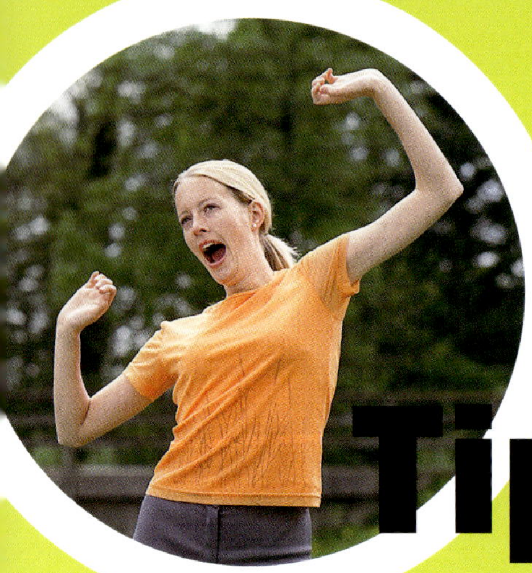

Tipps

- **Wechseln Sie häufig zwischen Sitzen, Stehen und Bewegen.**
- **Bringen Sie sich immer wieder in die aufrechte Haltung.**
- **Gehen Sie beim Bücken in die Hocke.**
- **Heben Sie die Lasten dicht am Körper.**
- **Heben Sie keine schweren Lasten alleine.**
- **Achten Sie auf Ihre Beinachse.**
- **Gönnen Sie sich Zeit zur Entspannung und Entlastung.**
- **Treiben Sie regelmäßig Sport, trainieren Sie auch Ihr Herz-Kreislauf-System mit Ausdauersportarten wie Walking oder Radfahren.**

Ergonomie

Die Ergonomie ist ein wichtiger Aspekt bei der Verhinderung von Rückenproblemen. Sie hat die Zielsetzung, die Gefährdung durch den Arbeitsplatz auf ein Minimum zu reduzieren. In unserem Fall geht es um den Büro- und Bildschirmarbeitsplatz. Im Hinblick auf die zunehmenden Haltungsprobleme bei Kindern möchte ich ebenfalls auf eine geeignete Einrichtung von Schule und Kinderzimmer aufmerksam machen.

In der Nahrungsmittelindustrie ist der Begriff »Bio« zum Synonym für eine gesunde Ernährung geworden. Ähnliches kann man bei den Herstellern von Büromöbeln oder anderweitigen Arbeitsmitteln beobachten, die seit geraumer Zeit ein bestimmtes Wort verwenden: ergonomisch. Der Begriff Ergonomie wurde schon 1857 von einem polnischen Wissenschaftler geprägt. Das Ziel ist, die Qualität der Arbeitsbedingungen zu verbessern. In Arbeitsschutzgesetzen oder Bildschirmarbeitsverordnungen wird die gesetzliche Grundlage dafür gelegt, die Arbeit so zu gestalten, dass eine Gefährdung für Leben und Gesundheit möglichst vermieden und die verbleibende Gefährdung möglichst gering gehalten wird. Die sitzende Arbeit sollte so verändert bzw. verbessert werden, dass Rückenbeschwerden aus den Büros oder Autos verbannt werden können. Ein hehres Ziel, doch die Entwicklung und die Einsicht sind auf diesem Sektor schon weit fortgeschritten.

Der Bürostuhl

Ein ergonomisch korrekter Stuhl sollte vor allem eine grundlegende Eigenschaft besitzen: Er passt sich den anatomischen Bedingungen des Menschen an und nicht umgekehrt! Der optimale Bürostuhl lässt sich individuell einstellen und ermöglicht ein dynamisches Sitzen. Lassen Sie sich eingehend im Fachhandel beraten. Neben vielen Gemeinsamkeiten besitzen gute Bürostühle unterschiedliche Eigenschaften, die zum Typ passen sollten. Das Design sollte ebenso wenig vernachlässigt werden wie die Verstellmöglichkeiten. Bedenken Sie, dass Sie unter Umständen sehr viel Zeit auf diesem Stuhl verbringen. Testen Sie den Stuhl mehrere Tage lang. Vor dem Kauf sollten Sie darauf achten, dass der Stuhl der DIN-Norm entspricht und ein GS-Zeichen trägt. Fragen Sie im Fachhandel nach weiteren Gütesiegeln, zum Beispiel von der »Aktion Gesunder Rücken e.V.«. Doch einen Aspekt möchte ich nicht unerwähnt lassen. Haben Sie nicht die richtige Einstellung zum korrekten Sitz, so wird Ihnen auch der teuerste Stuhl Rückenbeschwerden bereiten. Aufrecht sitzen müssen Sie selbst, das nimmt Ihnen der Stuhl nicht ab.

Ein ergonomischer Bürostuhl sollte folgende Eigenschaften besitzen:

- Die Sitzfläche ist ausreichend groß und an der Vorderkante abgerundet. Sie ist höhenverstellbar und kann nach vorn gekippt werden (Prinzip des Keilkissens). Um den unterschiedlichen Oberschenkellängen gerecht zu werden, sollte der Stuhl auch in der Tiefe verstellbar sein.
- Die Federung des Sitzes stützt den Körper in jeder Sitzposition angenehm ab.
- Die Form der Rückenlehne unterstützt die physiologische Form der Wirbelsäule und bietet der Wirbelsäule eine größtmögliche Unterstützungsfläche.
- Die Rückenlehne lässt sich an die individuellen Rückenlängen anpassen (höhenverstellbar) und ist nach hinten neigbar sowie beweglich.
- Eine Synchronverstellung vereint eine automatische Anpassung der Sitzflächenneigung an die Sitzposition mit einer Anpassung der Rückenlehne bei unterschiedlichem Anpressdruck.
- Die Armlehnen sind höhenverstellbar, um den Schultergürtel zu entlasten. Eine entsprechende Breite ist für eine angenehme Ablage der Unterarme und Ellbogen vorauszusetzen.
- Die Verstellhebel sind einfach zu erreichen und zu bedienen.

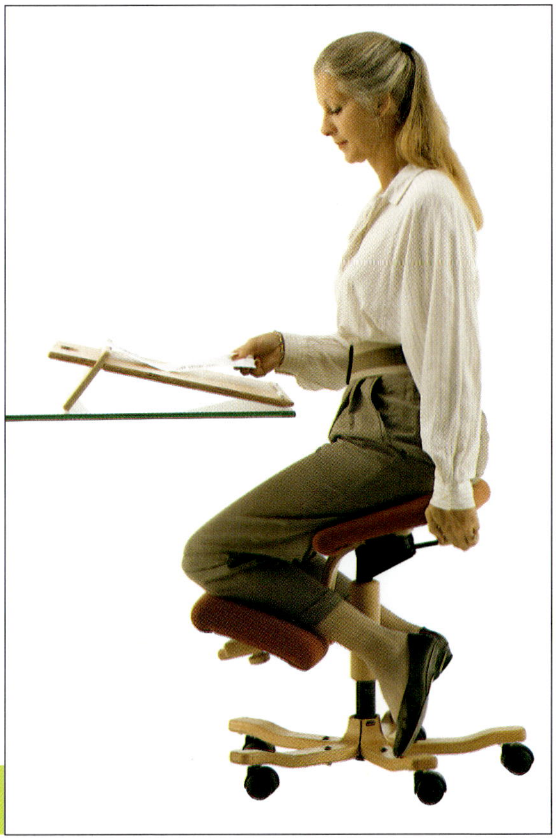

Kniestuhl mit höhenverstellbarem Sitz

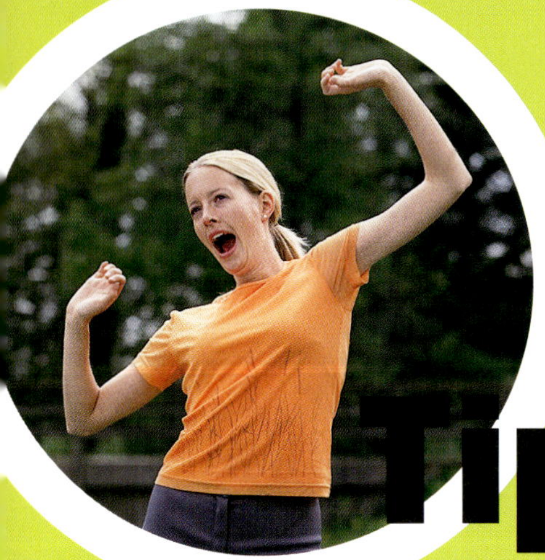

Tipps

- **Eine auf den Arbeitsplatz bezogene Rückenschule gibt die Möglichkeit eines aktiven Alltags.**
- **Sinnvoll ergonomisch ausgerichtetes Mobiliar bildet die Grundlage. Fachleute beraten Sie über die Gestaltung des Arbeitsplatzes, um eine Gesundheitsgefährdung zu vermeiden.**
- **Eine gute Qualität des Arbeitsplatzes verbessert auch die Qualität der Arbeit.**
- **Versuchen Sie, Ihre Arbeitgeber und Mitarbeiter von der Notwendigkeit eines rückengerechten Arbeitsplatzes zu überzeugen.**
- **Warten Sie nicht, dass andere etwas tun. Nehmen Sie die Sache selbst in die Hand.**

Zu einem guten Bürostuhl gehört selbstverständlich die richtige Einstellung, damit eine ergonomische Sitzhaltung überhaupt möglich ist:

- Stellen Sie die Füße ganzflächig auf den Boden, die Oberschenkel sollten sich ein wenig schräg nach unten neigen.
- Stellen Sie die Armlehnen so ein, dass die Schultern locker hängen.
- Die Lendenstütze befindet sich in der Lendenwirbel-Lordose.
- Die Rückenlehne sollte jede Bewegung mitgehen und Sie gleichzeitig stützen.

Sehr dynamisch konzipierte Stühle eignen sich nicht unbedingt für das Büro. Sie bieten weniger Komfort (zum Beispiel keine Rückenlehne), dafür viele Bewegungsmöglichkeiten.

Der Arbeitstisch

Die Verstellbarkeit der Höhe ist die wesentliche Eigenschaft eines Arbeitstisches, um eine ergonomische Sitzposition zu ermöglichen. Eine zu niedrige Höhe führt unweigerlich zu einem Rundrücken (Totalkyphose), ein zu hoher Tisch hat einen Schulterhochstand zur Folge, der wiederum Schulter- und Nackenbeschwerden mit sich bringt. Optimale Arbeitstische sind verwendbar als Flach- und Schrägpult sowie als Stehpult.

Qualitätsmerkmale eines ergonomischen Arbeitstisches:

- Individuelle Höhenverstellbarkeit
- Genügend Raum für die Beine
- Genügend Fläche, die bei einer Bildschirmtätigkeit genügend Abstand (mindestens 50 Zentimeter) von den Augen ermöglicht
- Verstellung der Neigung
- Optimal wäre eine Umstellung zum Stehpult
- Einfache und schnelle Bedienung
- Oberflächen, die nicht spiegeln

Ermitteln Sie die korrekte Arbeitshöhe: Setzen Sie sich aufrecht auf Ihren individuell eingestellten Bürostuhl und legen Sie die Unterarme auf den Tisch. Nun stellen Sie die Höhe so ein, dass der Ellbogen einen rechten Winkel bildet bzw. das Ellbogengelenk sich ein wenig über der Tischkante befindet. Diese Position sollte Ihnen eine ent-

Ergonomie am Arbeitsplatz: Die optimale Gestaltung ist oft schwierig und Kompromisse sind manchmal erforderlich.

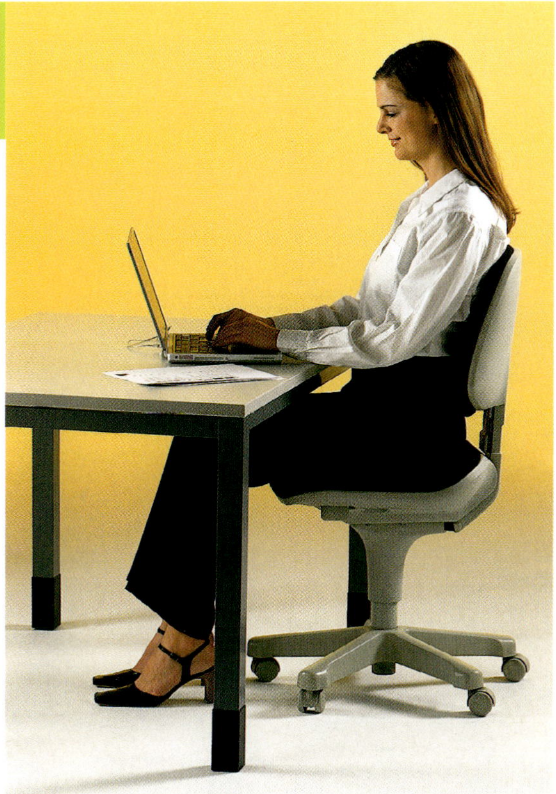

spannte Haltung der Schultern ermöglichen. Für kleinere Personen bietet sich zudem eine Fußstütze an.

Arbeiten im Stand

Das Arbeiten im Stand an einem Stehpult ist eine ideale Ergänzung zum Sitzen und ist in den ergonomisch ausgestatteten Büros immer häufiger zu sehen. Wenn Sie das Telefon auf ein Stehpult stellen, stehen Sie regelmäßig auf. Jeder Anruf führt zwangsläufig zu einer Haltungsänderung und die Produktivität wird nicht eingeschränkt. Das Stehpult ist in der Höhe so einzustellen, dass die Unterarme entspannt auf der Arbeitsfläche aufgelegt werden können und die Schultern locker unten bleiben. Weiterhin sollte eine Stützfläche für die Füße vorhanden sein, um zu verhindern, dass die Knie durchgedrückt werden. Neben der Kombination aus Schreibtisch und Stehpult bzw. dem einzelnen Stehpult gibt es die Möglichkeit, einen Tischaufsatz auf dem Schreibtisch zu befestigen.

Der Bildschirmarbeitsplatz

Der Computer prägt zunehmend den beruflichen, aber auch den privaten Alltag. Es ist heutzutage kaum vorstellbar, dass Texte oder Tabellen ohne Rechner erstellt werden. Die gute alte Schreibmaschine gehört längst der Vergangenheit an, kaum jemand schaut mehr auf ein Blatt Papier, sondern auf einen Monitor. Vorträge erstellt man mit entsprechenden Programmen und präsentiert sie mit einem Beamer. Der Architekt hat den Bleistift aus der Hand gelegt und zeichnet Häuser am Bildschirm. Und wer nimmt noch einen Füller in die Hand, schreibt einen Brief und beauftragt die Post mit dem Transport? Einfacher und vor allem schneller funktioniert es mit der elektronischen Post, die sich immer größerer Beliebtheit erfreut. Dies bedeutet, dass auch im Bereich der Information und Kommunikation der Computer unverzichtbar ist. Darüber hinaus sitzt auch die Privatperson immer häufiger vor dem Bildschirm und spielt, ersteigert, sucht Informationen oder kommuniziert.

Dieser Alleskönner PC ist nicht nur sehr nützlich, sondern leider auch sehr verführerisch, so dass die Verweildauer vor dem Gerät immer mehr zunimmt. Gesundheitliche Probleme sind vorprogrammiert, vor allem bei denen, die aus beruflichen Gründen stundenlang auf dem Bildschirm blicken müssen. Damit es nicht dazu kommt oder auf ein Minimum reduziert wird, ist zum Beispiel in der Bildschirmarbeitsverordnung festgelegt, wie ein entsprechender Arbeitsplatz gestaltet sein sollte. Die meisten Beschwerden treten im Bereich der Augen auf. Jucken, Brennen oder das Sehen verschwommener Bilder sind häufig genannte Probleme. Möglichkeiten zur Entspannung der Augen- und Gesichtsmuskulatur im Sinne der Progressiven Muskelrelaxation finden Sie auf Seite 130. Rückenbeschwerden gehören ebenso zu den Folgen von langem Sitzen vor dem Bildschirm. Hierzu habe ich schon in den vorangegangen Kapiteln vorbeugende Maßnahmen aufgezeigt. In den folgenden Erläuterungen möchte ich auf die Gütekriterien eines Bildschirmes und auf seine ergonomische Aufstellung eingehen sowie auf ergonomische Tastaturen und Mäuse.

Der Bildschirm

Für eine ergonomische Aufstellung sollte der Bildschirm dreh- und neigbar sein. Die Einstellungen sollten ohne großen Kraftaufwand durchgeführt werden können. In einem Winkelbereich von 5 Grad nach vorn bis 20 Grad nach hinten muss die Neigbarkeit möglich sein. Hinsichtlich der unterschiedlichen Techniken (CRT- und LCD-Technologie) möchte ich nur so weit darauf eingehen, dass der Bildschirm mit der LCD-Technik folgende Vorteile und Nachteile hat.

Vorteile:

- Strahlungsfrei
- Flimmerfrei
- Gute Bildgeometrie
- Geringe Reflexionen durch planes Display
- Stabiles Bild mit hoher Zeichenschärfe und guten Kontrasten
- Platzsparend, dadurch gute Sehabstände auch bei geringen Tischtiefen möglich

Nachteile:

- Deutlich teurer als der CRT-Bildschirm
- Bildqualität abhängig vom Blickwinkel, zumindest bei den weniger guten Geräten (in Anlehnung an: Bundesanstalt für Arbeitsschutz und Arbeitsmedizin)

Achten Sie bei der Anschaffung eines Bildschirmes (CRT- oder LCD-Technologie) vor allem auf folgende Prüfsiegel:

- **GS-Zeichen**
- **TÜV-Rheinland-ergonomiegeprüft**
- **Blauer Engel (Prüfzeichen für einen umweltgerecht konstruierten Arbeitsplatz)**
- **TCO 99 (Prüfzeichen der schwedischen Angestelltengesellschaft)**

Ergonomische Aufstellung des Bildschirms

Richten Sie Ihren Arbeitsplatz rückengerecht ein, so wie in den vorherigen Kapiteln schon beschrieben. Der Arbeitstisch wird so im Raum positioniert, dass der Bildschirm parallel zu den Fenstern und seitlich versetzt zur Deckenbeleuchtung steht. Damit vermeiden Sie Spiegelungen auf der Oberfläche des Bildschirmes. Lichtreflexe verhindern Sie auch, indem Sie genügend Abstand von den Fenstern halten. Nun stellen Sie den Bildschirm in einer Entfernung auf, die einen Sehabstand zur Bildschirmoberfläche von mindestens 50 Zentimeter gewährleistet. Stellen Sie täglich verschiedene Abstände bis zu 90 Zentimeter ein und legen Sie sich nach drei bis vier Versuchen bei Ihrem individuellen Optimum fest.

Der Neigungswinkel des Bildschirmes sollte eine entspannte Sitz- und Kopfhaltung ermöglichen. Damit Sie gleichzeitig senkrecht auf den Monitor schauen können, neigen Sie den Bildschirm so weit nach hinten, bis Sie das Gefühl einer entspannten Haltung haben. Die Augenhöhe liegt bei dieser Aufstellung ungefähr über der obersten Bildschirmzeile.

Die Tastatur und die Maus

Die Tastatur ist zunehmend ergonomischer gestaltet worden und bietet bei guter Qualität folgende Eigenschaften:

- Sie ist neigbar und höhenverstellbar (die mittlere Höhe – Tastenreihe ASD… – darf 30 Millimeter nicht überschreiten).
- Sie hat eine reflektionsarme Oberfläche.
- Sie benötigt nur eine geringe Tastendruckkraft mit deutlichem Druckpunkt.
- Sie hat eine ausreichende Handauflagenfläche.
- Sie hat eine ergonomische Form zur Vermeidung unnatürlicher Handhaltungen.

Die Maus sollte entsprechend der Größe und Anatomie der Hand ausgewählt werden. Eine kabellose Verbindung ermöglicht mehr Bewegungsfreiheit und ist bei guter Qualität der verkabelten Maus vorzuziehen.

Der Autositz

Besonders ungünstig ist das Autofahren, wenn neben langer und ungünstiger Zwangshaltung die Erschütterungen hinzu kommen. In diesem Fall wird immer wieder geraten, häufiger Pausen zu machen, den Sitz zu verstellen, so dass eine aufrechtere Haltung möglich ist und die Lendenwirbelsäule mit einem entsprechenden Kissen oder einem aufgerollten Pullover zu unterstützen.

Für viele Menschen ist das Auto ein fahrendes Büro und sie verbringen täglich mehrere Stunden hinter dem Steuer. Dies hat bei vielen Fahrern zur

Folge, dass sie unter erheblichen muskulären Verspannungen leiden und von Rückenschmerzen geplagt sind. Die herkömmlichen Autositze bieten jedoch kaum die Möglichkeit der individuellen Anpassung. Der Sitzhersteller RECARO baut ergonomische Sitze, die eine Einstellung der Höhe, der Lehnenneigung und der Lendenwirbelstütze ermöglichen. Für unterschiedliche Oberschenkellängen kann man die Oberschenkelauflage verlängern bzw. so belassen. Neben der rückenschonenden Eigenschaft gewährleistet dieser Sitz einen sehr guten Halt und kombiniert Ergonomie mit Sicherheit.

Ein wichtiger Hinweis sei jedoch erlaubt. Der optimal eingestellte Autositz lässt auch nur bedingt Bewegungen zu, so dass die regelmäßigen Pausen nicht an Bedeutung verloren haben. Ein fünf- bis zehnminütiges Aktivprogramm vertreibt die Müdigkeit und sorgt für eine sichere Weiterfahrt.

Doch nicht nur die Erwachsenen sitzen längere Zeit im Auto, sondern auch unsere Kinder. Auf der Urlaubsfahrt oder im Alltag verbringen die Kinder von heute relativ viel Zeit im Auto. Die moderne Mutter wird zunehmend die Chauffeurin ihrer Kinder. Hierbei geht es nicht nur um die ergonomische Sitzhaltung, sondern auch um die Sicherheit. Das wesentliche Kriterium ist, dass der Sitz mit den Kinder mitwächst und in alle Richtungen verstellbar ist. Vor allem ist jedoch auf eine Kopfstütze zu achten, wenn das Auto eine solche nicht bietet. Der Kopf ist beim Kleinkind im Verhältnis zum Rumpf deutlich größer als beim Erwachsenen. Deshalb wirken wesentlich höhere Kräfte an der kindlichen Halswirbelsäule. Der Kopf ist daher bei Unfällen stark gefährdet, zumal weniger stabilisierende Halsmuskulatur zur Verfügung steht. Informieren Sie sich im Fachhandel über qualitativ hochwertige Sitze.

Der Kinderschreibtisch und -stuhl

Da wir in unserer Vorbildfunktion den Kindern das Sitzen schon früh anerziehen, sollte auch in den jungen Jahren darauf geachtet werden, auf bzw. vor welchem Mobiliar die Kinder sitzen. Betrachten wir uns die Ausstattung in den Schulen, so müssen sich die meisten Kinder den Einheitsstühlen und -tischen anpassen. Für einige passt aufgrund ihrer Körpergröße das vorhandene Angebot, doch viele Mädchen und Jungen haben keine Möglichkeit zur aufrechten Haltung. Diese Kinder begeben sich in unphysiologische Sitzhaltungen mit der Konsequenz, dass ungünstige Bedingungen geschaffen werden, die (neben anderen Faktoren!) dazu führen, dass unsere Kinder immer früher und häufiger über Beschwerden am Stütz- und Bewegungsapparat klagen. Eine Ausstattung, wie für das ergonomische Büro schon beschrieben, kann aufgrund leerer Kassen vieler Kommunen nur ein frommer Wunsch sein. Realistischer und finanzierbarer scheint es zu sein, das vorhandene Mobiliar zu optimieren. Zur sinnvollen Ergänzung des Vorhandenen können schräge Pultaufsätze, Fußstützen, Physiobälle statt Stühle, Ballkissen auf den Stühlen und Keilkissen für eine schräge Sitzfläche verwendet werden. Hierzu gehört auch die Anordnung der Tische zur Tafel. Einige Kinder müssen sich den Hals verdrehen, um etwas sehen zu können. Alle Schüler sollten die Möglichkeit erhalten, ohne ständiges und einseitiges Kopfdrehen an die Tafel schauen zu können. Denkbar wären zudem speziell ausgestattete Räume, in denen an Stehpulten gearbeitet, nur auf Physiobällen gesessen oder auf dem Bauch gelesen wird.

Die Gestaltung des Pausenhofes sollte vielfältige motorische Bewegungserfahrungen ermöglichen und zur Bewegung animieren. Möglich ist vieles, mit Kreativität und Engagement lässt sich einiges bewegen. Es sollte meiner Meinung nach auch einen Beauftragten in der Schule geben, zum Beispiel der Sportlehrer, der solche Maßnahmen thematisiert und Eltern wie Kollegen beraten kann. Mindestens so wichtig wie die Hardware zu optimieren, ist die Software (in den Köpfen aller) auf Bewegung und gesundheitsförderndes Verhalten zu programmieren.

Folgende Maßnahmen könnten dazu beitragen:

- Fachübergreifende Projekte über Bewegung, Gesundheit, Ernährung und Anatomie
- Entspannungstraining auf kindgerechte Weise (zum Beispiel Geschichten vorlesen)
- Körperwahrnehmungsübungen und Entdeckung des eigenen Körpers
- Sportunterricht, der Bewegungsfreude vermittelt und keine motorischen Leistungen benotet
- Mehr Sportunterricht
- Eltern und Lehrer als Vorbilder

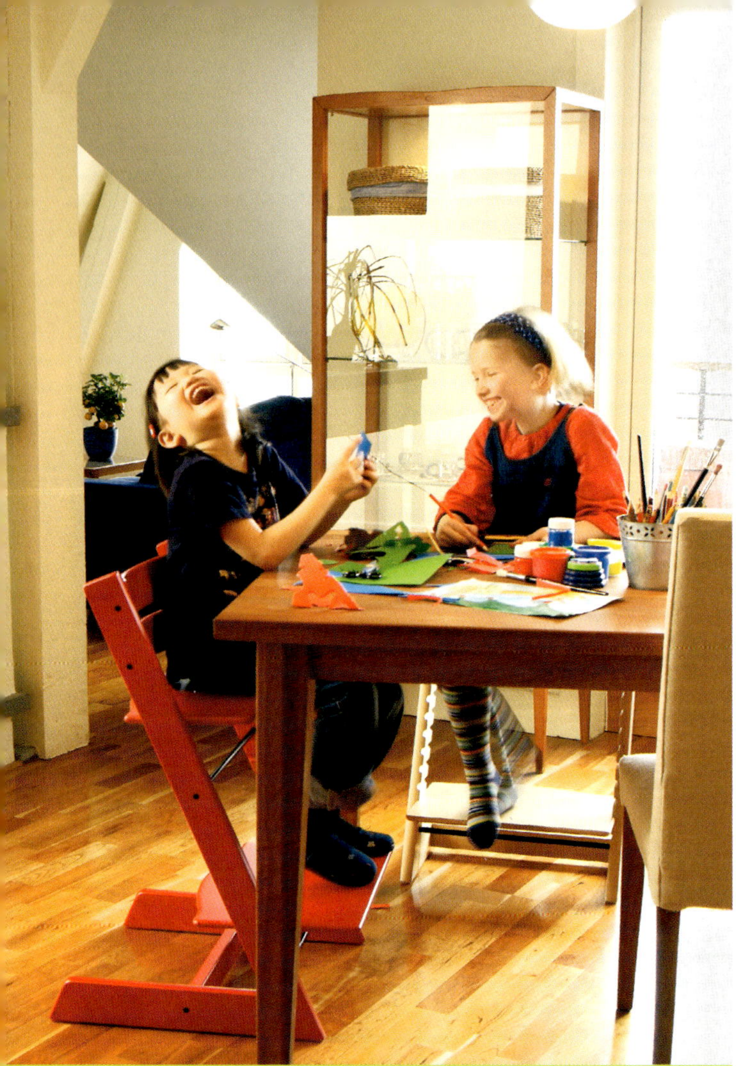

Spaß beim Malen und Basteln – die Kinder sitzen auf dem TRIPP-TRAPP.

- Bewegungsbedürfnisse im Unterricht zulassen, zum Beispiel zwei Minuten im Klassenzimmer umhergehen oder Übungen durchführen
- Mehr Zusammenarbeit mit ortsansässigen Sportvereinen
- Nicht nur die Schule dafür verantwortlich machen, sondern auch zu Hause rückengerechter erziehen und Bewegungsfreude vermitteln

Rückenschulen für Kinder sind seit einigen Jahren in den Blickpunkt einer gesundheitsorientierten Erziehung geraten, weil die Kinder nach der Schule ihre sitzenden Aktivitäten fortsetzen. Die Konsequenz ist, dass eine zunehmende Anzahl von Kindern und Jugendlichen Haltungsschwächen und motorische Defizite aufweisen. Ich denke dabei nicht daran, den Computer, den Fernseher oder andere sitzende Aktivitäten zu verteufeln, sondern der Umgang mit ihnen sollte gelernt werden. Diesbezüglich wäre es denkbar, dass die Schule Informationsabende mit den Eltern veranstaltet.

Rückengerechtes Kinderzimmer

Was in der Schule schwieriger zu realisieren ist, sollte im privaten Bereich kein Problem darstellen. Der Fachhandel bietet eine große Auswahl an ergonomischen und »mitwachsenden« Tischen und Stühlen für Kinder an. Rückengerechte Stühle und Schreibtische in modischen Farben und Formen zu finden, ist heutzutage einfach. Man denke nur an den Klassiker TRIPP-TRAPP der Firma Stokke (siehe Serviceteil), der in sehr vielen Haushalten verwendet wird.
Darüber hinaus sollte das Kind in seinem Zimmer die Möglichkeit haben, gemütlich auf dem Boden liegend zu lesen oder zu spielen. Animieren Sie Ihr lesendes Kind ruhig dazu, vom Stuhl aufzustehen und auf dem Bauch liegend weiterzulesen. Lässt der Platz es zu, wäre auch ein Sitzball oder, als Ergänzung für den Stuhl, ein Sitzkissen eine sinnvolle Anschaffung.

Ergonomische Einrichtungen sind nur dann eine sinnvolle Investition, wenn Sie auch bereit sind, Ihr Verhalten einer ergonomischen Prüfung zu unterziehen und gegebenenfalls zu ändern.

Rücken und Lebensweise

Die Bedeutung von Psyche und Lebenseinstellung in bezug auf den Körper insgesamt und auf den Rücken und Schmerz im Speziellen muss beachtet werden.

Ernährung

Auch Ernährung und Gewicht haben unbestritten Einfluss sowohl auf die funktionelle Belastbarkeit des Rückens und der Wirbelsäule und Bandscheiben als auch auf Abbauvorgänge in Sinne des Verschleißes.
Der Druck, der auf den Bandscheiben lastet, ist unter anderem abhängig vom Körpergewicht der betreffenden Person. Folglich bedeutet starkes

Legen Sie ein Lineal zwischen Ihrer Körpergröße und Ihrem Gewicht an. Der Schnittpunkt mit der mittleren Linie ist der BMI.

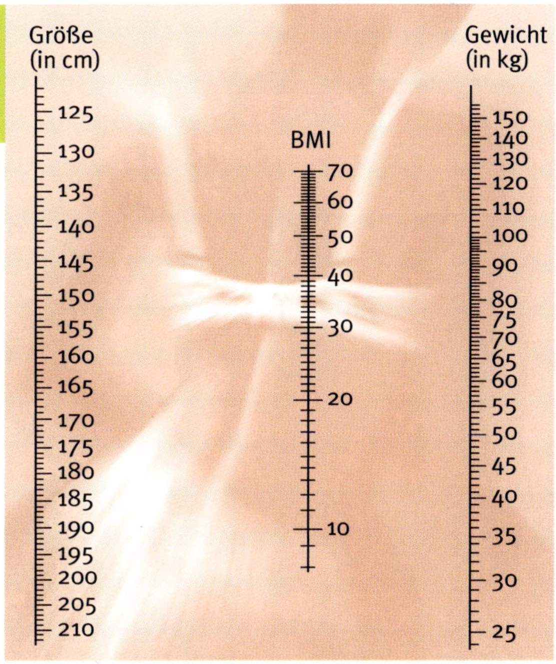

Übergewicht (Adipositas) zum ersten einen erhöhten Druck auf das Gewebe. Die Fähigkeit der Bandscheibe ihre Schwamm- und Stoßdämpferwirkung zu entfalten verringert sich. Die lokalen Ernährungsbedingungen werden schlechter.
Zum Zweiten haben übergewichtige Menschen in der Regel durch die starke Entwicklung des Bauches einen höheren Zug in die sternosymphysale Belastungshaltung und damit eine erhöhte Biegespannung auf der Wirbelsäule (siehe dazu in Kapitel »Medizinische Grundlagen«).
Aber auch bei sehr zierlichen Personen kann es infolge zu gering ausgeprägter Muskulatur, in Verbindung mit deutlicher Überbeweglichkeit, gehäuft zu Beschwerden kommen.
Nach meiner Meinung sollte jeder ein gewisses Wohlfühlgewicht anstreben und die Extreme in beide Richtungen vermeiden.
Als Maß für den Normbereich wird der so genannte »Body-Maß-Index« (BMI) verwendet:

$$BMI = \frac{\text{Körpergewicht in Kilogramm}}{(\text{Körpergröße in Meter})^2}$$

Der errechnete Wert liegt bei normalgewichtigen Personen zwischen 19 und 25. Über 30 liegt ein deutliches Übergewicht vor.
Wer für ein normales Gewicht sorgt, beugt Rückenschmerzen und anderen Beschwerden vor.
Bei Gewichtsproblemen sollten Sie einen Arzt oder speziell ausgebildeten Ernährungsberater, einen Ökotrophologen, zu Rate ziehen.
Hier einige wichtige Grundsätze zur gesunden Ernährung:

1. Achten Sie auf ausgewogene Ernährung, jede Form der Einseitigkeit birgt Risiken.
2. Legen Sie Wert auf frische Zubereitungsformen.
3. Denken Sie an versteckte Fette und Zucker in den Nahrungs- und Genussmitteln.
4. Reduzieren Sie Zucker und weißes Mehl (Weizenbrot, Brötchen, Kuchen).
5. Sehr wichtig ist ausreichendes Trinken, zwei bis drei Liter pro Tag.
6. Kaffee ist keine Flüssigkeitszufuhr, im Gegenteil, er zieht Wasser aus dem Körper!
7. Das Einlegen von Safttagen oder das kurzzeitige Fasten ist für den gesunden Menschen gut zu verkraften.
8. Abzuraten ist von längeren, nicht ärztlich kontrollierten Fastenkuren. Durch veränderte Stoffwechselabläufe können u.a. Gelenkschmerzen entstehen.

Rauchen beeinflusst, wie allgemein bekannt, das Allgemeinbefinden, den Stoffwechsel und die Durchblutung in erheblichem Maß.
Auch im Bereich der Muskulatur und der Bewegungssegmente der Wirbelsäule führt Nikotin zur Verringerung der allgemeinen und lokalen Durchblutung. Damit ist der An- und Abtransport von Stoffwechselprodukten gestört.
Die Ernährung der Bandscheibe durch Diffusion ist behindert, ihre Stabilität sinkt, der Abbauprozess wird vorangetrieben.
Ähnliche Mechanismen treten bei übermäßigen Alkoholkonsum auf. Beim Thema Alkohol möchte ich vor allem noch auf die Gefahren hinweisen, die lauern, wenn der Alkohol zur Betäubung oder Verdrängung von Schmerzen benutzt wird. Schnell können sich körperliche und psychische Abhängigkeiten entwickeln. Noch schlimmer ist es, wenn zusätzlich Medikamente genommen werden.

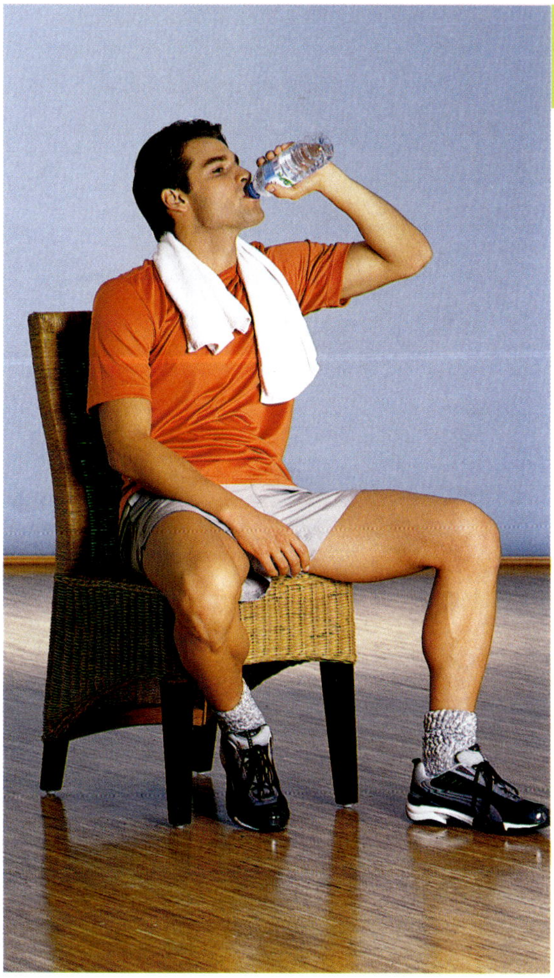

Die ausreichende Flüssigkeitszufuhr ist wichtig.

Orthopädische Hilfsmittel

Unter orthopädischen Hilfsmitteln versteht man in bezug auf die Rückenschule nach Maß angefertigte oder konfektionierte Stützbandagen, Korsetts, Halskrausen, Schuheinlagen und Ähnliches.
Diese orthopädischen Hilfsmittel haben die Aufgabe, die in einem befristeten Zeitraum der akuten Erkrankung bestehende Instabilität einer Körperregion passiv zu stützen. Wichtig ist dabei, dass der Zeitraum der passiven Stabilisierung nur befristet sein soll.
In den Fällen der akuten Rückenschmerzen im Bereich der Lendenwirbelsäule oder bei Bandscheibenvorfällen kann eine so genannte **Lumbalbandage** sehr sinnvoll sein. Sie nimmt den Druck von dem gestressten Gewebe und entlastet die Wirbelsäule. Sie unterstützt den betroffenen Patienten in der aufrechten Haltung. Gleichzeitig werden eine Wärme- und eine leichte Massagewirkung durch eingesetzte Gumminoppen erreicht. Nach Abklingen der akuten Beschwerden muss die Bandage jedoch schnell wieder abtrainiert werden, da sonst die Eigenaktivität der Rumpfmuskulatur reduziert wird und ein nicht erwünschter Abbau eintritt. Die Bandage ist dann nur noch für bestimmte Tätigkeiten gedacht, zum Beispiel Staubsaugen, Gartenarbeit, Handwerken oder besondere Belastungssituationen wie unbekannte lange Wege, Bergabwandern oder langes Stehen.
Ein recht großes Sortiment an fertigen Lumbalbandagen steht in verschieden Größen für Männer und Frauen zur Verfügung. Die richtige Passform suchen der Arzt und der Orthopädietechniker beziehungsweise die Mitarbeiter im Sanitätshaus aus.
Nach einer großen Operation mit Fusion von Wirbelkörpern (mechanisches Verbinden von Wirbelkörpern) ist meist eine zusätzliche äußere Stütze für mehrere Monate notwendig.
Bei älteren Personen mit Haltungsverfall und Verformung der gesamten Wirbelsäule ist es oft schwieriger ein passendes Modell zu finden. Hierfür gibt es die Maßanfertigungen.
Leiden die älteren Menschen unter Osteoporose (Knochenentkalkung), kann eine Stützbandage vor Wirbelkörpereinbrüchen (Kompressionsfrakturen) schützen, einer Gefahr, die auf Grund der Stabilitätsminderung schon beim Anheben einer Kiste oder beim Ziehen eines schwereren Sessels droht.
Das Problem der **Schuheinlagen** wird in der medizinischen Fachwelt sehr unterschiedlich diskutiert und bewertet. Aus der Erfahrung meiner Praxis kann ich feststellen, dass eine vernünftige Fußstatik durchaus lindernden Einfluss auf Rückenbeschwerden hat. Einerseits erhält das Fußgewölbe so genannte propriozeptive Reize zur Aufrichtung, zum zweiten wird die Beinachse (siehe Seite 44 ff.) positiv beeinflusst. Außerdem mindert die Trittdämpfung die Druckübertragung auf Becken und Wirbelsäule.
Die häufig gestellte Frage nach einer Beinlängendifferenz und einem entsprechenden Ausgleich ist

Die lumbale Stützbandage

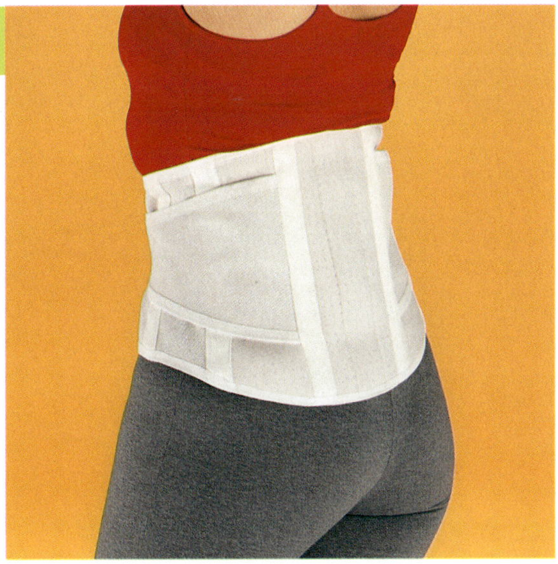

dagegen wesentlich schwieriger zu beantworten. Hier nur so viel: Es gibt echte Längendifferenzen der Beine, die man auch ausgleichen muss. Viel häufiger sind funktionelle, vorübergehende, variable Unterschiede, die der ausgebildete Arzt und Therapeut erkennen und behandeln sollte. Ein mechanischer Sohlenausgleich ist meist nicht oder nur vorübergehend nötig.

Physiotherapeutische Maßnahmen

Physiotherapeutische Maßnahmen sind die Behandlungen der Krankengymnastik, wobei es sehr unterschiedliche Möglichkeiten und Konzepte gibt. Methoden nach Dr. Brügger, nach Mc Kennzie, manualtherapeutische oder osteopathische Techniken über neuromuskuläre Nervenbahnungen bis zu einem Training, das von Geräten gesteuert wird, sind möglich und sollen nur beispielhaft erwähnt werden. Weiterhin gehören Massagen unterschiedlicher Techniken, elektrotherapeutische und thermische Anwendungen wie Wärmepackungen, Heißluft, Fango, Moor und Kälte dazu. Diese Methoden können alle bei der Behandlung von Rückenbeschwerden zur Anwendung kommen. Welche von ihnen jedoch im speziellen Fall sinnvoll ist, wird in der Regel Ihr behandelnder Arzt vorschlagen und mit Ihnen besprechen. Auch viele erfahrene Physiotherapeuten und Krankengymnasten wissen, welche Methode sich eignet. Es ist wichtig, im gegenseitigen Austausch aller Beteiligten, die beste und effektivste Behandlungsform herauszufinden.
Nicht immer ist der erste Therapieansatz sofort der beste oder erfolgreichste. Bei chronischen Verläufen ist häufig sogar eine so genannte Erstverschlechterung mit Muskelkaterschmerz und Erschöpfung möglich.
Zur Vervollständigung möchte ich noch auf Komplexbehandlungen, Kuren und Rehabilitationszentren zur wohnortnahen ambulanten Rehabilitation hinweisen, die in der Regel erfahrene und erfolgreiche Rückentherapien anbieten.

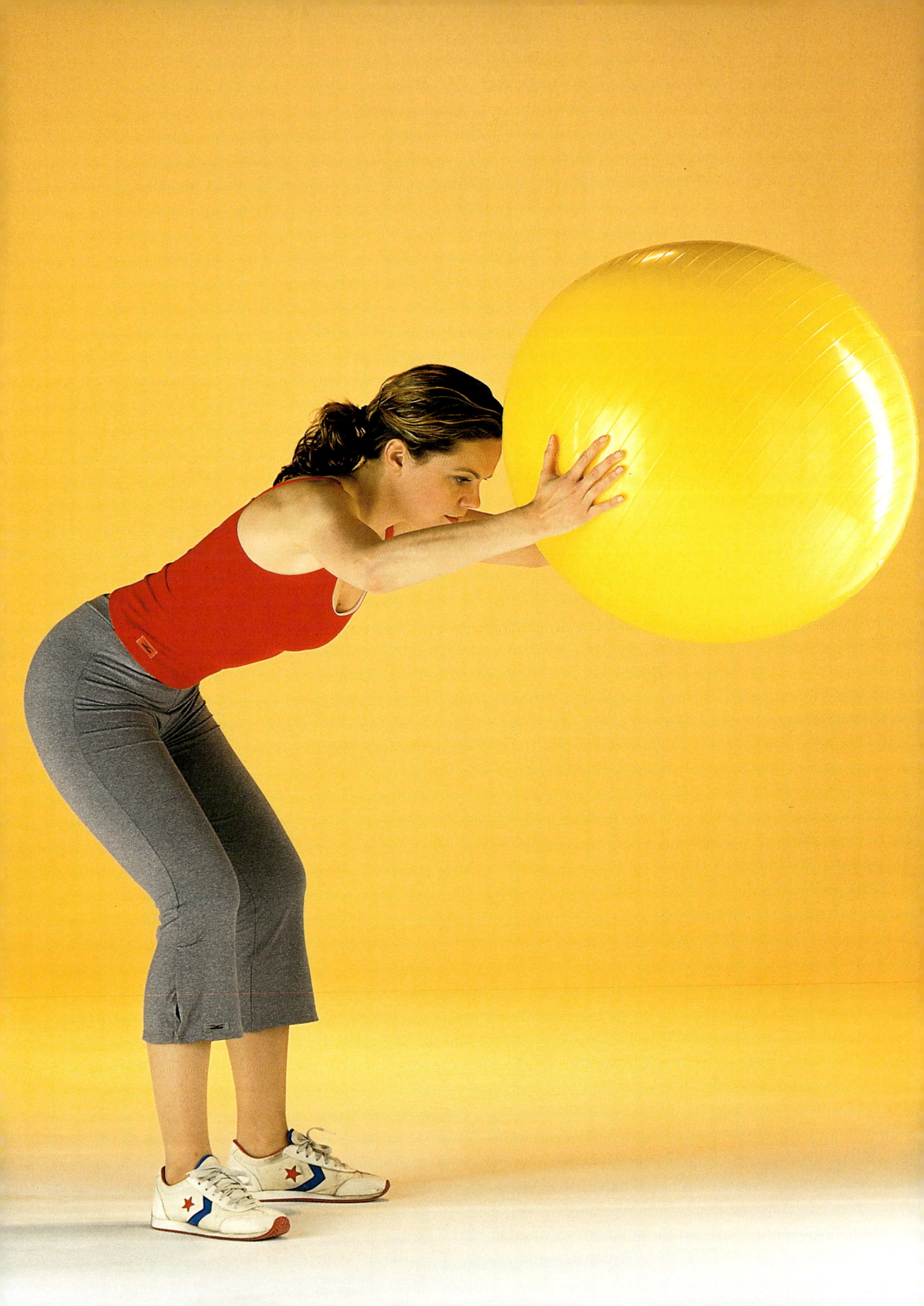

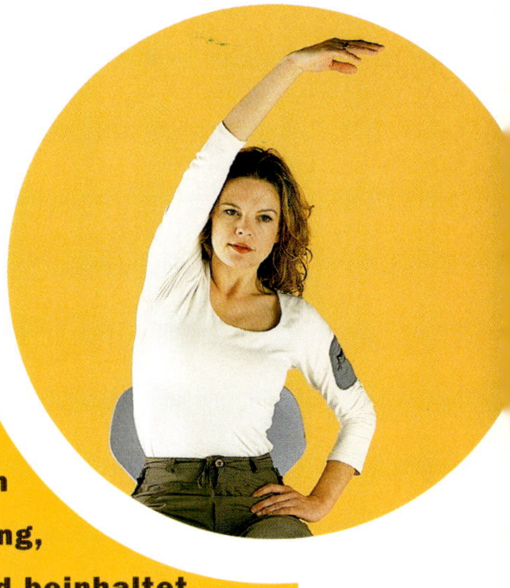

Training

Im folgenden Kapitel erhalten Sie Übungsanleitungen für eine aufrechte Haltung. Wir informieren über Möglichkeiten zur Körperwahrnehmung, Eigenkontrolle und zur Entspannung, Ein Abschnitt beschäftigt sich mit Belastungssteuerung und beinhaltet eine Auswahl an rückengerechten Mobilisations-, Kraft- und Dehnungsübungen. Da Training ein sehr komplexes Gebiet ist, habe ich eine Auswahl derjenigen Themen getroffen, die sich in meiner täglichen Arbeit mit Rückenpatienten als relevant erwiesen haben.

Zur Verbesserung und der Erhaltung der körperlichen Leistungsfähigkeit sind Maßnahmen notwendig, die auf mehreren Ebenen (biologisch, kognitiv, pädagogisch) Anpassungsvorgänge im Körper auslösen. Die Trainingswissenschaft hat diese (Trainings-)Maßnahmen systematisiert und Methoden entwickelt, wie koordinative und konditionelle Fähigkeiten (Kraft, Ausdauer, Schnelligkeit und Beweglichkeit) verbessert werden können. Im Wesentlichen geht es darum, Training zu optimieren, um die sportspezifische Leistungsfähigkeit zu erhöhen. Doch in den letzten Jahren hat man sich zunehmend Gedanken gemacht, wie diese trainingswissenschaftlichen Erkenntnisse in den gesundheitsorientierten und therapeutischen Bereich zu übertragen sind. Ob im Fitness-Studio, in der Rückenschule oder in der Therapie, die entscheidenden Fragen sind:
Wie kann ich einen Muskel trainieren, damit er kräftiger oder ausdauernder wird ohne den Muskel, die beteiligten Gelenke und das umgebende Bindegewebe zu überfordern? Wie erlerne ich rückengerechtes Verhalten? Welche Möglichkeiten habe ich, mein Herz-Kreislauf-System zu trainieren ohne mich zu überlasten?

Die aufrechte Körperhaltung

Das Erlernen der aufrechten Körperhaltung ist die wesentliche Voraussetzung für die Übungen, die sich mit der Kräftigung des Stütz- und Bewegungsapparates beschäftigen. Das Training in der aufrechten Körperhaltung ermöglicht nicht nur, dass die Muskeln in ihrer optimalen Länge gekräftigt werden, sondern auch, dass der Transfer von rückenschonenden Bewegungsmustern in den Alltag gelingt. Vor allem bei Übungen, die die Druckbelastung auf die Wirbelsäule erhöhen, zum Beispiel Gewichte hochheben, ist eine optimale Belastungssituation zu fordern. Diese ist jedoch nur bei einer rückengerechten Haltung gewährleistet, da der Druck gleichmäßig auf die Wirbelgelenke und Bandscheiben verteilt wird.
Die Grundbausteine der aufrechten Körperhaltung sind die Beckenkippung, die Brustbeinhebung und die Streckung der Halswirbelsäule. Doch nicht nur die reine Muskelaktivität, sondern das Zusammenspiel der beteiligten Muskeln und die Wahrnehmung der Grundbausteine sind von besonde-

rer Bedeutung. Darauf wird in den folgenden Abschnitten näher eingegangen. Weiterhin ist die Beinachse zu beachten, um eine achsengerechte Belastung in den Gelenken der unteren Extremität herzustellen.

Koordination

Unter der Koordination versteht man das Zusammenwirken von zentralem Nervensystem (ZNS) und Skelettmuskulatur innerhalb eines gezielten Bewegungsablaufes. Eine gute Koordination ist gekennzeichnet durch eine hohe Bewegungspräzision und -ökonomie.

Im Alltag kommt es immer wieder vor, dass rückengerechte Bewegungen nur schwer umsetzbar sind. Entweder steht man auf einem instabilen Untergrund oder kleinen Flächen, zum Beispiel auf einer Leiter, oder es sind ungünstige Höhen, aus denen etwas bewegt werden muss.

Derjenige, der mit erhöhtem koordinativen Anspruch seine Übungen durchführt, hat es im Alltag leichter, den Rücken stabil zu halten. Umso vielfältiger und variantenreicher Bewegungen geschult werden, umso höher ist die Bewegungssicherheit im Alltag. Von großer Bedeutung ist die Gleichgewichtsfähigkeit. Den Körper bei gleichzeitiger Überwindung von Widerständen oder auf wackeligen Untergründen in der Balance zu halten, erhöht die Arbeitssicherheit und schont den Rücken. Bei einem koordinativen Training mit dem Schwerpunkt der Verbesserung der Gleichgewichtsfähigkeit sollten diverse Übungen auf einem Bein, mit geschlossenen Augen oder auf instabilen Untergründen durchgeführt werden. Ich werde bei den Übungen entsprechende Hinweise und Variationsmöglichkeiten aufzeigen, die die Koordination stärker berücksichtigen.

Vor allem die Haltungsschulung mit Kindern kann neben der Haltungskorrektur nur ein Ziel verfolgen: Schulung und Erweiterung des motorischen Bewegungsrepertoires. Dies bedeutet, dass alle koordinativen Fähigkeiten angesprochen werden sollten:

- Orientierungsfähigkeit
- Reaktionsfähigkeit
- Gleichgewichtsfähigkeit
- Rhythmusfähigkeit
- Differenzierungsfähigkeit

Beim Erlernen und Üben der Rückenhaltung sollte der Spaß im Vordergrund stehen. Von isolierten Kraftübungen ist abzusehen. Übungen zum Ausgleich von Kraftdefiziten sollten in Bewegungsaufgaben integriert werden.

Wahrnehmung

Nicht nur die mechanische Durchführung der Übungen ist wichtig, sondern auch das, was Sie dabei empfinden. Von entscheidender Bedeutung ist, inwieweit es ihnen gelingt, die Bewegungsmuster und Körperhaltungen bewusst wahrzunehmen. Die Durchführung der hier vorgestellten Übungen beinhaltet sowohl ein Muskeltraining, als auch eine Wahrnehmungsschulung. Für den Lernprozess und die motorische Kontrolle ist es unabdingbar, eine erhöhte Sensibilität für die rückengerechten Haltungen und Bewegungen zu entwickeln. Nur so werden Sie in der Lage sein, sich selbst zu beobachten (Selbstkontrolle) und Fehler zu vermeiden bzw. korrigieren zu können. Hilfsmittel erleichtern Ihnen das Ertasten, Erfühlen und Sehen von Bewegungen und sollten zu Beginn eingesetzt werden. Ein Tennisball, Holzstab, Spiegel, Hände, Sandsäckchen oder die Zimmerwand sind einfache Hilfen zur Förderung der Wahrnehmung von Körperpositionen und Muskelspannungen. Weiterhin haben diverse Entspannungsmethoden (siehe Abschnitt »Entspannung« Seite 51ff.) das Ziel, die Wahrnehmung für den eigenen Körper in Ruhe und in Bewegung zu fördern.

Üben Sie langsam und konzentriert. Achten Sie stets auf die korrekte Bewegungsausführung.

Beinachse

Bei einem physiologischen Geradbeinstand verläuft die Belastungsachse vom Hüftkopf bis zum oberen Sprunggelenk. Das Knie liegt in der Mitte von dieser Verbindungslinie.

Bei X- oder O-Beinen bleibt die Verbindungslinie zwischen Hüftkopf und Sprunggelenk bestehen, die Mitte des Kniegelenks liegt aber außerhalb. Die veränderten Krafteinwirkungen und die daraus resultierenden Druckbelastungen, die bei Beinfehlstellungen auf das Kniegelenk wirken, können zu Knieproblemen wie zum Beispiel degenerativen Veränderungen des Gelenkknorpels führen. Bei einem O-Bein wird die Innenseite des Kniegelenks

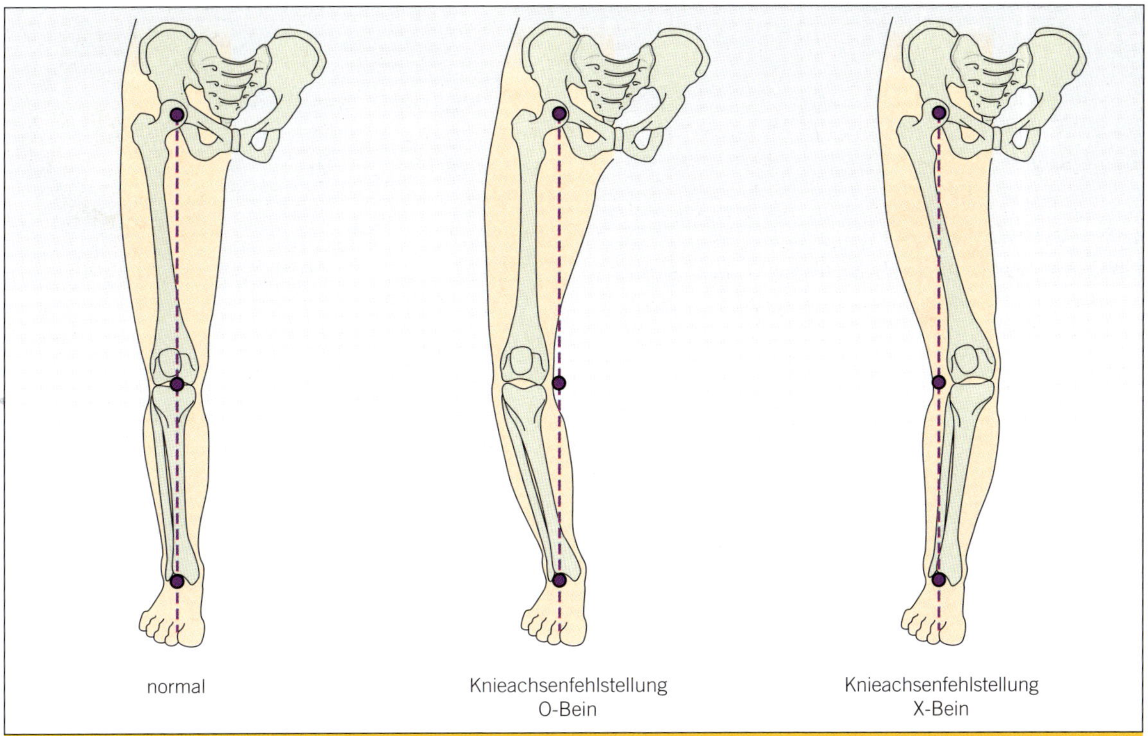

Die Kniegelenksachsen

stärker belastet, bei dem X-Bein die Außenseite. Darüber hinaus verändert sich die Druckverteilung auf der Rückfläche der Kniescheibe. Dies kann ebenfalls zu degenerativen Veränderungen am Gelenkknorpel und Schmerzen im Bereich der Kniescheibe führen.

Doch nicht nur die Knie, sondern auch die Füße passen sich der Fehlbelastung an. Anatomische (angeborene) Fehlstellungen lassen sich in einer Rückenschule nicht korrigieren, aber mit Training oder Therapie wird der Ausprägungsgrad schon vorhandener Beschwerden positiv beeinflusst.

Bei erworbenen Veränderungen der Beinachsen, zum Beispiel durch Verletzungen am Knie oder Deformitäten des Fußes, sind korrigierende Trainingsmaßnahmen Erfolg versprechend. Da der Fuß sehr beweglich und anpassungsfähig ist, treten bei Fußdeformitäten weniger Beschwerden am Fuß, sondern vorrangig am Knie- oder an der Hüfte auf. Deshalb sollte man immer die Füße genau betrachten (siehe Seite 135f.).

Die Erfahrung zeigt, dass das ursprünglich gerade Bein häufig in eine X-Beinstellung fällt, vor allem unter Belastung und bei Instabilitäten des Fuß- oder Kniegelenks.

Die folgende Übungsanweisung soll Ihnen helfen, die korrekte Beinachse einzunehmen:

Stellen Sie Ihre Füße in leichter Außenrotation auf den Boden, so dass Ferse und Vorfuß gleichermaßen Bodenkontakt haben. Die Knie folgen der Auswärtsdrehung der Füße so weit, bis die Kniescheiben über die kleinen Zehen zeigen. Achten Sie darauf, dass Sie dabei nicht zu sehr die Fußaußen-

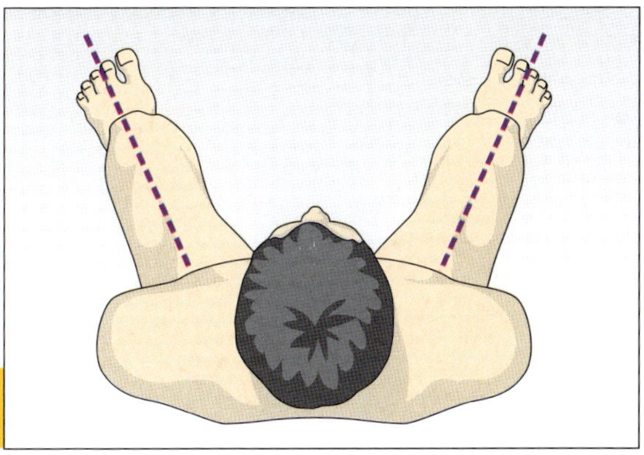

Die korrekte Beinachse

kanten belasten, sondern mit drei Bereichen des Fußes Bodenkontakt halten: Ferse, Großzehen- und Kleinzehengelenk. Weiterhin werden die Knie nur so weit gebeugt, dass diese nicht die Fußspitzen überdecken.

Der aufrechte Sitz

Ausgangsstellung:
Sie setzen sich entspannt auf einen Stuhl oder Hocker. Die Füße stehen in leicht außenrotierter Stellung ca. schulterbreit fest auf dem Boden, das heißt, Vorfuß und Ferse haben Bodenkontakt. Schauen Sie nach vorn und lassen Sie die Schultern nach unten fallen. Die Hände liegen auf den Oberschenkeln. Atmen Sie in dieser Position ruhig und gleichmäßig in den Bauch.
Machen Sie sich bewusst, wie Ihre Körperhaltung in dieser Position aussieht und sich anfühlt.

Durchführung und Endstellung:
Stellen Sie sich vor, am Brustbein befindet sich ein Faden, der das Brustbein schräg nach oben zieht. Wie bei einer Marionette bewegen Sie entsprechend der vorgestellten Zugrichtung Ihr Brustbein schräg zur Decke. Gleichzeitig spannen Sie die Muskeln zwischen den Schulterblättern an, ziehen die Schulterblätter nach unten und drehen die Schultergelenke nach außen. Die Innenränder der Schulterblätter nähern sich an.
Bei der Brustbeinhebung spüren Sie eine Beckenkippung (siehe Abschnitt »Beckenkippung«, Seite 59 ff.) nach vorn. Achten Sie darauf, dass kein Hohlkreuz entsteht und die Bauchmuskulatur leicht angespannt ist.
Sie schauen weiterhin nach vorn und ziehen den Nacken lang nach oben zur Decke. Es ist wiederum sehr hilfreich, wenn Sie sich einen Faden oder einen Zopf am Hinterkopf vorstellen, der den Nacken nach oben zieht. Der Blick ist jedoch weiterhin nach vorn gerichtet und das Kinn bleibt auf einer Ebene. In dieser Position ist die Halswirbelsäule gestreckt und befindet sich in einer natürlichen Lordose.
Atmen Sie bei der Endstellung des aufrechten Sitzes weiterhin in den Bauch. Die Bauchatmung ver-

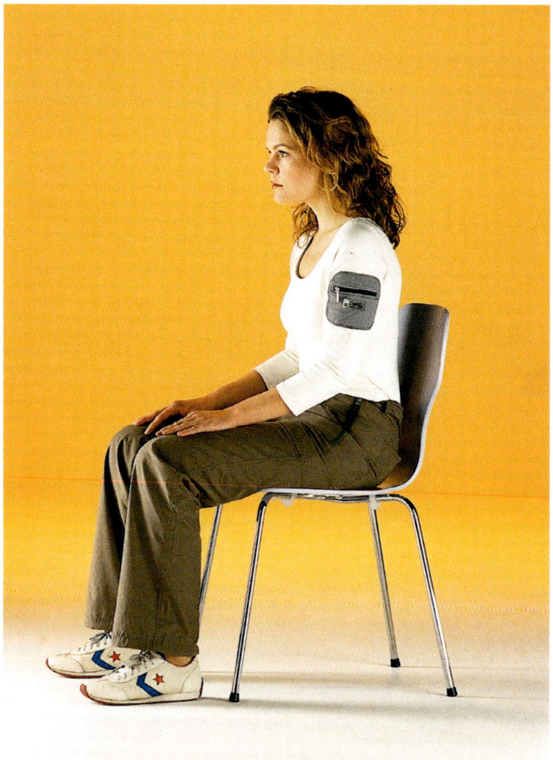

Der entspannte Sitz

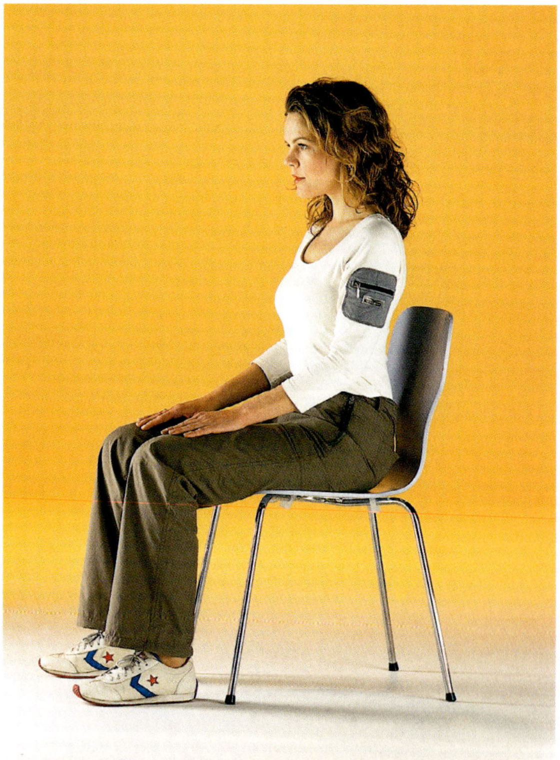

Der aufrechte Sitz

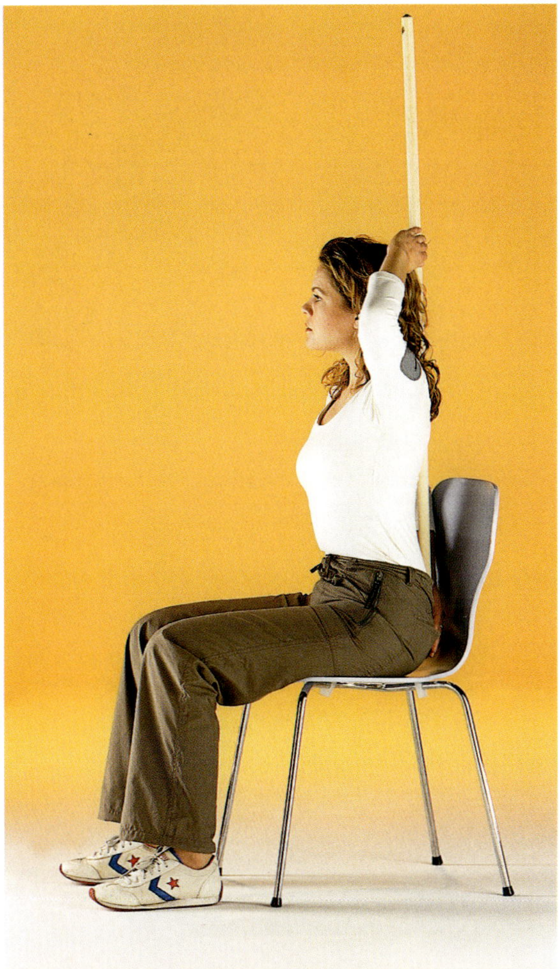

Korrektur mit einem Holzstab

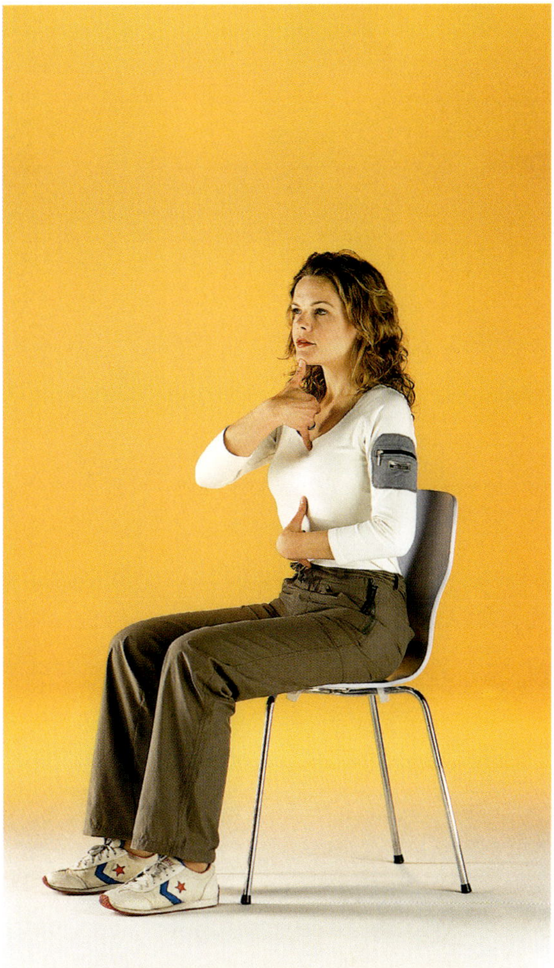

Korrektur mit den Händen

hindert, dass Sie in dieser relativ angespannten Position verkrampfen und funktioniert auch bei dezenter Bauchmuskelspannung. Halten Sie die Endstellung ca. 10 Sekunden und spüren Sie nach, wie der aufrechte Sitz sich anfühlt und welche Unterschiede es zum gewohnten Sitz gibt. Häufig führt die Brustbeinhebung zu einem Überhang nach hinten, der einen erhöhten und spürbaren Druck in der Lendenwirbelsäule verursacht. Achten Sie auf eine geringfügige Neigung des Oberkörpers nach vorn.

Variationen und Möglichkeiten der Korrektur:

- Zur intensiveren Wahrnehmung der Muskelspannung und der Haltung schließen Sie für ca. 10 Sekunden die Augen.
- Für die Korrektur ist sowohl ein Spiegel sehr hilfreich als auch ein Stab, den man sich an den Rücken hält. Der Hinterkopf, die Brustwirbelsäule und das Kreuzbein berühren den Stab. Er sollte bei korrekter Durchführung leicht nach vorn geneigt sein.
- Wenn Sie die aufrechte Körperhaltung im Sitz beherrschen, so verändern Sie Ihre Sitzhaltung. Bewegen Sie den Oberkörper ein wenig nach vorn und zurück. Erweitern Sie das Bewegungsausmaß, so weit Sie die Wirbelsäule aufrecht halten können. Ein Holzstab ist für die Kontrolle und Korrektur eine wertvolle Hilfe.
- Eine weitere sehr praktikable Möglichkeit, die Haltung zu lernen und zu korrigieren, ist die Fixierung bestimmter Körperabschnitte durch die Finger. Der Daumen einer Hand berührt das

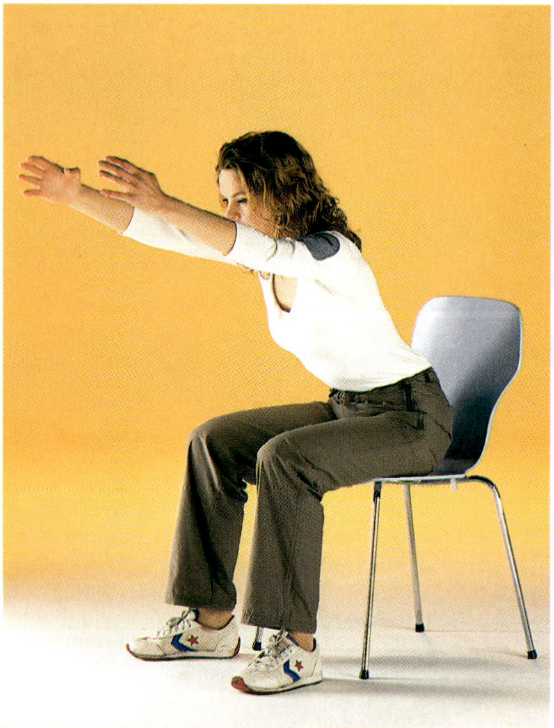

Vorneigung des Oberkörpers mit gleichzeitiger Armstreckung

Kinn und der seitengleiche kleine Finger berührt einen Punkt an der Brust. Der Daumen der anderen Hand wird auf das Brustbein und der kleine Finger an den Bauchnabel gelegt. Bei Bewegungen, wie zum Beispiel dem Vor- und Zurückneigen des Oberkörpers, darf der Abstand nicht verringert oder verlängert werden (siehe auch Übung »Licht und Schatten« auf Seite 121).

- Arme strecken und den Oberkörper vorneigen.
- Zum aufrechten Sitz gehört auch das rückengerechte Aufstehen und Hinsetzen. Hierbei ist besonders auf die Beinachse zu achten. Sollten Sie auf einem Ball üben, so halten Sie mit dem Gesäß immer Kontakt zum Ball oder sorgen dafür, dass der Ball nicht wegrollt!

Kniestand

Ausgangsstellung:
Sie stehen auf den Knien und bringen den Oberkörper in die aufrechte Haltung. Die Arme befinden sich am Körper. Der Blick geht nach vorn und Sie befinden sich in einer ausbalancierten Position. Reagieren Ihre Knie empfindlich auf

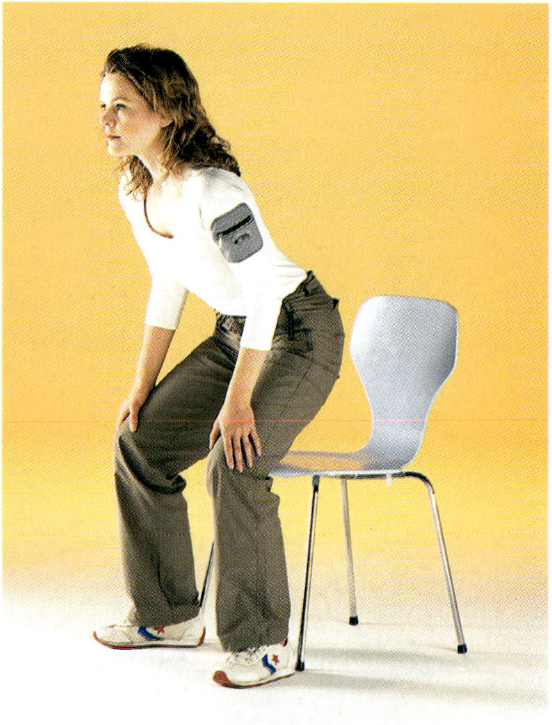

Das rückengerechte Aufstehen

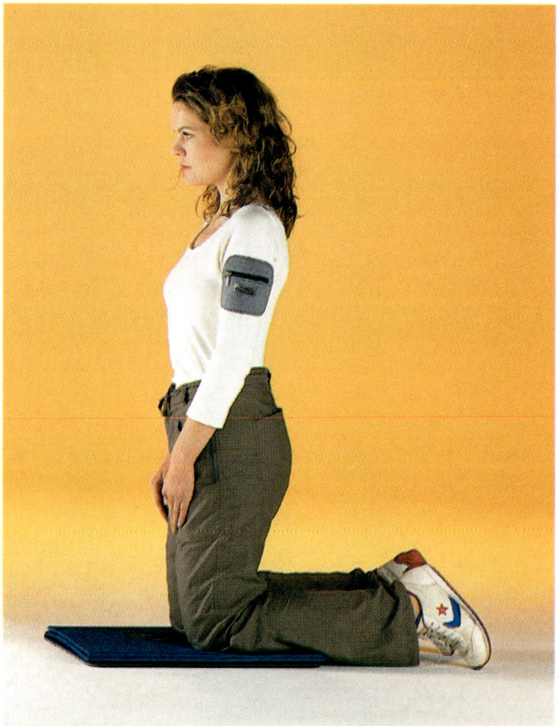

Kniestand in der Ausgangsstellung

Druckbelastung, sollten Sie sich ein Kissen unter die Knie legen.

Durchführung und Endstellung:
Neigen Sie den Oberkörper so weit nach vorn, dass Sie fast nach vorn fallen und balancieren Sie dies aus. Die Fußspitzen werden angehoben und haben keinen Bodenkontakt mehr. Die einzigen Unterstützungsflächen sind die Knie.
Achten Sie darauf, dass kein Hohlkreuz entsteht oder die Hüftgelenke zu stark gebeugt werden, wenn Sie den Oberkörper vorneigen. Die aufrechte Körperhaltung bleibt trotz Gewichtsverlagerung unverändert. Diese Übung dient neben einer Kräftigung der Haltemuskulatur der Verbesserung der Gleichgewichtsfähigkeit und der Kontrolle des Beckens.

Variationen und Möglichkeiten der Korrektur:
- Schließen Sie die Augen, wenn der Oberkörper nach vorn verlagert wird.
- Strecken Sie die Arme nach vorn.
- Heben Sie kleine Gewichte nach vorn.
- Führen Sie die Übung auf einem Trampolin, Ballkissen o. Ä. durch.
- Korrigieren Sie sich mit den Händen oder einem Holzstab.

Der aufrechte Stand

Durchführung:
Stellen Sie sich mit dem Rücken gegen eine Wand und berühren Sie mit den Fersen, dem Gesäß, den Schulterblättern und falls möglich dem Hinterkopf die Wand. Sollten Sie mit einer korrekten Kopfhaltung die Wand nicht berühren können, da Sie zum Beispiel »in der Brustwirbelsäule zu rund sind«, so blicken Sie einfach nach vorn und bewegen den Kopf in Richtung Wand. Die Knie sind leicht gebeugt. An dieser Stelle kommt es immer wieder zu Fehlern. Die Knie werden aus Gewohnheit gestreckt und forcieren die Beckenkippung nach vorn. Konzentrieren Sie sich deshalb auf die Beugung der Knie. Der untere Rücken (Lendenwirbelsäule) ist etwas vorgewölbt (Lendenlordose) und wird durch ein Kissen unterstützt. Spannen Sie Ihre Bauchmuskeln an, indem Sie den Rücken

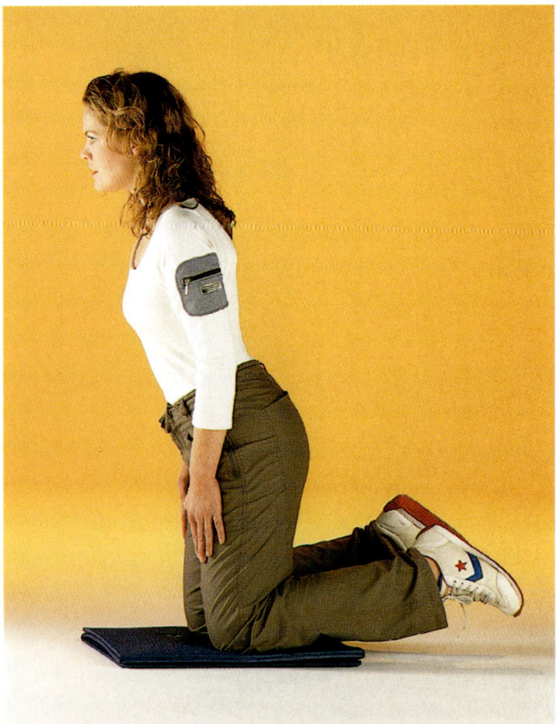

Kniestand ohne Bodenkontakt der Füße

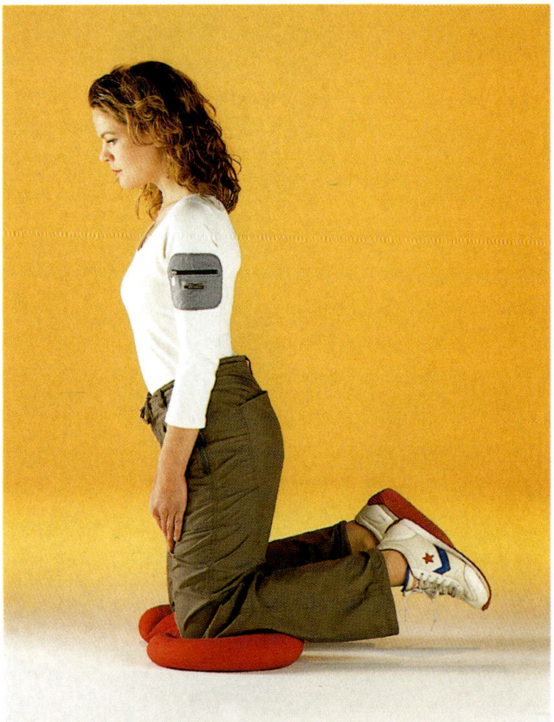

Kniestand auf dem Ballkissen

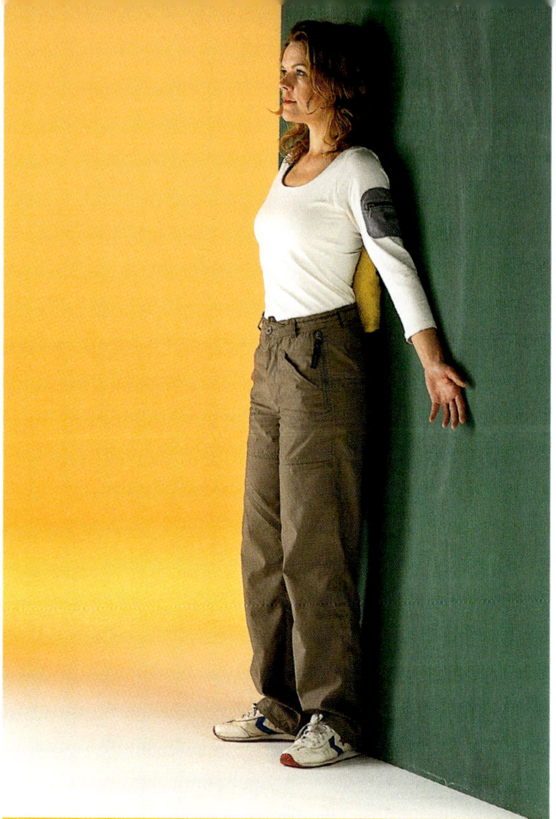

Der aufrechte Stand

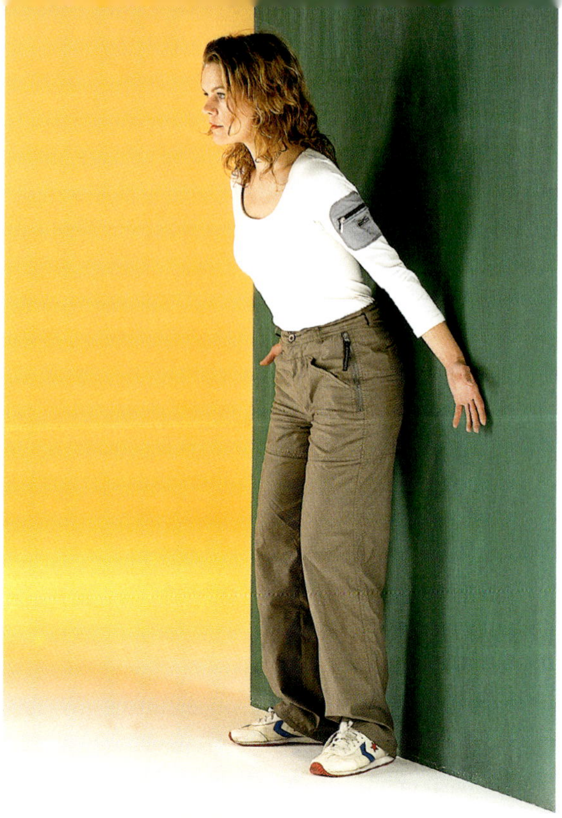

Vorneigung des Oberkörpers

leicht in das Kissen drücken und Sie sich vorstellen, dass Sie einen leichten Schlag in den Bauch abwehren. Gleichzeitig üben Sie mit allen Körperbereichen, die mit der Wand in Kontakt stehen, einen geringfügigen Druck gegen selbige aus.

Variationen:

- Den Oberkörper ein wenig von der Wand lösen. Den Oberkörper nur so weit nach vorn neigen, dass Sie Bodenkontakt mit dem gesamten Fuß (Vorfuß und Ferse) behalten. Das Gesäß bleibt an der Wand.
- Weitere Variationen sind Übungen im Stand (Seite 87 ff.).

Häufige Fehler:

- Die Knie sind durchgedrückt, dadurch verstärkte Neigung zum Hohlkreuz.
- Der Kopf wird zu sehr in den Nacken gelegt, um die Wand zu berühren, dadurch Hohlkreuzbildung in der Halswirbelsäule.
- Die Bauchmuskeln sind nicht angespannt, wodurch der untere Rücken nur von einer Seite (Rückenstrecker) stabilisiert wird.
- Die Beinachse befindet sich in einer X-Beinstellung.

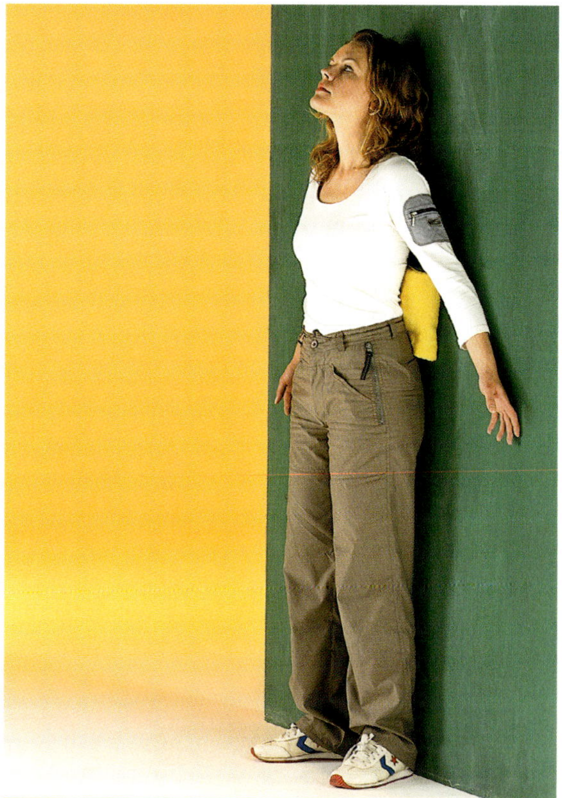

Häufiger Fehler: Der Kopf wird in den Nacken gelegt.

Entspannung

Jeder Mensch sucht nach Möglichkeiten der Entspannung, um sich vom Alltag zu lösen, Energie aufzuladen und den Rücken zu entlasten. Die meisten dieser Entspannungsformen entstehen durch persönliche Neigungen und haben den Charakter von: sich ausruhen, sich ablenken, konsumieren oder genießen. Ich möchte Sie motivieren, sich neben den eigenen Strategien, auch mit einer anderen Art von Entspannung zu beschäftigen. Der Blick ist bei den »echten« Entspannungsmethoden nach innen gerichtet und Sie entspannen sich dadurch bewusster. Ich möchte zwei Entspannungsmethoden vorstellen, die sich seit Jahrzehnten im therapeutischen und gesundheitsorientierten Bereich bewährt haben: Progressive Muskelrelaxation nach Jacobson und Autogenes Training. Darüber hinaus stelle ich rückenentlastende Übungen vor, die sehr wohltuend und vielerorts einsetzbar sind.

Entlastungshaltungen

Während eines Rückentrainings, einer rückenbelastenden Arbeit oder nach langem Stehen wird die Muskulatur intensiver aktiviert, um den Rumpf zu stabilisieren bzw. zu bewegen. Dadurch wirken höhere Druck- und Zugkräfte auf den Stütz- und Bewegungsapparat, die je nach Grad der muskulären Ermüdung und der äußeren Belastung verstärkt bzw. verändert werden. Nach einer bestimmten Belastungsdauer kann vor allem im Bereich der Lendenwirbelsäule ein Gefühl der Muskelverspannung und/oder der Unfähigkeit entstehen, den Rücken weiter belasten zu können (Durchbrechgefühl). Man verspürt nur noch den Wunsch, sich krumm zu machen, um den Rücken zu entlasten. Geben Sie diesem Wunsch nach und sorgen Sie für die nötige Entlastung. Die hier vorgestellten Übungen zeigen Ihnen, wie Sie Ihren Rücken ohne Bedenken krümmen und gleichzeitig entlasten können. Entscheidend für eine wohltuende und rückengerechte Entlastung ist, dass der Rumpf eine große Unterstützungsfläche bekommt, der Rücken nicht passiv in seinen »Bändern hängt« und gegen die Schwerkraft gehalten werden muss. Atmen Sie bei den Entlastungshaltungen gleichmäßig und möglichst tief in den Bauch. Für welche Haltung(en) Sie sich entscheiden, hängt vom wohltuenden Effekt und der Durchführbarkeit ab.

Stufenlagerung

Sie befinden sich in einer bequemen Rückenlage und legen die Beine auf einen Stuhl. Er sollte so hoch sein, dass die Knie und Hüften in dieser Position in einem Winkel von 90 Grad gebeugt werden können. Die Arme liegen entspannt neben dem

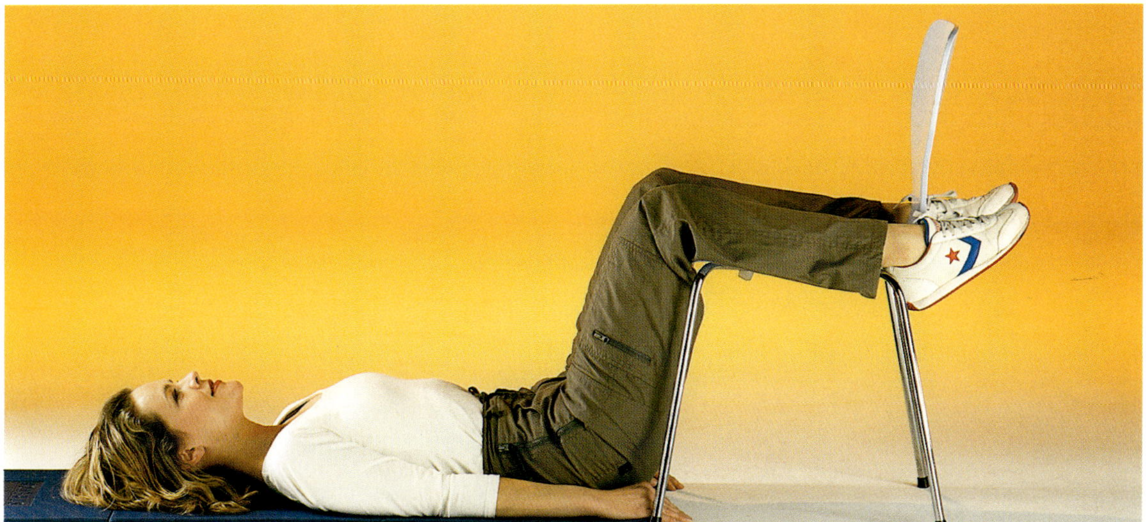

Stufenlagerung

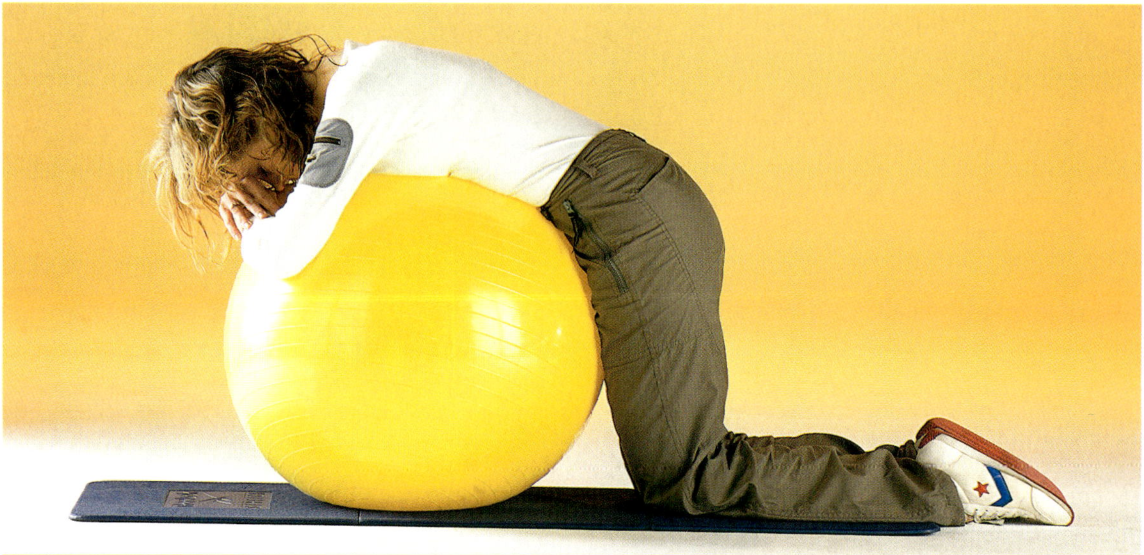

Stufenlagerung auf dem Bauch

Körper. Bei dem Problem, den Kopf nicht entspannt auf den Boden ablegen zu können, sollte die Halswirbelsäule mit einem Kissen unterstützt werden.

Kleine Stufenlagerung

Bei dieser Stufenlagerung werden die Knie nur wenig unterlagert, zum Beispiel mit einem Kissen oder einer Rolle. In dieser Position kann auch zusätzlich ein Lendenkissen Erleichterung und Entspannung bringen.

Stufenlagerung auf dem Bauch

Legen Sie sich entspannt über einen Physioball o. Ä. und lassen Sie die Beine locker hängen. Die Füße berühren den Boden und der Kopf wird locker auf den Ball oder die Hände gelegt. Auf dem Ball können Sie auch ein wenig vor- und zurückrollen und sich so die angenehmste Position suchen.

Päckchen in Rückenlage

Legen Sie sich auf den Rücken und ziehen Sie die Beine an den Körper. In dieser Haltung können Sie den Rücken sowohl entlasten als auch die Rückenstrecker dehnen. Der Kopf bleibt auf dem Boden liegen. Bei eingeschränkter Beweglichkeit in den Knien oder Hüften ist diese Haltung nur bedingt zu empfehlen.

Päckchen in Bauchlage

Setzen Sie sich auf die Knie und legen Sie den Oberkörper nach vorn. Der Kopf bzw. die Stirn liegt auf den Händen und Sie machen sich ganz klein.

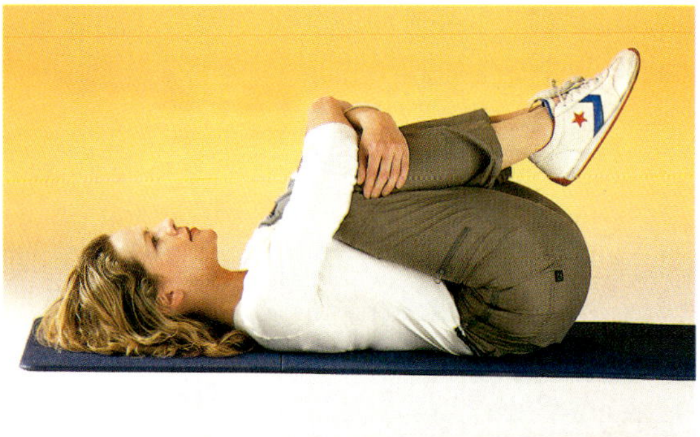

Päckchen in Rückenlage

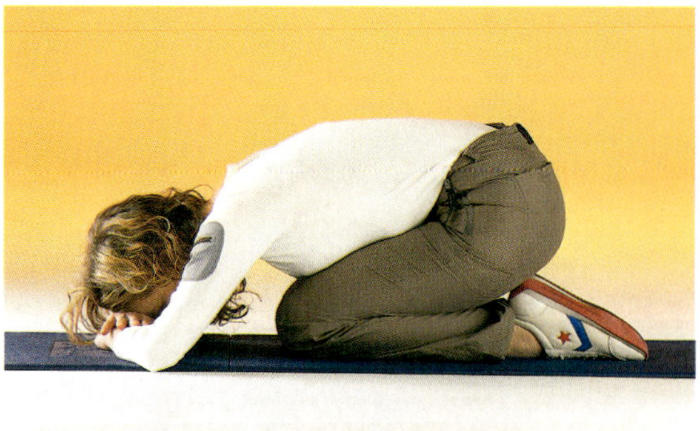

Päckchen in Bauchlage

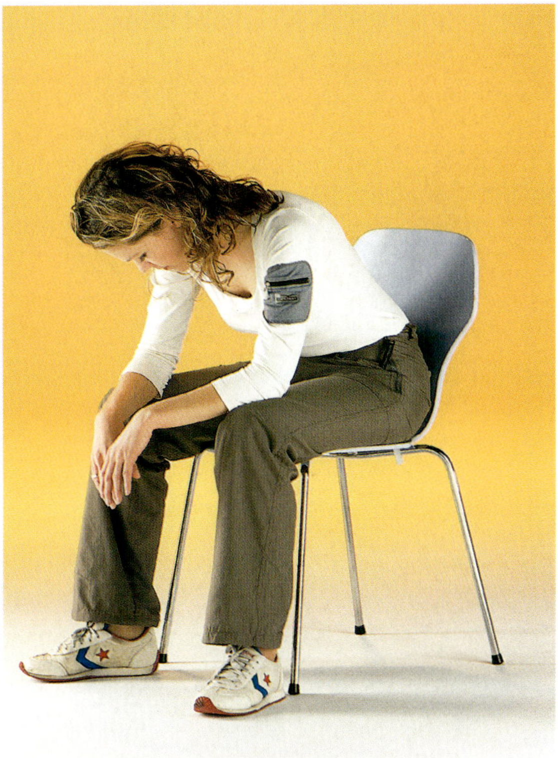

Droschkenkutschersitz

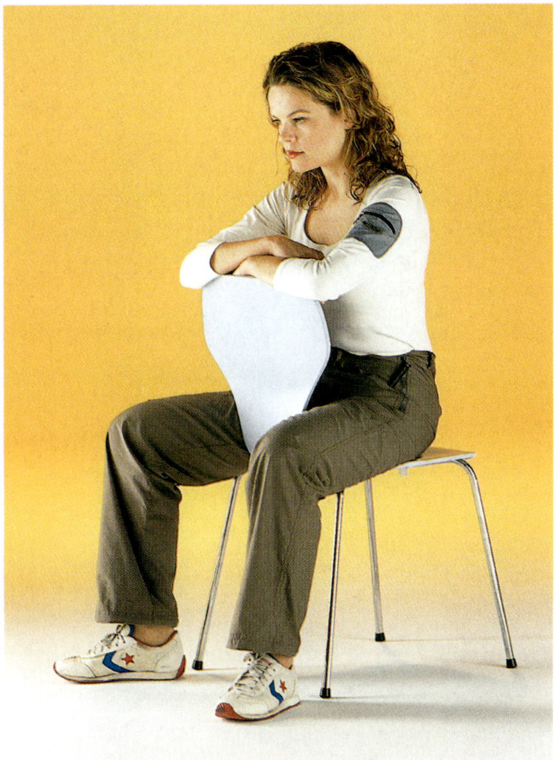

Umgekehrtes Sitzen

Bei empfindlichen Knien empfiehlt sich eine weiche Unterlage. Alternativ können Sie auch die Arme neben den Körper legen.

Droschkenkutscherhaltung
Im Sitz auf einem Stuhl oder auf dem Boden werden die Unterarme auf den Oberschenkeln abgelegt und der Blick richtet sich zum Boden. Die Position sieht man häufig bei Tennisspielern in der Wechselpause.

Umgekehrt auf einem Stuhl sitzen
Die Unterarme liegen locker auf der Rückenlehne. Rücken Sie mit dem Bauch und der Brust zur besseren Unterstützung an die Lehne. Weitere Informationen hierzu erhalten Sie im Abschnitt »Der dynamische Sitz«, Seite 27.

Kopf auf dem Schreibtisch
Rücken Sie ein wenig vom Schreibtisch weg und legen Sie die Stirn auf die Hände. Stellen Sie die Füße mit der gesamten Fußsohle schulterbreit auseinander stehend auf den Boden.

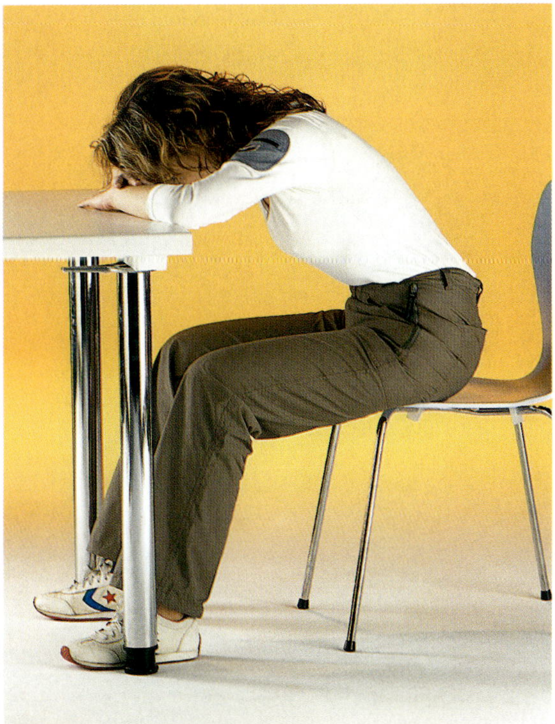

Entlastungshaltung am Schreibtisch

Entspannungsmethoden

In Sportvereinen, bei verschiedenen Krankenkassen und anderen Institutionen besteht die Möglichkeit, unter fachlicher Anleitung eine Entspannungsmethode wie die Progressive Muskelrelaxation oder das Autogene Training zu erlernen. Darüber hinaus gibt es weitere Methoden wie zum Beispiel Eutonie, Phantasiereisen oder Meditationen (transzendental oder religiös), die in diesem Buch jedoch nicht weiter beschrieben werden.

Wählen Sie eine Entspannungsmethode, die Ihrer Persönlichkeit entspricht und auf die Sie sich einlassen können. Weiterhin sollte die ausgewählte Methode auch im Alltag eingesetzt werden können. Wie beim körperlichen Training erreichen Sie eine gute Entspannungsfähigkeit nur mit regelmäßigem Üben. Richten Sie sich deshalb feste Zeiten ein und sorgen Sie dafür, dass in dieser Zeit die nötige Ruhe gewährleistet ist. Bei Fortgeschrittenen darf die Umgebung schon einmal unruhiger sein, um auch die reale Stress-Situation zu simulieren.

Warum gehört Entspannung zu einer gesunden und eigenverantwortlichen Lebensweise?

Eine Vielzahl von Stressoren wirkt täglich auf den Menschen ein und belastet ihn körperlich wie emotional. Wir nehmen in der heutigen Zeit mehr Informationen auf, stehen verstärkt unter Termindruck, geraten leichter in die soziale Isolation, haben einen hohen materiellen Lebensstandard, den es zu sichern gilt, und benötigen eine hohe Flexibilität aufgrund schneller gesellschaftlicher und beruflicher Veränderungen. Die Probleme sind jedoch nicht nur die alltäglichen Stressoren, sondern die wenigen Gegengewichte. Für eine bestimmte Zeit sind wir in der Lage, emotionale und körperliche Daueranspannung zu tolerieren. Je nach Persönlichkeit und Lebenssituation führt dieses psycho-physische Dauerfeuer jedoch zu negativen Veränderungen, die das seelische und körperliche Gleichgewicht stark beeinträchtigen können. Ein Entspannungstraining kann die Stressoren nicht beseitigen, aber seelische wie körperliche Veränderungen hervorrufen, die einen positiven Umgang mit belastenden Situationen ermöglichen.

Seelische Auswirkungen auf Entspannung

- Verbesserte Stressbewältigung
- Zunahme einer inneren Gelassenheit und Ausgeglichenheit
- Gefühl der Erholung
- Erhöhte Konzentrationsfähigkeit
- Steigerung der psychischen Energie

Körperliche Auswirkungen auf Entspannung

- Verbesserte Körperwahrnehmung
- Verbesserte Regulation der Körperspannung
- Reduzierung von Spannungskopfschmerzen und anderen psychosomatischen Beschwerden
- Bessere Durchblutung

Progressive Muskelrelaxation

Die ursprüngliche Form der Progressiven Muskelrelaxation (PMR) wurde von Edmund Jacobson etwa 1930 an der Harvard Universität entwickelt. Sie ist eine wissenschaftlich erprobte und weit verbreitete Methode, die uns heute in weiterentwickelter und modifizierter Form vorliegt. Ihre Beliebtheit begründet sich darauf, dass die PMR leicht erlernbar, überall einsetzbar und sehr effektiv ist. Man benötigt keine Hilfsmittel und sie ist mit einer muskulären Aktivität verbunden, was vielen Menschen leichter fällt, als sich nur mit Suggestionen zu entspannen, wie zum Beispiel beim Autogenen Training. Die Übungen finden idealerweise in einem leicht abgedunkelten Raum im Liegen oder Sitzen statt.

Bei der Progressiven Muskelrelaxation geht es um die bewusste Wahrnehmung der unterschiedlichen Spannungszustände der Muskulatur. Eine festgelegte Anzahl von Muskeln (die Anzahl variiert erheblich in der wissenschaftlichen Literatur) wird willkürlich angespannt und bewusst entspannt, so dass der Übende den Spannungsunterschied deutlich spüren kann. Unter Anleitung erfolgt ein sprachliches Signal (zum Beispiel »Anspannen«), bei dem der Übende einen bestimmten Muskel gezielt anspannt. Nach ca. 10 Sekunden wird der Muskel auf ein weiteres Signal (zum Beispiel »Spannung lösen«) wieder entspannt. Die Entspannungsdauer liegt ungefähr bei 30 Sekunden. In einer festgelegten Reihenfolge werden die Muskeln bzw. ihr Spannungszustand auf diese Weise spürbar gemacht. Neben der Langform, die sich

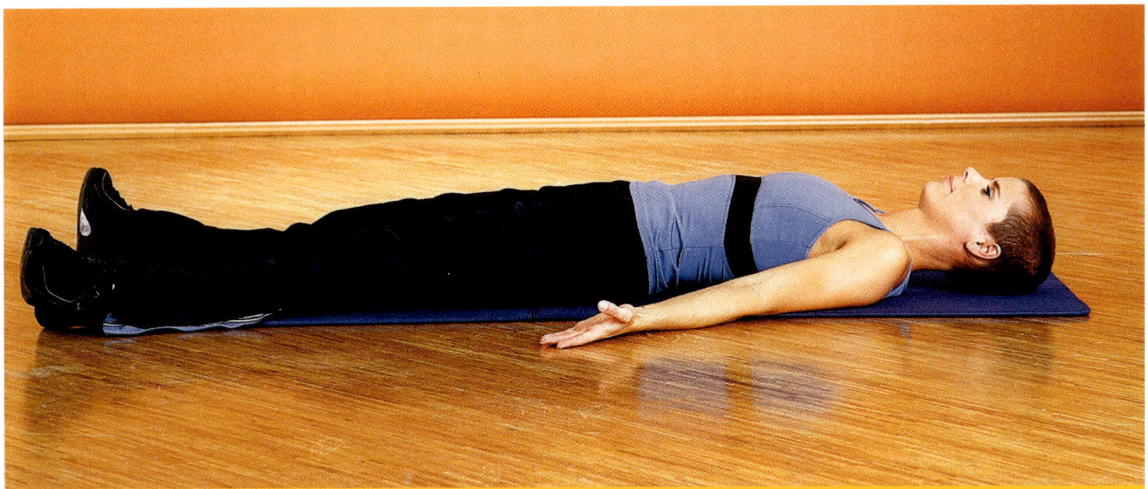
Entspannungsphase

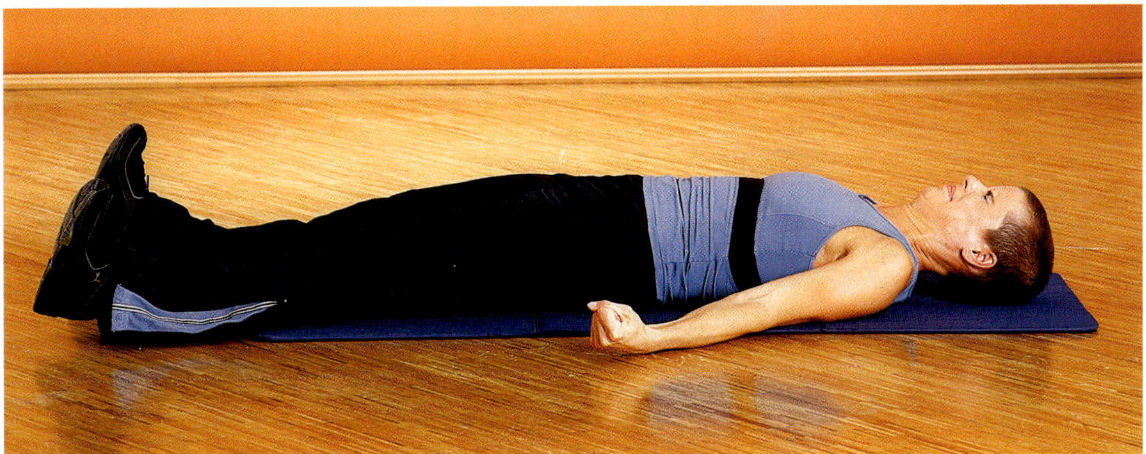
Anspannungsphase

mit jedem einzelnen Muskel befasst, werden sie in der Kurzform zu vier oder sieben Muskelgruppen zusammengefasst. Bei der Schnellform spannt man alle Muskeln an. Diese Form ermöglicht in plötzlich auftretenden Stress-Situationen eine Entspannung, die jedoch nur bei regelmäßigem Üben gelingen kann.

Echte Stressbewältigung funktioniert nur, wenn die Progressive Muskelrelaxation nicht nur die unterschiedliche Muskelspannung spürbar macht, sondern auch einen Zustand innerer Gelassenheit und Ausgeglichenheit hervorruft. Auf Seite 130 finden Sie ein Beispiel für eine Entspannung der Augen-, Gesichts- und Nackenmuskulatur im Sinne der Progressiven Muskelrelaxation.

Autogenes Training

Der Begriff Auto-Gen bedeutet, dass der Übende die Entspannung in sich selbst entstehen lässt. Diese konzentrative Selbstbeeinflussung durch genau vorgeschriebene Übungen erfordert ein intensives und stetes Üben. Das Autogene Training, begründet durch J. H. Schultz, hebt die Ganzheit des Menschen (Körper, Seele und Geist) hervor und versucht diese zu wahren bzw. wiederherzustellen. Durch formelhafte Suggestionen werden gezielt körperliche Zustände hervorgerufen, zum Beispiel Schwere oder Wärme, einzelne Körperregionen wie das Herz oder der Magen-Darm-Trakt, werden angesprochen. Jeder Mensch hat die Fähigkeit mittels konzentrativer Beeinflussung des vegetativen Nervensystems (Symphatikus und Parasymphatikus) auf körperliche Prozesse einzuwirken. J.H. Schultz formulierte die Zielsetzung des Autogenen Trainings wie folgt: Die konzentrative Selbstentspannung des Autogenen Trainings hat die Aufgabe, mit genau vorgegebenen Übungen sich immer mehr innerlich zu lösen und zu versenken. Dadurch wird eine von innen kommende Umschaltung des gesamten Organismus erreicht, die es erlaubt, Gesundes zu stärken, Ungesundes zu mindern oder abzustellen. Ähnlich wie ein Mensch, der lesen gelernt hat, nun lebenslang lesen wird, wenn er Schriftzeichen sieht, muss dem autogen Trainierten eine entspannte und gelassene Haltung zur zweiten Natur werden.

Es gibt eine Trainings- und eine Anwendungsphase. Nach dem Erlernen in der Trainingsphase soll in stressbedingten Situationen Autogenes Training zur Anwendung kommen. Dies setzt wie auch bei der Progressiven Muskelrelaxation voraus, dass ein regelmäßiges (tägliches) Training stattfindet. Die Übungen werden in der Trainingsphase in bestimmten, wiederkehrenden Haltungen durchgeführt. In der Anwendungsphase wird in verschiedenen Haltungen (sitzend, liegend) geübt. Der Interessierte sollte sich für einen idealen Einstieg eine Gruppe suchen, die unter fachmännischer Anleitung übt. Erst nach dem Erlernen der Grundprinzipien ist es sinnvoll, mit Büchern oder anderen Medien alleine weiter zu üben.

Entspannung durch Wärme

Neben den beschriebenen aktiven Entspannungstechniken der Progressiven Muskelrelaxation nach Jacobson und des Autogenen Trainings sind die bewährten Naturheilmittel mit ihren Wärmewirkungen nicht zu vergessen. In Frage kommen Bäder, Einreibungen und Sauna.

Ein warmes Vollbad ist nach einem anstrengenden Arbeitstag eine Wohltat für Muskeln, Bänder, Gelenke und Wirbelsäule. Die Wirkung wird noch gesteigert, wenn man durchblutungsfördernde Badezusätze wie Melisse, Minze oder Eukalyptus verwendet. Vorsicht jedoch bei Allergien! Einrei-

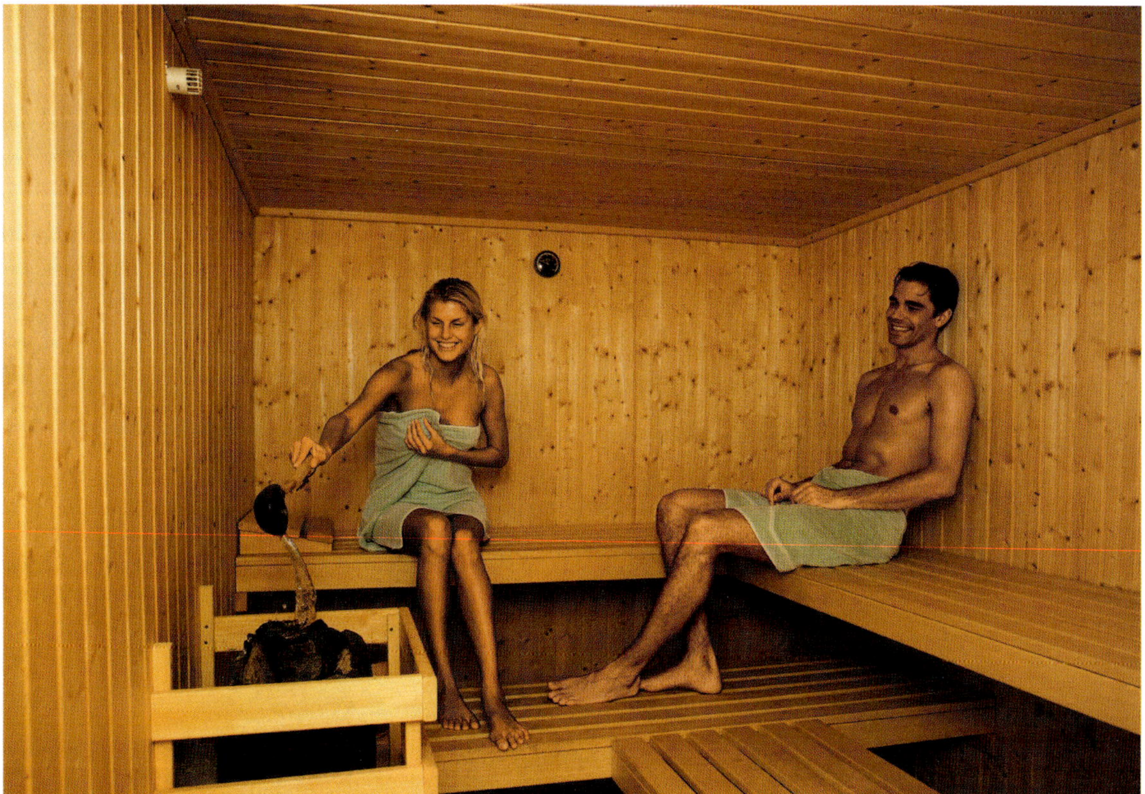

Entspannung in der Sauna

bungen mit Arnika, Kampfer, Cayennepfeffer oder ätherischen Ölen beruhigen bei Verträglichkeit schmerzende Muskelpartien.
Schon aus den Zeiten des Sebastian Kneipp stammen die Heublumenbäder und Heublumenauflagen, die zur Zeit wieder entdeckt werden. Man benutzt angewärmte Heublumensäckchen oder ein entsprechendes Konzentrat aus der Apotheke. Das Konzentrat wird in einem Säcken oder Leintuch erhitzt und auf schmerzende oder verspannte Regionen gelegt. Dann sollte man sich in eine Wolldecke hüllen und 30 bis 60 Minuten ruhen.
Die Sauna und das Dampfbad haben eine besonders hohe Wirkung auf die Entspannung von Muskeln und Psyche. Die Effekte sind bei regelmäßigen Besuchen sehr vielfältig: angefangen bei der Verbesserung der Stoffwechselaktivität, über Training des Herz-Kreislauf-Systems und Verbesserung der Durchblutung, Anregung der Immunabwehrmechanismen bis zur »Umstimmung« zentraler Steuerungen mit besserem Schlaf und positiver Stimmungslage.
All diese Methoden tragen so wieder zur Verbesserung der Gesundheit und Stabilisierung der Befindlichkeit bei.

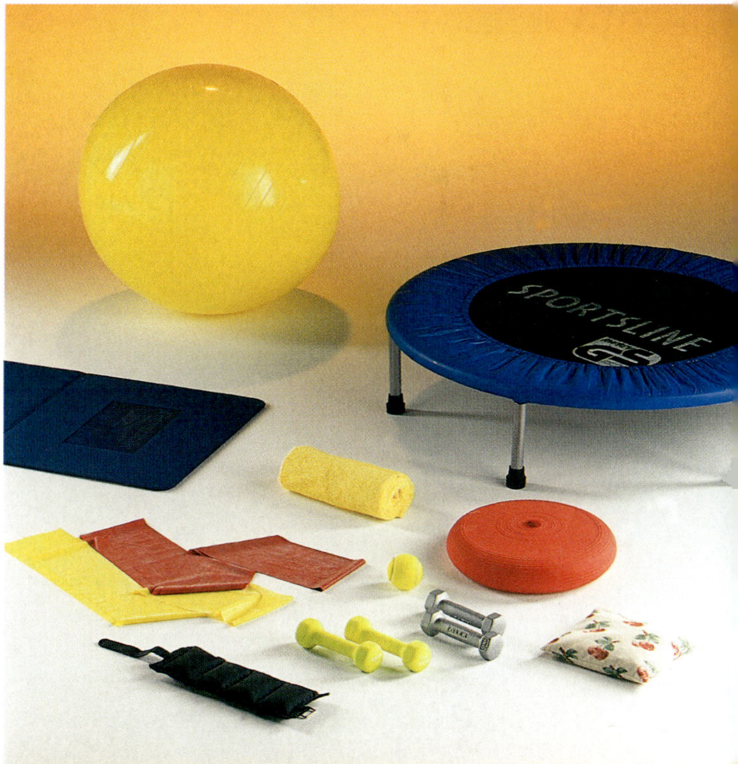

Durch die Verwendung von Kleingeräten wird das Training abwechslungsreicher und variabler.

Kleingeräte

Die hier vorgestellte Auswahl an Kleingeräten eignet sich sehr gut für ein Übungsprogramm, das zu Hause durchgeführt werden kann. Mit relativ geringen Kosten können Sie, auch bei eingeschränkten räumlichen Möglichkeiten, ein effektives Rückentraining gestalten. Darüber hinaus finden Sie im Sporthandel sicherlich weitere Geräte, über die Sie sich vor Ort informieren sollten. Doch Vorsicht bei allzu großen Versprechungen, kein Gerät nimmt Ihnen das Training ab oder wirkt in kürzester Zeit Wunder.

Hanteln und Gewichtsmanschetten

Hanteln eignen sich sehr gut für das Training zu Hause, da sie aufgrund ihrer Größe schnell verstaut und vielseitig einsetzbar sind. Es gibt Hanteln mit unterschiedlichen Gewichten, Größen, Griffen und Material. Sie können wählen zwischen Hanteln mit einem fixen Gewicht und welchen, die mit losen Gewichtsscheiben verändert werden können. Es empfiehlt sich, mehrere Gewichte und Hanteln zur Verfügung zu haben, da die muskuläre Belastung bei den einzelnen Übungen sehr unterschiedlich ist. Geringe Gewichte (ab ca. 1 kg) können bei korrekter und langsamer Ausführung schon ausreichen. Wählen Sie keine zu schweren Gewichte, da die Bewegungsqualität nicht unter einer zu hohen Belastungsdosierung leiden darf.
Dies gilt natürlich auch für Gewichtsmanschetten. Der Unterschied zu den Hanteln besteht darin, dass Gewichtsmanschetten mit Klettverschlüssen versehen sind, um sie am Arm oder am Fußgelenk befestigen zu können. Dadurch können Sie die Arme und Beine mit Widerständen trainieren.

Physioband

Dieses Trainingsmittel ist ohne großen Aufwand zu Hause und unterwegs einsetzbar. Physiobänder, auch Thera-Bänder genannt, haben kaum Eigen-

gewicht und benötigen keinen Platz, so dass auch bei Geschäftsreisen ein Training möglich ist. Die Bänder gibt es in unterschiedlichen Stärken, die meist farblich gekennzeichnet sind. Je dunkler die Farbe, desto stärker ist das Band.
Qualitativ gute Bänder verfügen über optimale Dehnungseigenschaften mit annähernd linearer Widerstandsentwicklung. Die Einsatzmöglichkeiten sind fast unbegrenzt. Bei den meisten vorgestellten Übungen lässt sich zur Belastungssteigerung ein Physioband verwenden. Berücksichtigt man zudem die geringen Anschaffungskosten, ergibt sich ein sehr gutes Preis-Leistungs-Verhältnis.

Physioball

Der Physioball hat sich sowohl in der Therapie als auch beim präventiven Rückentraining bewährt. Er ist vielseitig einsetzbar, preisgünstig und neben dem Training auch als Sitzmöbel zu verwenden. Den Ball gibt es in verschiedenen Durchmessern. Wählen Sie ihn Ihrer Körpergröße entsprechend aus. Im Vergleich zum Hocker fordert der Ball permanent Gleichgewichtsreaktionen des Sitzenden oder Übenden. Diese wesentliche Eigenschaft hat dazu geführt, dass der Ball ein unverzichtbarer Bestandteil von Rückentherapien und -schulen geworden ist. Bei den im Buch dargestellten Übungen ist es mit dem Ball zudem möglich, die Koordination (Gleichgewichtsfähigkeit) zu fördern.

Ballkissen

Das Ballkissen eignet sich zum einen als reine Ergänzung zum Sitz, zum anderen können auch Übungen mit bzw. auf ihm durchgeführt werden. Stehen zwei Ballkissen zur Verfügung, so ist die Übungsvielfalt um einiges größer. Man kann sich auf die Kissen knien, mit den Händen abstützen oder darauf stellen (bei entsprechender Qualität des Kissens). Der Sportartikelmarkt bietet für die Anwendung unter erhöhter Belastung spezielle Kissen an. Ein Nachteil ist, dass solche Kissen sich nicht so zum Sitzen eignen wie ein dafür vorgesehenes Ballkissen.
Für eine Intensivierung schon länger durchgeführter Übungen und für die Verbesserung der Koordination sind Ballkissen sehr sinnvoll. Bei Standübungen, vor allem bei Einbeinständen, ist zu beachten, dass man nicht zu sehr aus der Balance gerät und dadurch die Bewegungsgenauigkeit beeinträchtigt wird. Denken Sie auch an eine korrekte Beinachse.

Stepper und Mini-Trampolin

Beide Geräte eignen sich in erster Linie für das Aufwärmen. Steht nicht viel Platz zur Verfügung, sollte man sich eher für den Stepper entscheiden. Man kann auf beiden Geräten auch sein Gleichgewicht trainieren. Dies funktioniert auf dem Mini-Trampolin natürlich besser, da der Untergrund labil ist und die Bewegungen im Vergleich zum Stepper nicht geführt sind.
Die Erfahrung zeigt jedoch, dass viele Menschen auf dem Stepper das Gleichgewicht und den Rhythmus verlieren, wenn sie sich nicht festhalten. Deshalb können diese koordinativen Fähigkeiten bei entsprechenden Defiziten auch auf dem Stepper geschult werden. Für die Haltungsschulung ist das Mini-Trampolin ein sehr interessantes Gerät. Durch die ständig wechselnde Belastung wird in hohem Maße die Haltemuskulatur aktiviert und die Koordination gefördert. Zudem macht das Springen auf dem Trampolin den meisten Menschen, vor allem Kindern, viel Spaß.

Holzstab und Sandsäckchen

Zum Erlernen von neuen Haltungs- und Bewegungsmustern sind Korrekturen und Erfolgskontrollen notwendig. Ist ein Trainer oder Therapeut dabei, können Fehler sofort korrigiert bzw. gute Bewegungen bestätigt werden. Bei denen, die alleine üben, fehlt die Kontrolle eines Fachmannes. Daher benötigt man eine erhöhte Wahrnehmung für die Bewegungen. Um Haltungen und Bewegungen bewusster wahrnehmen zu können, ist ein konzentrierter Körperkontakt notwendig. Ein erhöhter Berührungsreiz auf dem Bauch macht zum Beispiel die Bauchatmung bewusster und vereinfacht das Lernen. Setzen Sie vor allem bei den Basisübungen solche taktilen Hilfsmittel ein, um eine hohe Bewegungsgenauigkeit zu erreichen. Der Lernerfolg wird dadurch schneller erreicht und man fühlt sich sicherer bei der Ausführung. Besonders komplexe Bewegungsabläufe besitzen ein relativ hohes Fehlerpotenzial. Deshalb sollten Sie die Grundhaltungen und -bewegungen fehlerfrei beherrschen. Die aufgeführten Hilfsmittel sind häufig schon vorhanden bzw. können für die Übungen zweckentfremdet werden. Anstatt eines Sandsäckchens könnte es auch ein Buch sein oder anstatt eines Holzstabes aus dem Turnunterricht können Sie einen Besenstiel verwenden.

Die Mobilisation

Mobilisierende Übungen zielen auf den Erhalt und die Verbesserung der Gelenkbeweglichkeit ab. Gleichzeitig fördern sie den Gelenkstoffwechsel und sind daher eine ideale Vorbereitung für nachfolgende Kraft- oder Dehnungsübungen. Die hier beschriebenen Übungen sollen ein deutliches und schmerzfreies Körpergefühl vermitteln. Üben Sie deshalb bewusst und nur im Bereich Ihrer Möglichkeiten. Beginnen Sie mit kleinen Bewegungen und in einem ruhigen Tempo, führen Sie 20 bis 40 Wiederholungen aus. Die Übungen zielen auf die Mobilisation der unteren Wirbelsäule in den Bewegungsrichtungen Beugung und Streckung sowie Rotation und Seitneigung.
Weiterhin stelle ich eine Übung für die Streckung der Brustwirbelsäule vor.

Beckenkippung

Die Kippbewegung des Beckens ist der zentrale Punkt für die aufrechte Körperhaltung und führt zu einer Beugung und Streckung in der Lenden- und der unteren Brustwirbelsäule. Dies sollte vor Beginn der aufrechten Haltung geübt werden. Es kommt im Wesentlichen darauf an, dass ein Gefühl für die Beckenbewegung entwickelt wird und Sie erfahren, wie die Lendenwirbelsäule ihre Stellung verändert, wenn das Becken nach vorn oder hinten kippt.
Dabei sollten keine Schmerzen entstehen. Sie könnten auftreten, wenn die Bewegung bis zum Maximum durchgeführt wird, insbesondere bei Bewegungen nach vorn in die Lendenwirbel-Lordose. Entwickeln Sie also keinen falschen Ehrgeiz, Sie sollten die Beckenkippung als angenehm empfinden. Führen Sie die Übungen langsam und kontrolliert durch. Wenn Sie die Beckenkippung in den verschiedenen Ausgangsstellungen beherrschen und Sie sich in diesem Bereich beweglich fühlen, ist ein intensives Üben nicht mehr notwendig. In alltäglichen Situationen, wie zum Beispiel bei längeren Autofahrten, kann Ihnen die Beckenkippung Erleichterung und Beweglichkeit verschaffen.

Beckenkippen in Rückenlage

Ausgangstellung:
Sie legen sich entspannt auf den Rücken und stellen die Füße bei angewinkelten Knien auf den Boden. Die Arme liegen neben dem Körper. Die

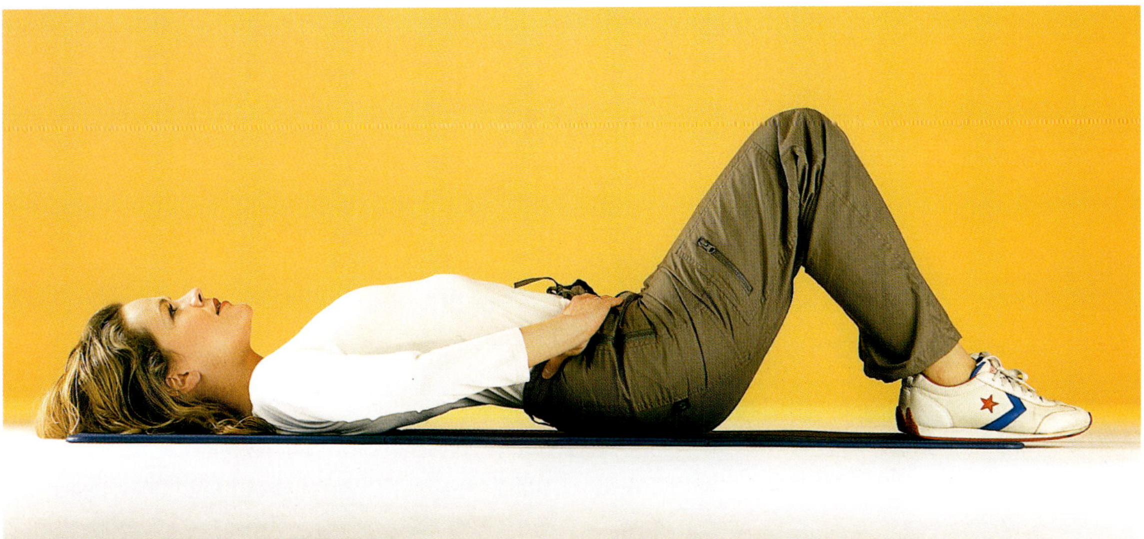

Beckenkippung nach vorn

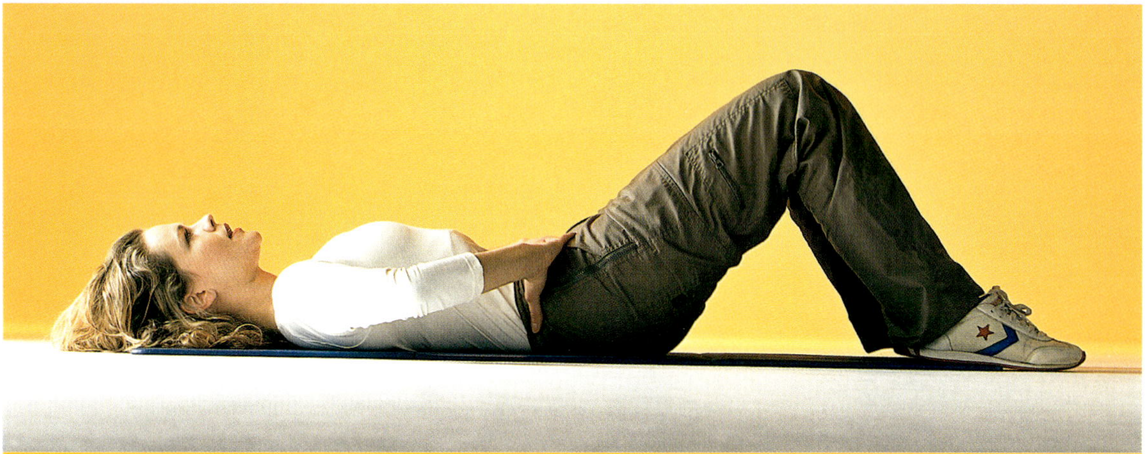

Beckenkippung nach hinten

Hände können zur besseren Wahrnehmung die Beckenkämme umfassen.

Durchführung und Endstellung:
Nun kippen Sie den unteren Rücken bzw. das Becken nach vorn, indem der Bauch zur Decke gestreckt wird. Das Gesäß bleibt auf dem Boden liegen. Mit den Händen sollten Sie spüren, wie das Becken nach vorn rollt und dadurch eine Lordose in der Lendenwirbelsäule entsteht. Bei Umkehr dieser Beckenposition bewegen Sie den unteren Rücken in Richtung Boden. Mit den Händen können Sie wahrnehmen, wie das Becken nach hinten kippt bzw. rollt.
Bei dieser Übung reicht für die Wahrnehmung ein mittleres Bewegungsausmaß.

Beckenkippen im Vierfüßlerstand

Ausgangsstellung:
Stützen Sie sich auf die Hände, Knie und Füße. Der Kopf befindet sich in der Verlängerung der Wirbelsäule. Das Becken steht in einer neutralen Position.

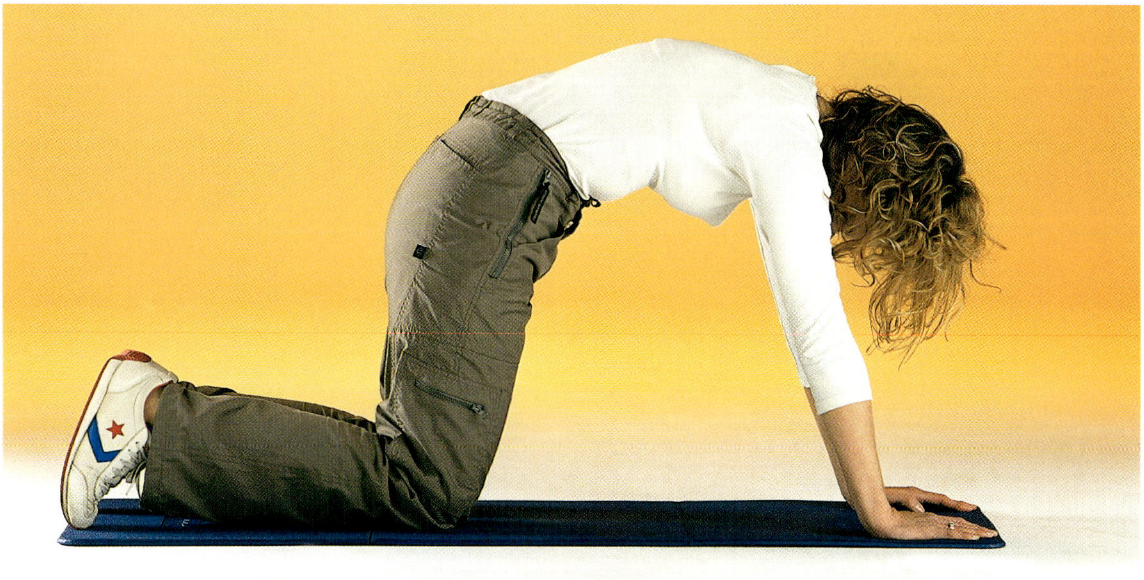

Katzenbuckel

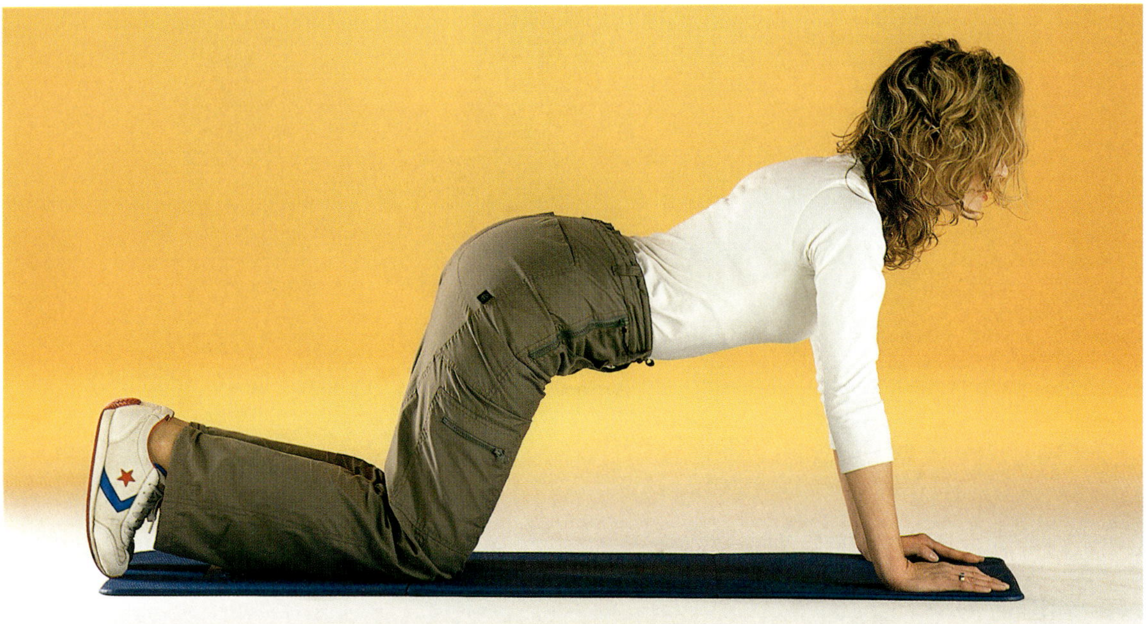

Hohlkreuz

Durchführung und Endstellung:
Stellen Sie sich vor, dass jemand Ihren Rücken zur Decke zieht und Sie Ihren Rücken dabei so krumm machen wie einen Katzenbuckel. Anschließend zieht jemand Ihren Bauch zum Boden, so dass Sie ein Hohlkreuz bilden. Achten Sie bei diesen Bewegungen sehr genau auf die Beckenbewegung und -stellung. Bei dem Katzenbuckel kippt das Becken nach hinten und bei dem Hohlkreuz nach vorn.
Zur besseren Wahrnehmung und Kontrolle sollte diese Übung zu Beginn vor einem Spiegel durchgeführt werden. Es besteht auch die Möglichkeit, eine Hand an den seitengleichen Beckenkamm zu legen.

Beckenkippen im Sitz auf dem Stuhl

Ausgangsstellung:
Sie befinden sich im aufrechten Sitz. Legen Sie die Hände an die Beckenkämme und stellen Sie die Füße fest auf den Boden.

Durchführung und Endstellung:
Kippen Sie nun das Becken nach vorn, so dass die Lendenwirbelsäule in eine verstärkte Lordose gebracht wird. Die Hände unterstützen die Bewegung mit sanftem Druck und nehmen die Bewegung gleichzeitig wahr. Der Bauch wird wie im Liegen nach vorn gestreckt, wobei der Oberkörper ruhig bleibt. Kehren Sie die Bewegung um, indem das Becken nach hinten gekippt wird und Sie »krumm werden«. Bei diesen Bewegungen sollten Sie nicht nur spüren, wie die Hände vor und zurück wandern, sondern auch, wie die Sitzbeinhöcker auf der Sitzfläche ihre Druckpunkte ändern. Sie können die Übung ebenso auf einem Physioball durchführen, die Sitzbeinhöcker sind dann jedoch kaum zu spüren.

Beckenkippen im Stand

Ausgangsstellung:
Stellen Sie sich entspannt hin, beugen Sie dabei ein wenig die Knie und richten Sie Ihr Brustbein auf. Die Hände befinden sich wieder an den Beckenkämmen.

Durchführung und Endstellung:
Kippen Sie das Becken mit mittlerem Bewegungsausmaß vor und zurück, wobei der Oberkörper ruhig bleibt und Sie die Balance behalten. Die Knie sind stets gebeugt.

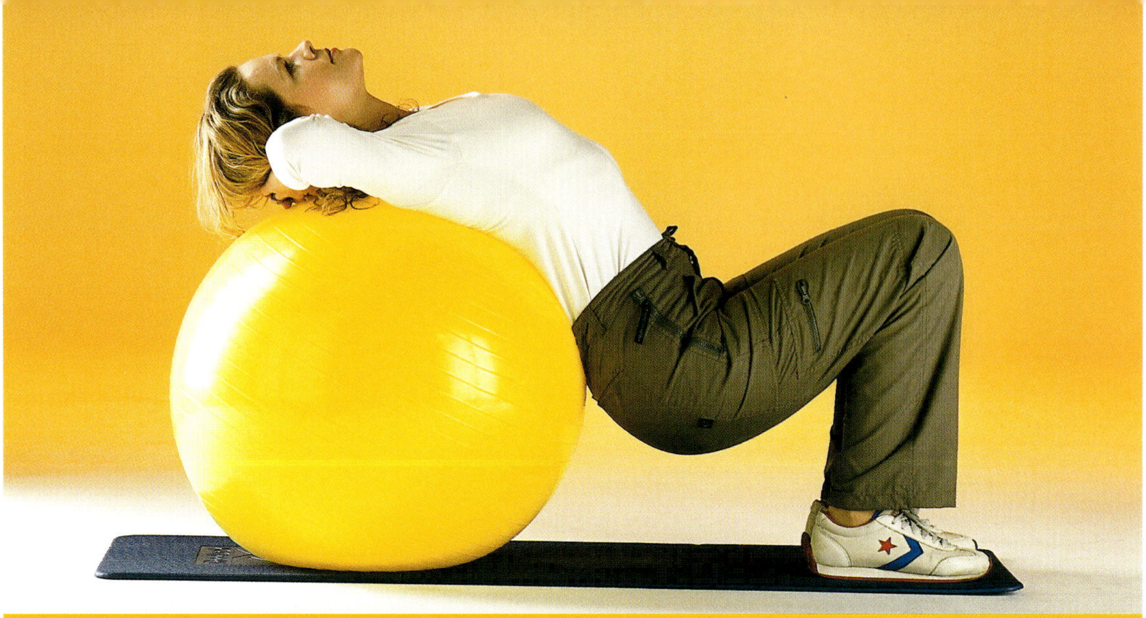

Streckung der unteren Brustwirbelsäule

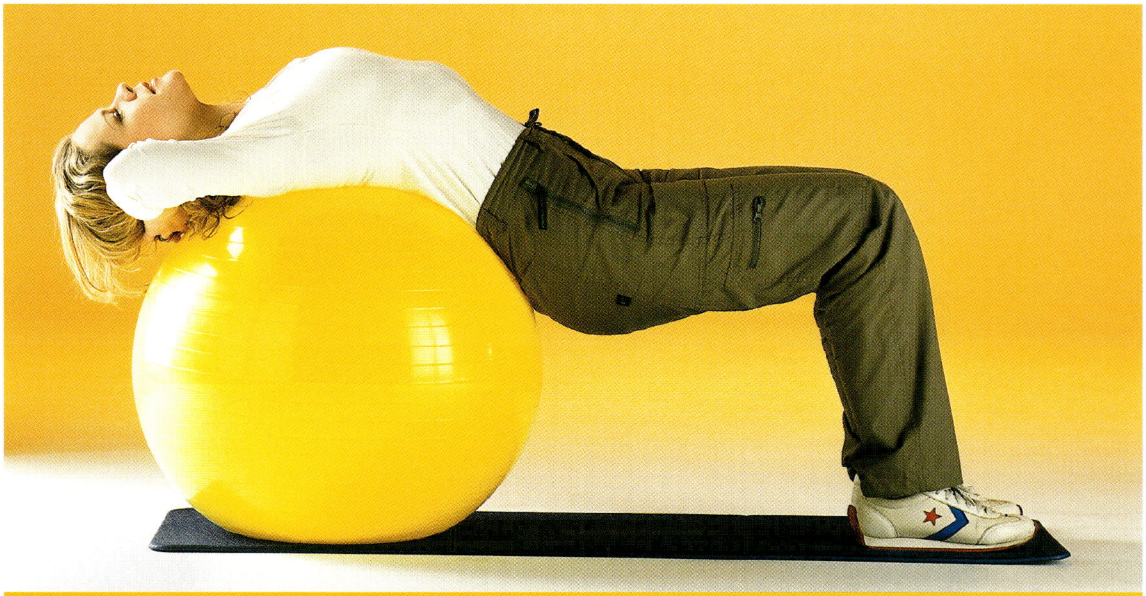

Streckung der mittleren bis oberen Brustwirbelsäule

Streckung der Brustwirbelsäule

Ausgangsstellung:
Lehnen Sie sich rücklings gegen einen Physioball, stellen Sie die Füße fest auf den Boden und legen Sie den Kopf in die zusammengefalteten Hände. Der Kopf und der gesamte Rücken haben Kontakt mit dem Ball.

Durchführung:
Rollen Sie nun langsam zurück in die Streckung der Brustwirbelsäule (BWS). In der Ausgangsstellung wird vornehmlich die untere BWS gestreckt, in der weiteren Bewegung zunehmend der mittlere bis obere Teil. Führen Sie die Übung nur so weit aus, dass Sie kein unangenehmes oder schmerzhaftes Gefühl in der LWS verspüren. Bei Ungeübten sollte ein Partner das seitliche Wegrollen des Balls verhindern.

Variante:
Sie sitzen auf einem Stuhl, dessen Lehne ungefähr bis zur Mitte der Brustwirbelsäule reicht. Rücken Sie mit der BWS dicht an die Lehne und legen Sie

sich nach hinten. Die Hände stützen dabei den Kopf ab. Achten Sie darauf, dass die Streckung nicht übermäßig stark in der Lendenwirbelsäule stattfindet. Versuchen Sie die Füße aufzustützen und die LWS zu krümmen. Mit dieser Übung können manchmal sogar Blockaden der BWS selbst gelöst werden.

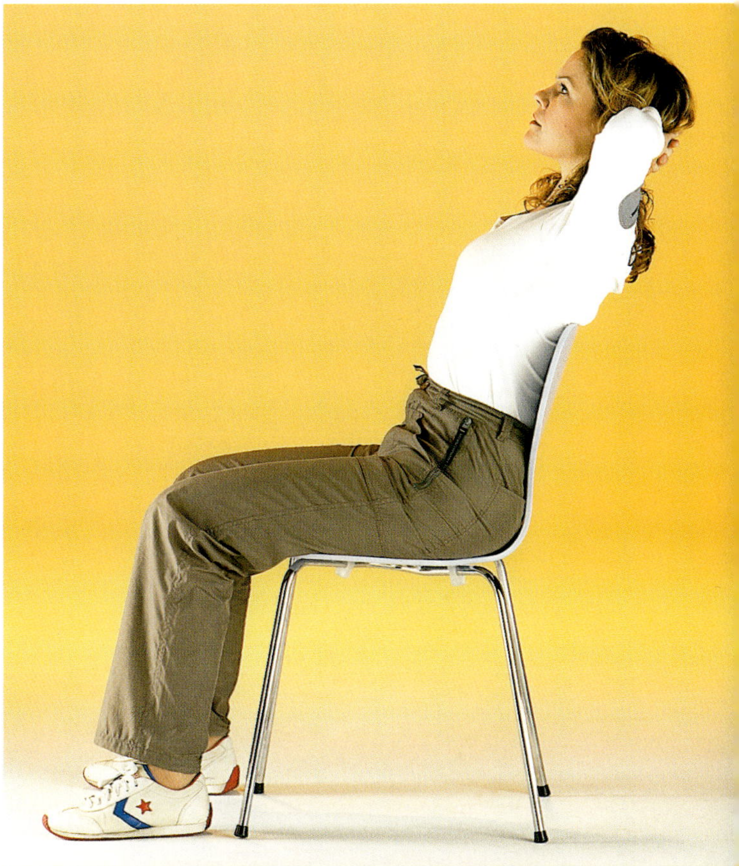

Streckung der Brustwirbelsäule im Sitz

Wirbelsäulen-Rotation: »Scheibenwischer«

Ausgangsstellung:
Legen Sie sich entspannt auf den Rücken, Sie winkeln die Knie an und stellen die Füße hüftbreit auseinander auf. Die Arme liegen neben dem Körper.

Durchführung:
Bewegen Sie die Knie gleichgerichtet nach rechts und links. Dabei sollten die Beine nicht zu weit nach außen geführt werden, da Sie zu viel Kraft benötigen, um die Bewegung umzukehren. Die Schulterblätter behalten Bodenkontakt.

Variante:
Legen Sie die Beine auf einen Ball und rollen Sie nach und links.

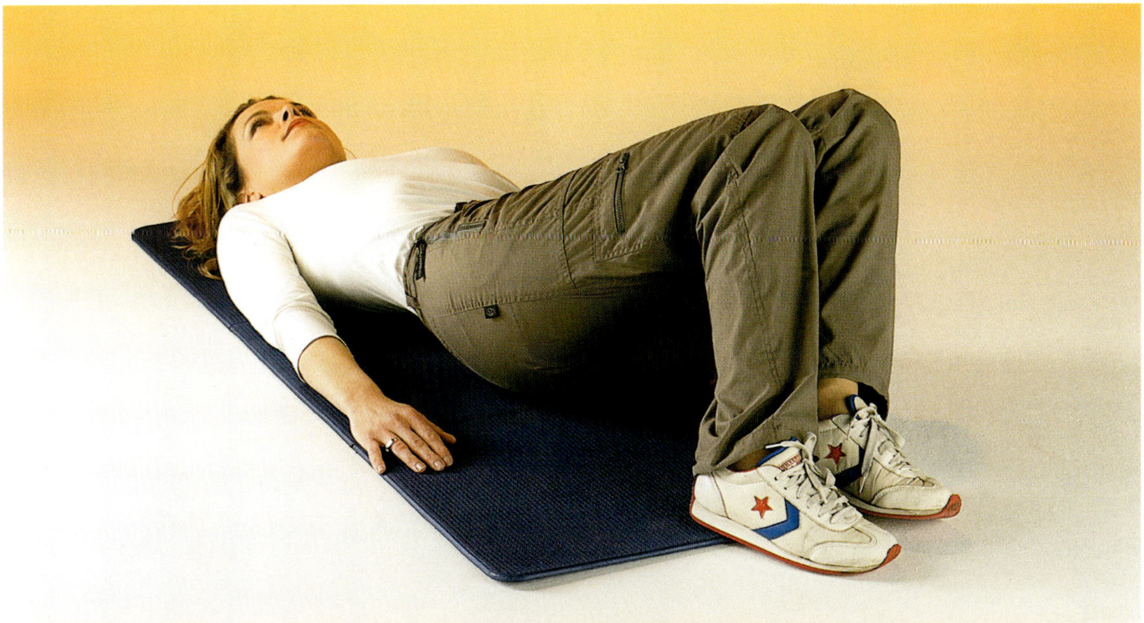

Scheibenwischer

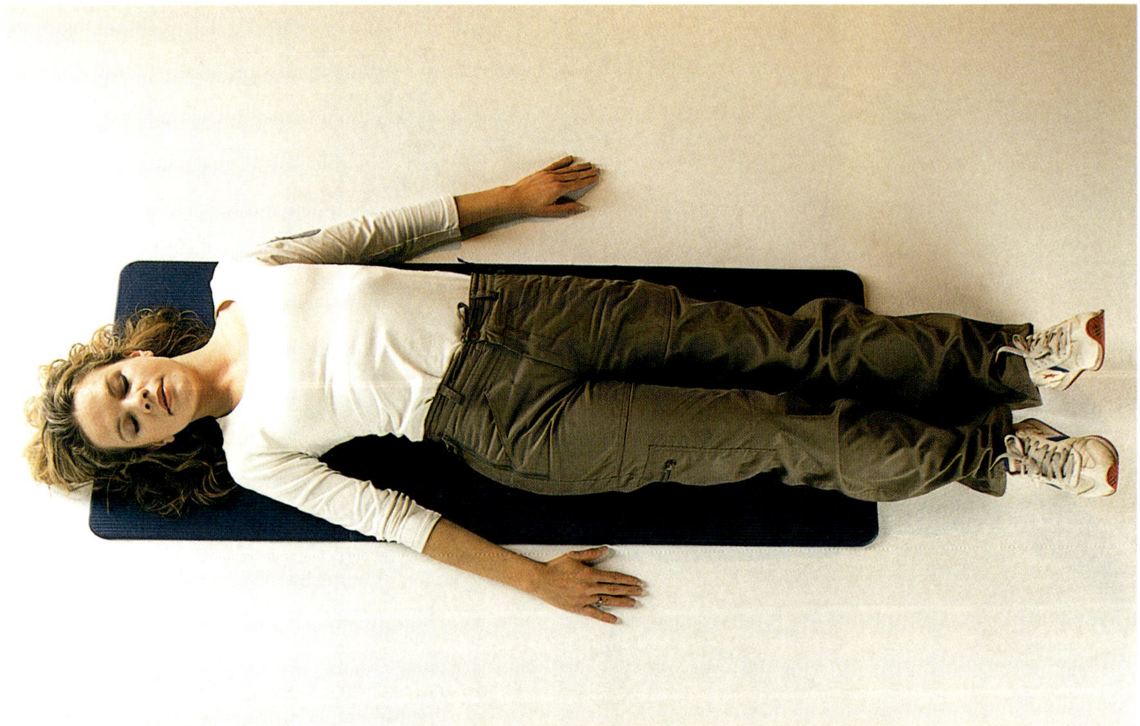

Wirbelsäulen-Seitneigung in Rückenlage

Wirbelsäulen-Seitneigung

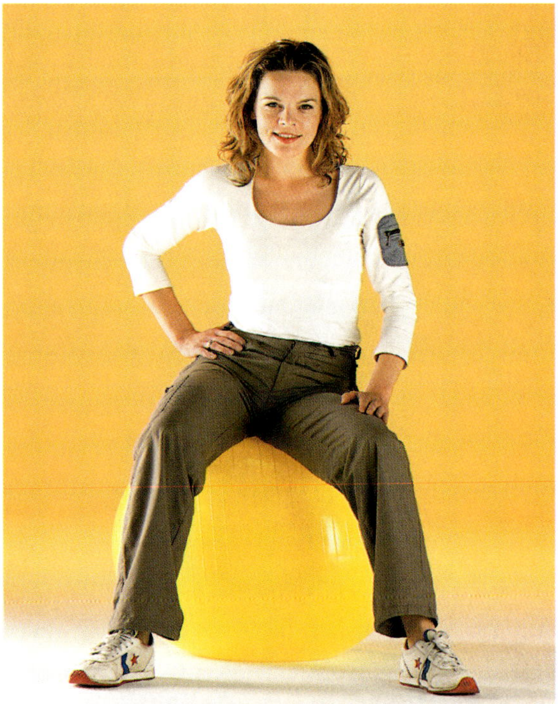

Wirbelsäulen-Seitneigung im Sitz

Ausgangsstellung:
Sie liegen mit ausgestreckten Beinen auf dem Rücken. Die Arme befinden sich neben dem Körper. Versuchen Sie muskuläre Spannungen zu lösen, damit die Bewegung harmonisch ausgeführt werden kann.

Durchführung:
Schieben Sie nun ein Bein lang nach vorn heraus und ziehen Sie gleichzeitig das andere Bein zurück. Dabei führen Sie jeweils einen Beckenkamm zum Körper und den anderen in Richtung Fuß. Dies bewirkt eine Seitneigung im unteren Bereich der Wirbelsäule, die bis in die Brustwirbelsäule verläuft. Dabei ist es nicht notwendig, das maximale Bewegungsausmaß zu erreichen. Sie sollten vielmehr im mittleren Bewegungsbereich üben und sich dabei entspannen.

Variante:
Sie sitzen auf einem Physioball, rollen zur Seite und ziehen die Beckenkämme hoch.

Die Dehnung

Dehnungsübungen sind ein fester Bestandteil des sportlichen Trainings und therapeutischer Maßnahmen. Selbst bei Sportarten, die primär nicht von einer großen Beweglichkeit abhängen, werden Dehnungen in das Training integriert. Wie gedehnt werden soll, hängt vornehmlich von der Zielsetzung und vom Zeitpunkt ab.
In der heutigen Trainingswissenschaft werden zahlreiche Dehnmethoden beschrieben und diskutiert, wobei keine eindeutig zu favorisieren ist. Auch die federnde, wippende Dehntechnik, die in den 80er Jahren durch das gehaltene Dehnen (Stretching) ersetzt wurde, findet wieder Anhänger. Jede Dehntechnik hat ihre Berechtigung und verfolgt ein bestimmtes Ziel. Es kann sich darum handeln, dass ein Muskel verkürzt ist, weil sich Muskelansatz und -ursprung dauernd in Annäherung befinden. Der Muskel kann auch aufgrund einer Gelenkverletzung oder -entzündung unter zu hoher Spannung stehen. Hier sollte eine entsprechende Unterscheidung stattfinden, insbesondere wenn man es mit Schmerzen oder Verletzungen zu tun hat.

Ziele und Durchführung

Mit Dehnungsübungen werden im Wesentlichen folgende Ziele verfolgt:

- Wiederherstellung, Erhalt oder Verbesserung der Beweglichkeit durch Längenzunahme des Muskels
- Spannungsreduzierung der Muskulatur
- Vorbereitung und Nachbereitung bei sportlicher Belastung
- Körperwahrnehmung
- Psycho-physische Entspannung

Die in diesem Buch aufgeführten Angaben über Dauer, Wiederholungszahl und Anzahl der Serien sind der trainingswissenschaftlichen Literatur entnommen und gleichzeitig Erfahrungswerte, die sich in der Praxis bewährt haben. In der Literatur finden sich sehr unterschiedliche Angaben, so dass man sich nach den hier genannten Vorschlägen richten kann oder diese nach eigenen Erfahrungen geringfügig verändert.

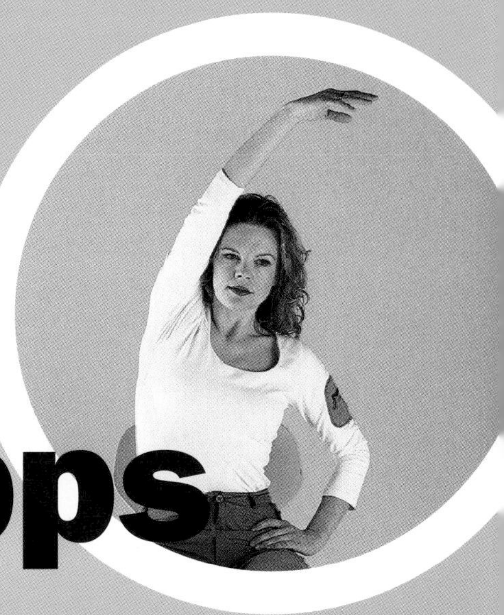

Tipps

- **Dehnungen sollen ein angenehmes Gefühl in der Muskulatur bewirken, aber keine Schmerzen.**
- **Achten Sie auf Ausweichbewegung und korrigieren Sie diese gegebenenfalls.**
- **Nehmen Sie die zu dehnende Muskulatur bewusst wahr.**
- **Orientieren Sie sich beim Dehnen an Ihren eigenen Möglichkeiten, nicht an denen der anderen.**
- **Dehnungsübungen sollten immer nach einer allgemeinen Aufwärmphase (Laufen, Walken oder Springen mit dem Seil) durchgeführt werden.**
- **Dehnungsübungen sollten einfach durchzuführen sein und keine exotischen Verrenkungen darstellen.**

Dehnmethoden

Statisch passives Dehnen (Stretching)

Bei dieser Methode tastet man sich langsam bis zur Beweglichkeitsgrenze heran und hält diese Endstellung 10 bis 30 Sekunden. Bis zur endgültigen Dehnstellung wird das Gelenk mit Unterstützung der Schwerkraft, eines Partners oder durch eigene Hilfe passiv in eine (schmerzfreie) Position gebracht, in der die Muskelansätze sich so weit voneinander entfernt haben, dass ein Dehngefühl in diesem Muskel entsteht.
Mit dieser Technik wird die Spannung des Muskels reduziert, eine Längenzunahme des Muskels erreicht und die Körperwahrnehmung verbessert. Es ist nicht immer sinnvoll, direkt vor Kraftübungen und sportlichen Belastungen lang anhaltende Dehnungsübungen durchzuführen, da eine Spannungserhöhung und keine -reduzierung benötigt wird. Nach dem Training empfiehlt sich jedoch das Stretching. Die Endphase des Trainings, auch als Cool-down bezeichnet, beinhaltet ein lockeres Auslaufen, Radfahren o. Ä. mit abschließenden Dehnungsübungen (Stretching).
Die Ziele sind sowohl eine Spannungsreduzierung auf den normalen Zustand zurück als auch eine psycho-physische Entspannung. Mit dem Cool-down wird die Regenerationsphase eingeleitet und verkürzt, weil durch eine verbesserte Durchblutung der Muskulatur die Stoffwechselschlacken schneller aus dem Körper transportiert werden. Ein Muskelkater kann durch ein Auslaufen oder durch Dehnungsübungen nach dem Sport jedoch nicht verhindert werden.

Dynamisches aktives Dehnen

Jeder, der bisher nur gehaltene Dehnungen vor seinem Krafttraining oder Ausdauerlauf absolviert hat, sollte einmal dynamische Übungen durchführen. Durch Anspannen eines Muskels (Antagonist) wird das entsprechende Gelenk in eine aktiv erreichbare Endstellung gebracht. Dadurch erfährt der direkte Gegenspieler (Agonist) des angespannten Muskels eine Dehnung. Man unterscheidet die schwingenden Bewegungen mit großer Bewegungsamplitude von den wippenden oder federnden Bewegungen mit kleiner Amplitude, die nur im endgradigen Bereich stattfinden. Die schwingenden oder federnden Bewegungen werden 10- bis 15-mal bei 2 bis 3 Serien im ruhigen Tempo wiederholt. Entscheidend ist, dass das Gelenk so bewegt wird, wie es den physiologischen Bedingungen und den sportartspezifischen Anforderungen entspricht. So ist zum Beispiel wildes und unkontrolliertes Schulter- oder Kopfkreisen nicht nur uneffektiv, sondern auch ungesund.
Die aktive Methode eignet sich gut als Vorbereitung für ein Training oder einen Wettkampf, da sie die Durchblutung der Muskulatur sowie die inter- und intramuskuläre Koordination fördert. Insbesondere bei schnellkraftbetonten Sportarten wie zum Beispiel Fußball ist eine höhere Spannungsentwicklung in der Muskulatur notwendig, um die Explosivität beim Antritt zu verbessern. Gleichzeitig hat die höhere Muskelspannung eine sehr wichtige gelenkstabilisierende Funktion.

Postisometrische Relaxation (PIR)

Diese Dehnungsmethode wird auch Contract-Hold-Relax-Stretch (CHRS) genannt. Der zu dehnende Muskel wird zuerst angespannt (contract), die Spannung wird ca. 10 Sekunden gehalten (hold), anschließend wird der Muskel entspannt (relax), innerhalb von 2 bis 3 Sekunden in die Dehnstellung gebracht und ca. 10 bis 30 Sekunden gedehnt (stretch). Diese Methode ist relativ aufwendig und man benötigt teilweise Fremdhilfe (Partner). Die Methode basiert auf der Annahme, dass nach einer maximalen isometrischen Anspannung neuronale Entspannungsmechanismen in Gang gesetzt werden. Dadurch schafft man eine günstigere Voraussetzung für eine anschließende Dehnung. Ein Vorteil dieser Methode ist zudem, dass der Muskel nicht nur gedehnt, sondern auch gekräftigt wird. Obwohl diese Theorie nicht unum-

Grundsätzlich sei jedoch angemerkt, dass die Auswahl der Dehnmethoden sich sowohl nach den genannten Kriterien richten sollte, als auch nach den subjektiven Erfahrungen und Wertschätzungen des Sportlers oder Patienten. Für welche Dehnmethode Sie sich auch entscheiden, nur das regelmäßige Üben bringt den erwünschten Effekt.

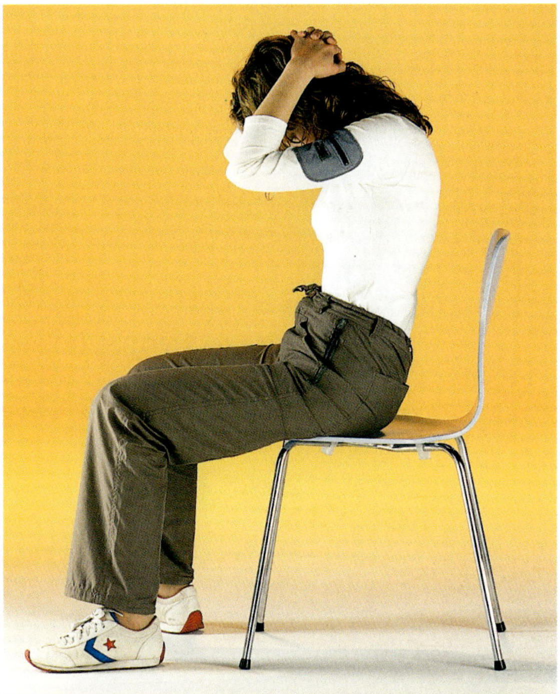

Hintere Nackenmuskulatur

stritten ist, kann in der Praxis festgestellt werden, dass der Dehnwiderstand nach einer Muskelanspannung geringer ist.

Übungsauswahl und -reihenfolge

Die Erklärungen zur Ausführung der Dehnungsübungen beziehen sich grundsätzlich auf die statisch passive Dehnmethode. Eignet sich eine Dehnungsübung für die aktive oder postisometrische Dehnmethode (PIR), weise ich unter »Andere Methode« darauf hin.
Zunächst werden Übungen zur Dehnung der oberen Extremitäten und Rumpfmuskulatur vorgestellt, es folgen die für die unteren Extremitäten und die Gesäßmuskulatur.

Nackenmuskulatur

Ausgangsstellung:
Setzen Sie sich aufrecht auf einen Stuhl und halten Sie die Hände hinter dem Kopf. Die Ellbogen zeigen nach vorn und die Schultern sind unten.

Durchführung:
Üben Sie einen sanften Druck auf den Hinterkopf aus und senken Sie das Kinn in Richtung Brust. Nehmen Sie den Kopf so weit nach vorn, bis ein leichtes Dehngefühl spürbar ist.

Andere Methode:
PIR: Den Kopf vorher in die Hände drücken und anschließend dehnen.

Seitliche Nackenmuskeln

Ausgangsstellung:
Im aufrechten Sitz den Kopf seitlich mit der linken Hand umfassen und den Blick nach vorn richten (Spiegelkontrolle). Der rechte Arm befindet sich entspannt seitlich am Körper.

Durchführung:
Den Kopf zur linken Seite neigen, mit der Hand die Bewegung führen und sanften Zug ausüben. Den rechten Arm nach unten ziehen, als würden Sie

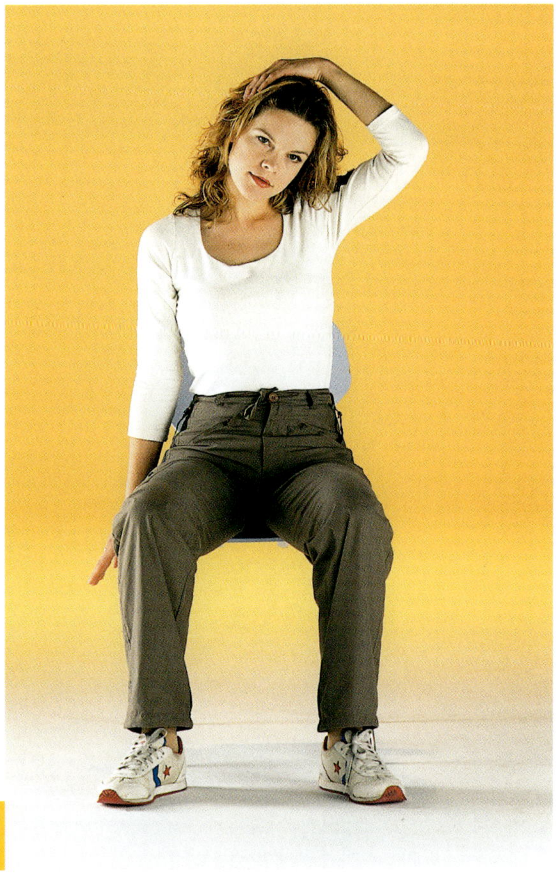

Seitliche Nackenmuskulatur

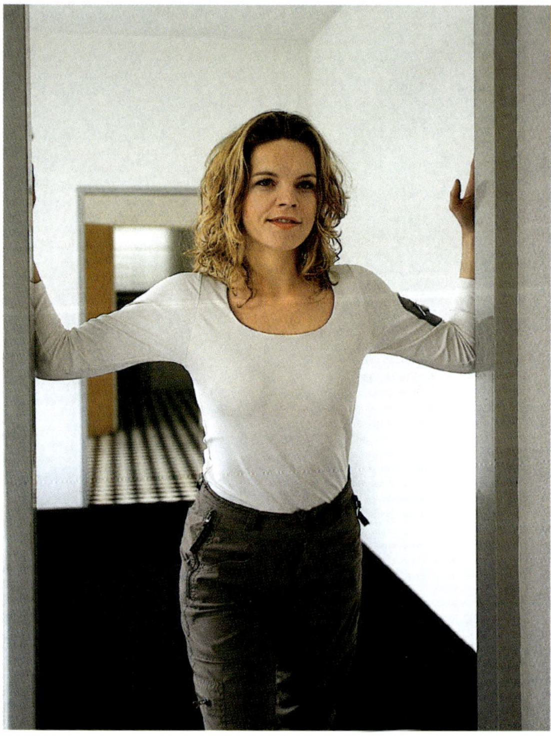

Brustmuskulatur beidseitig

mit den Fingern den Boden berühren wollen. Dosiert wird diese Dehnung mit dem rechten Arm, der so weit in Richtung Boden zieht, bis eine Dehnung im seitlichen Nackenbereich spürbar ist.

Andere Methode:
PIR: Den Kopf vorher in die linke Hand drücken und anschließend dehnen.

Brustmuskulatur

Ausgangsstellung:
Stellen Sie sich in Schrittstellung in einen Türrahmen und halten Sie Ihre Hände ca. in Kopfhöhe, wobei die Ellbogen unterhalb der Schultern bleiben. Die Schultern und Schulterblätter sind tief und das Becken ist leicht nach vorn gekippt.

Durchführung:
Verlagern Sie das Gewicht nach vorn und heben Sie Ihr Brustbein. Stellen Sie sich mehr auf das vordere Bein. Bleiben Sie jedoch fest auf den Füßen stehen und »hängen Sie sich nicht in den Türrahmen«.

Hinweise:
- Nicht das Becken nach vorn schieben, da sonst ein Hohlkreuz entsteht und Sie eher Druck in der Lendenwirbelsäule spüren als eine Dehnung.
- Bei Schulterschmerzen die Hände weiter unten ansetzen.
- Variieren Sie, bis Sie die optimale Höhe für die Hände gefunden haben und eine intensive Dehnung in der Brustmuskulatur spürbar ist.

Andere Methoden:
PIR: Die Hände erst gegen den Türrahmen drücken und anschließend dehnen.

Dynamisch: Vorsichtig wippend das Brustbein nach vorn strecken.

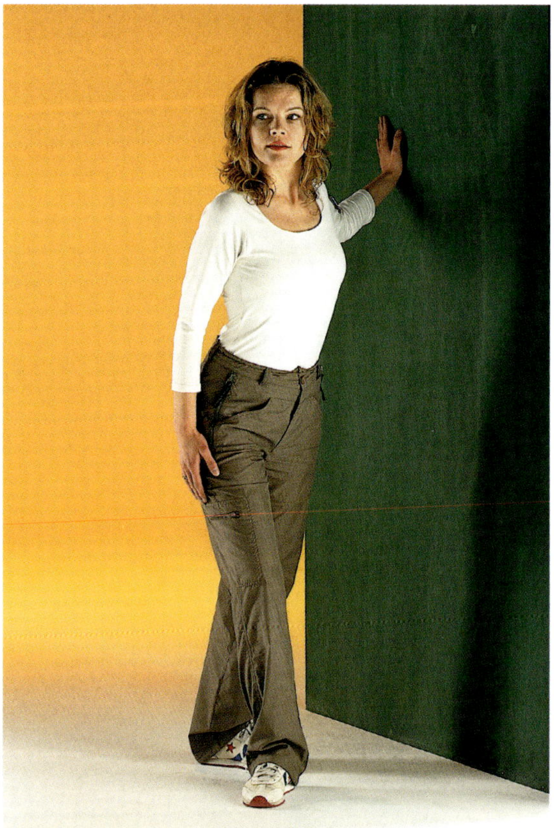

Brustmuskulatur einseitig

Variation:
Nur eine Seite dehnen, indem man sich seitlich an eine Wand stellt und sich von dieser wegdreht.

Seitliche Rumpfmuskulatur im Sitz

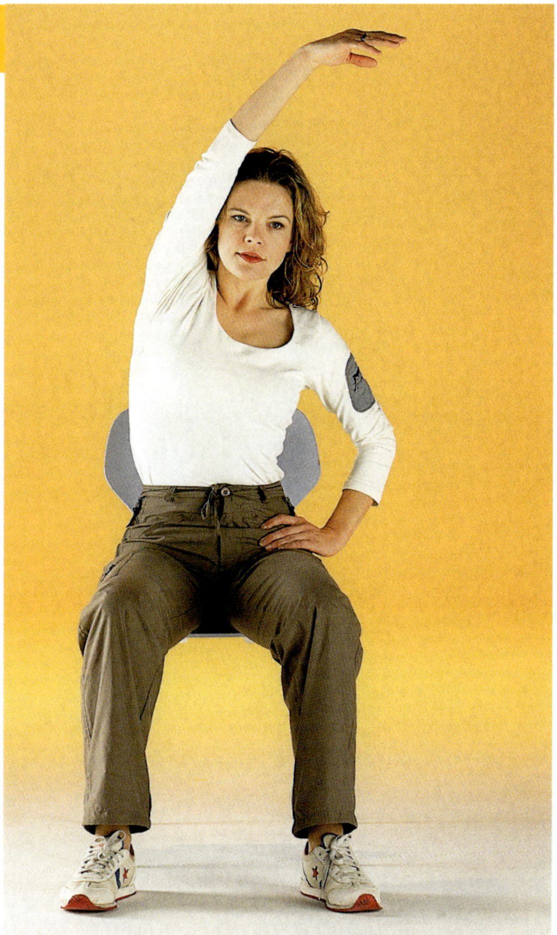

Seitliche Rumpfmuskulatur

Ausgangsstellung:
Im aufrechten Sitz einen Arm seitlich über den Kopf legen. Den anderen Arm in der Taille oder auf dem Oberschenkel abstützen.

Durchführung:
Strecken Sie den Arm weiter schräg in Richtung Decke und neigen Sie den Rücken in dieselbe Richtung, fixieren Sie dabei das Becken (Spiegelkontrolle).

Variation:
Sie können sich auch seitlich über einen Physioball legen.

Breite Rückenmuskulatur

Ausgangsstellung:
Setzen Sie sich auf Ihre leicht gespreizten Knie und strecken Sie die Arme weit nach vorn. Die Hände liegen auf dem Boden und werden bei der Übung nicht bewegt.

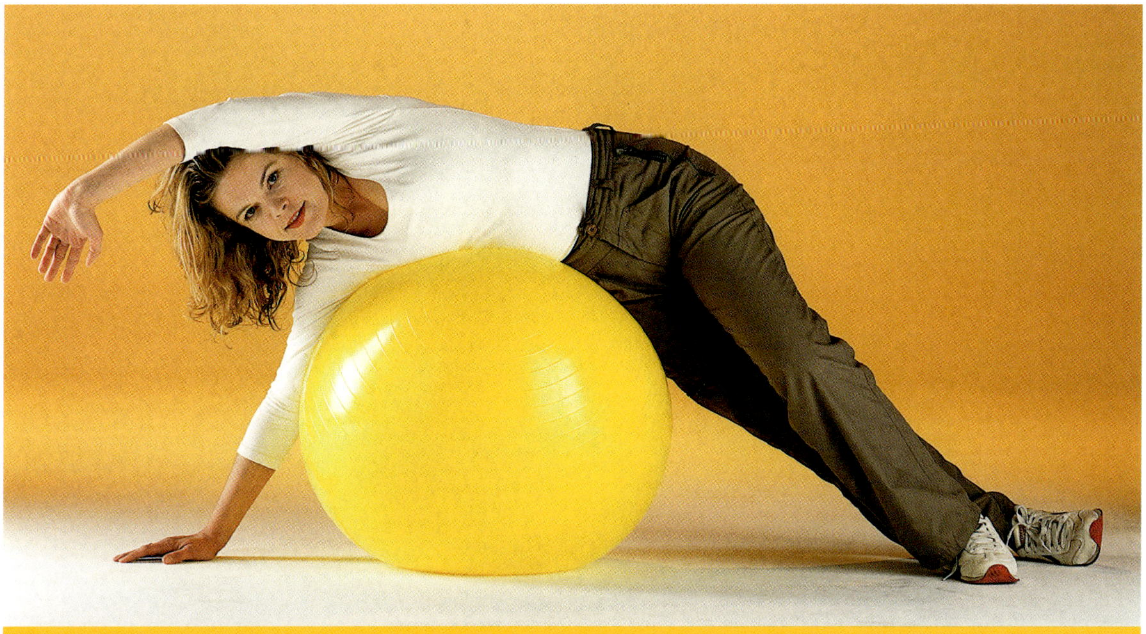

Seitliche Rumpfmuskulatur auf einem Physioball

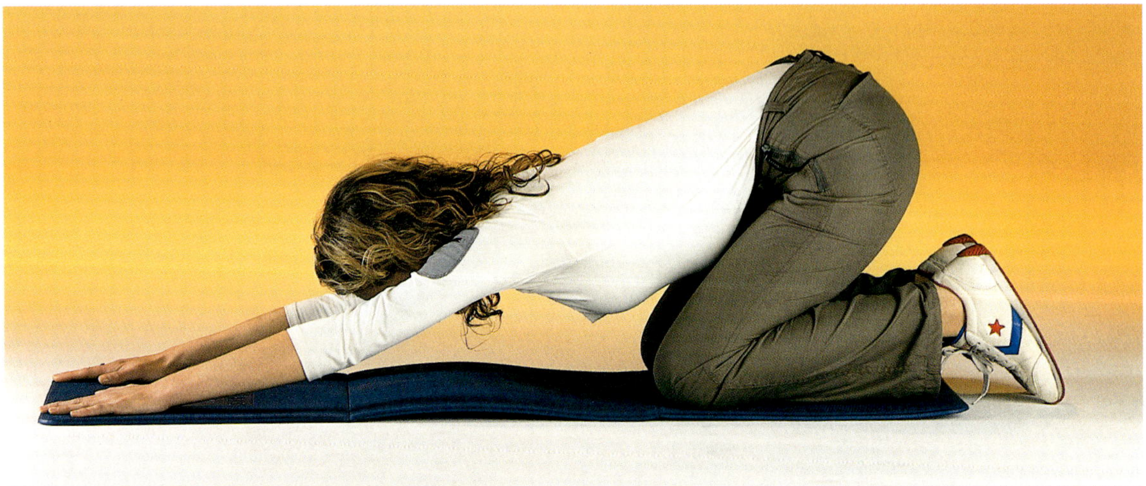

Breite Rumpfmuskulatur im Kniesitz

Durchführung:
Führen Sie das Gesäß in Richtung Fersen und strecken Sie das Brustbein zum Boden. Ziehen Sie sich auseinander, indem Sie gleichzeitig die Arme nach vorn strecken. Die Dehnung spüren Sie hauptsächlich seitlich am Rumpf im Achselbereich.

Variation:
Im Kniesitz werden die Arme auf einen Stuhl oder Physioball gelegt.
Im Stand die Hände auf einen Tisch legen. Der Kopf befindet sich in einer Linie mit den Armen, den Schultern und dem Rumpf.

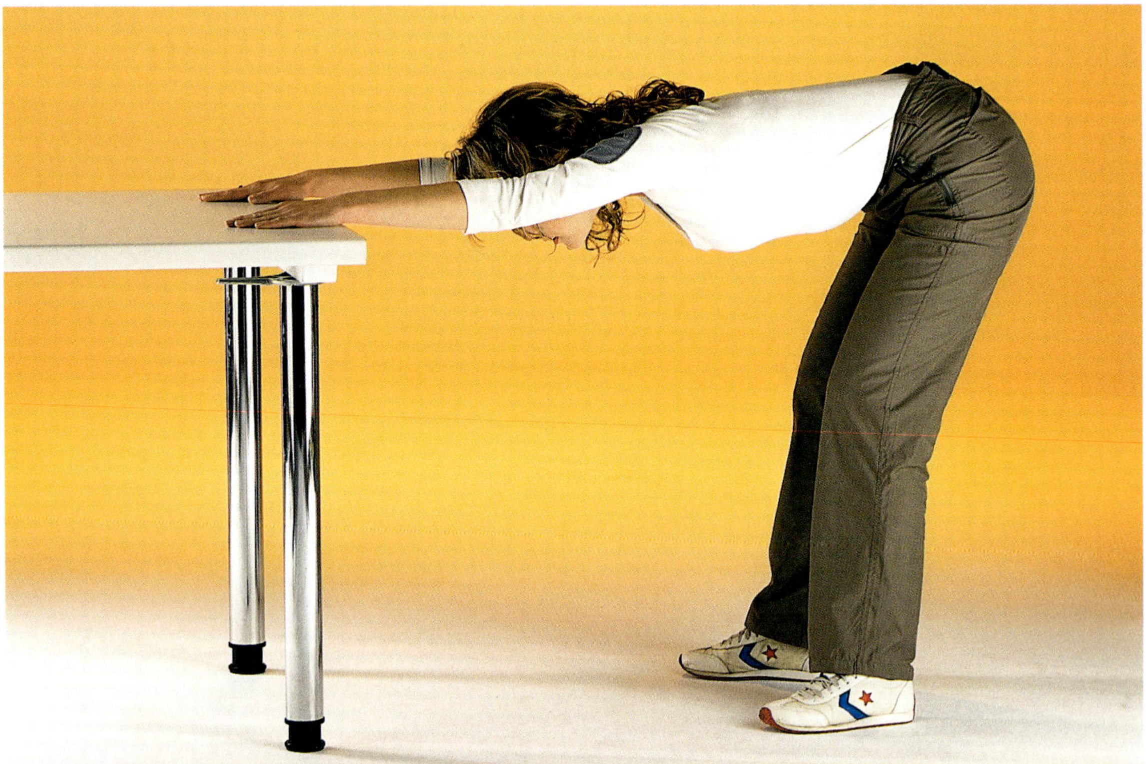

Breite Rumpfmuskulatur im Stand

Untere, rotatorische Rückenmuskulatur und Gesäßmuskulatur

Ausgangsstellung:
Legen Sie sich entspannt auf den Rücken und stellen Sie den linken Fuß über den rechten Oberschenkel. Die rechte Hand fasst das linke Knie und der linke Arm wird zur Seite abgelegt. Der Kopf wird in Richtung des linken Armes geneigt oder Sie schauen zur Decke.

Durchführung:
Ziehen Sie mit der rechten Hand das linke Knie in Richtung Boden und heben Sie das Becken nur so weit an, dass das linke Schulterblatt vollständig Bodenkontakt behält. Die Dehnung kann im unteren Rücken, in der Gesäßmuskulatur oder in der Brustmuskulatur spürbar sein, je nach Verkürzung der beteiligten Muskeln.

Variation:
Lassen Sie das Becken liegen und dehnen Sie mehr die Gesäßmuskulatur.

Untere (lumbale) Rückenstrecker

Ausgangsstellung:
In Rückenlage die Beine mit beiden Händen umfassen und den Kopf auf dem Boden liegen lassen.

Durchführung:
Mit den Armen die Beine an den Körper heranziehen und sich zum »Päckchen« machen (Foto Seite 52, links unten). Eine spürbare Dehnung tritt selten auf, eher ein Gefühl der Entlastung. Eine eingeschränkte Beweglichkeit der Hüfte könnte einen Leisten- oder Hüftschmerz verursachen. In diesem Falle sollten Sie die Übungen reduzieren.

Hinweis:
Eine Dehnung der unteren Strecker ist gleichzeitig entlastend für den Rücken. Sie finden weitere Übungen in dem Abschnitt »Entlastungshaltungen«, Seite 51ff..

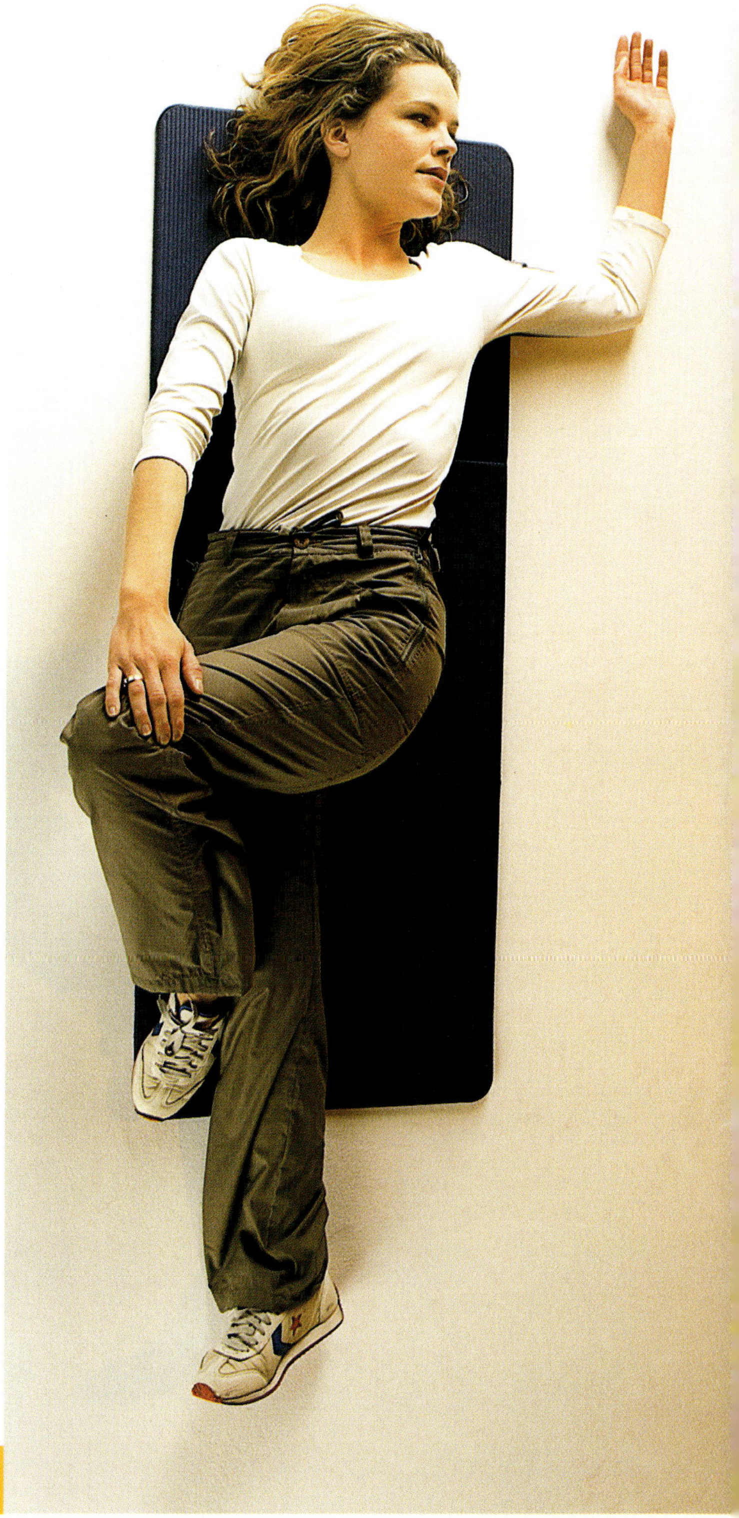

Untere Rücken- und Gesäßmuskulatur

Bauchmuskulatur

Ausgangsstellung:
Legen Sie sich auf den Rücken und lassen Sie die gestreckten Beine entspannt nach außen fallen. Die Arme liegen in U-Halte neben dem Kopf. Unterlagern Sie den Lendenwirbelsäulen-Bereich mit einem Lendenkissen oder einem zusammengelegten Handtuch.

Durchführung:
Atmen Sie jetzt langsam und bewusst in den Bauch. Haben Sie Probleme mit der Bauchatmung, so legen Sie ein Sandsäckchen o. A. auf den Bauch. Heben Sie dieses mit der Einatmung an. Wenn Sie sich eine Wärmflasche auf den Bauch legen, wird die Dehnung durch den Einfluss der Wärme verstärkt. Mit der Bauchatmung heben Sie den unteren Rücken ein wenig in Richtung Hohlkreuz.

Hinweise:
- Haben Sie Schulterprobleme oder fangen die Finger an zu kribbeln, so können Sie die Arme mit einem Kissen unterlagern oder neben dem Körper ablegen.
- Das Kissen darf Ihnen keine Probleme im Rücken bereiten. Sollte dies der Fall sein, kontrollieren Sie die Lage und die Größe des Kissens oder üben ohne Kissen.
- Atmen Sie 2 bis 3 Serien mit 20 bis 30 Wiederholungen bewusst in den Bauch und entspannen Sie zwischen den Serien ca. 30 Sekunden in einer Ihnen angenehmen Position. Eine andere Möglichkeit ist eine Dauerdehnung, bei der Sie ohne intensive Bauchatmung 5 Minuten oder länger in dieser Position liegen und sich entspannen.

Finger- und Handgelenkbeuger

Ausgangsstellung:
Stellen Sie sich in bequemer Schrittstellung vor einen Tisch und legen Sie die Handflächen vollständig auf die Tischplatte. Der Oberkörper befindet sich in aufrechter Haltung und die Ellbogen sind gestreckt.

Durchführung:
Verlagern Sie Ihren Oberkörper langsam nach hinten, bis in den Händen und/oder Unterarmen eine Dehnung entsteht. Die Hände bleiben unverändert auf der Tischplatte liegen. Damit die zu dehnende Muskulatur entspannt bleibt, sollten Sie sich nicht zu sehr auf die Hände, sondern hauptsächlich auf die Füße abstützen.

Variation:
Umfassen Sie mit der einen Hand die andere und ziehen Sie die Hand in Dehnstellung.

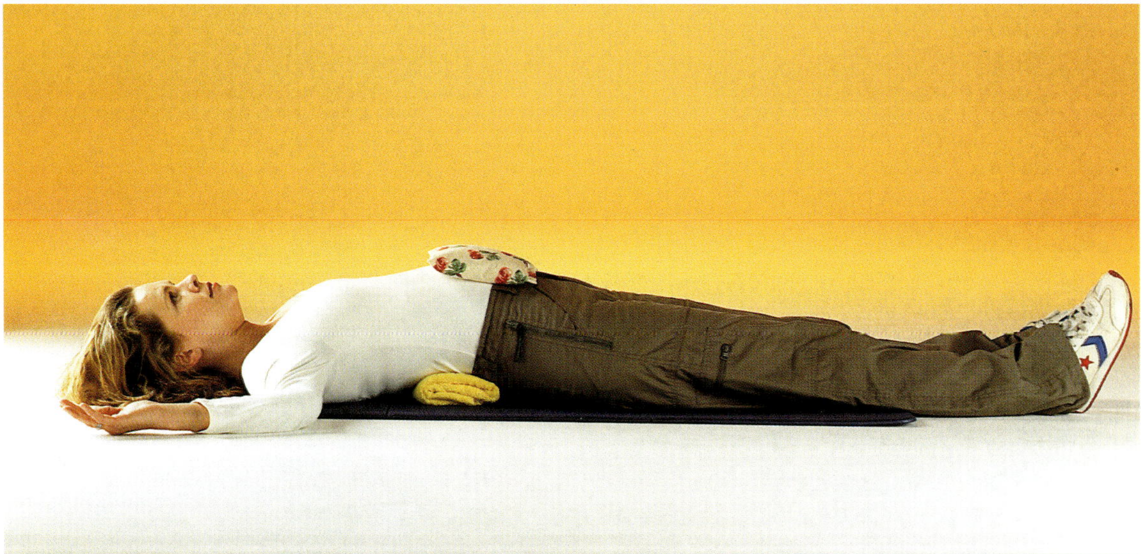

Bauchmuskulatur

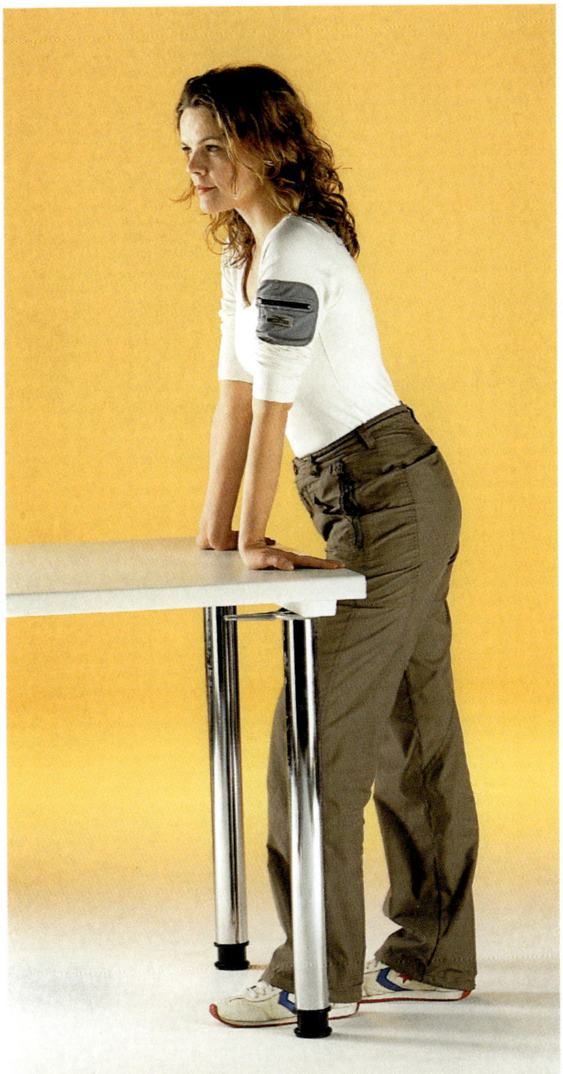

Fingerbeuger auf Tisch

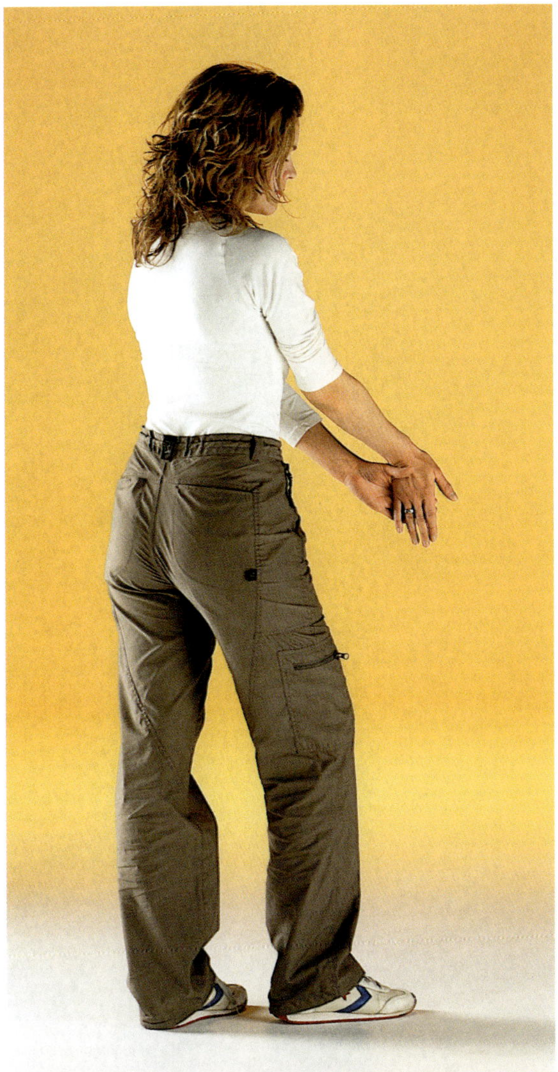

Fingerbeuger mit der Hand

Andere Methoden:
PIR: Die Hände drücken zuerst gegen die Tischplatte oder in die Hand und anschließend erfolgt die Dehnung.

Hintere Oberschenkelmuskulatur

Ausgangsstellung:
In Rückenlage ein Bein von hinten in der Kniekehle umfassen und in gebeugter Stellung an den Körper heranziehen. Das andere Bein bleibt flach auf dem Boden liegen. Oberkörper und Kopf sind entspannt und befinden sich auf dem Boden.

Durchführung:
Strecken Sie nun das zu dehnende Bein so weit, bis Sie eine Dehnung in der hinteren Oberschenkelmuskulatur verspüren. Der Fuß bleibt entspannt. Reicht die Streckung des Beines nicht aus, ziehen Sie das Bein näher an den Körper heran.

Variationen:
- Üben Sie an einem Türrahmen oder einer Wand, indem Sie das zu dehnende Bein hochnehmen und das andere flach auf den Boden legen. Das Gesäß sollte die Wand berühren. Strecken Sie aktiv das Knie.

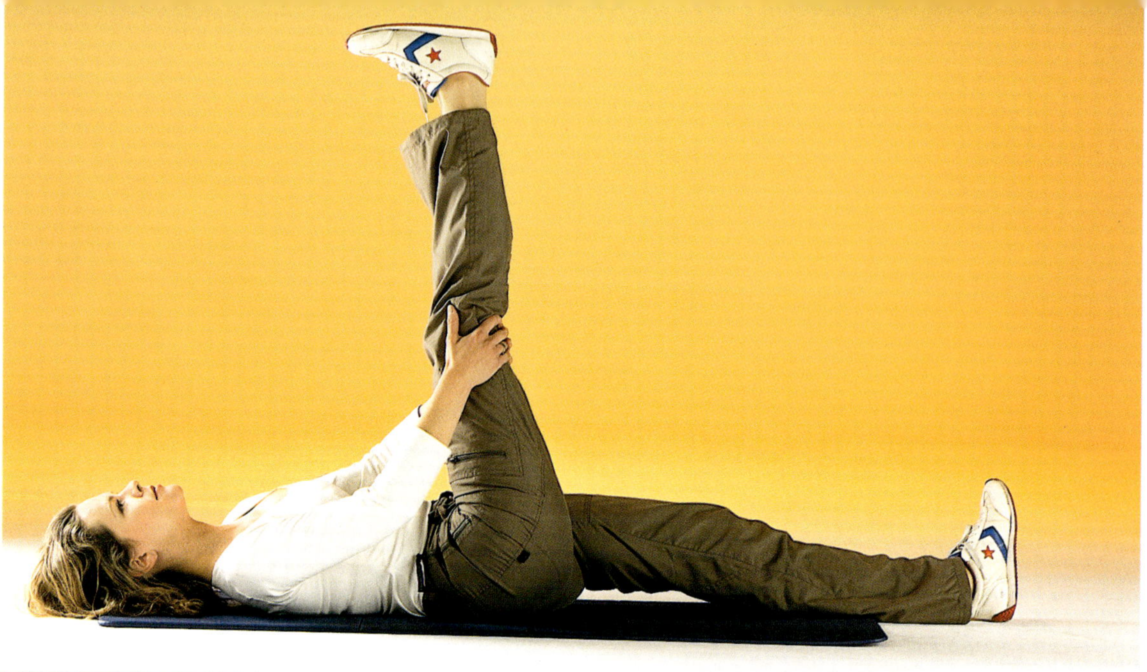

Hintere Oberschenkelmuskulatur

- Im Stand strecken Sie das zu dehnende Bein nach vorn, setzen die Ferse auf und stehen hauptsächlich auf dem anderen (gebeugten) Bein. Jetzt legen Sie den Oberkörper mit aufrechter Haltung nach vorn.

Andere Methoden:
PIR: Bei der Dehnübung an der Wand oder im Türrahmen das Bein gegen die Wand beugen und den hinteren Oberschenkelmuskel aktivieren, anschließend dehnen.

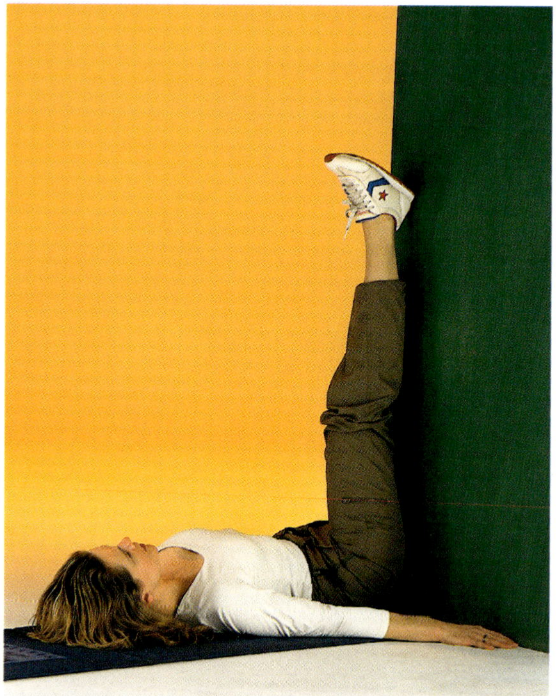

Hintere Oberschenkelmuskulatur an der Wand

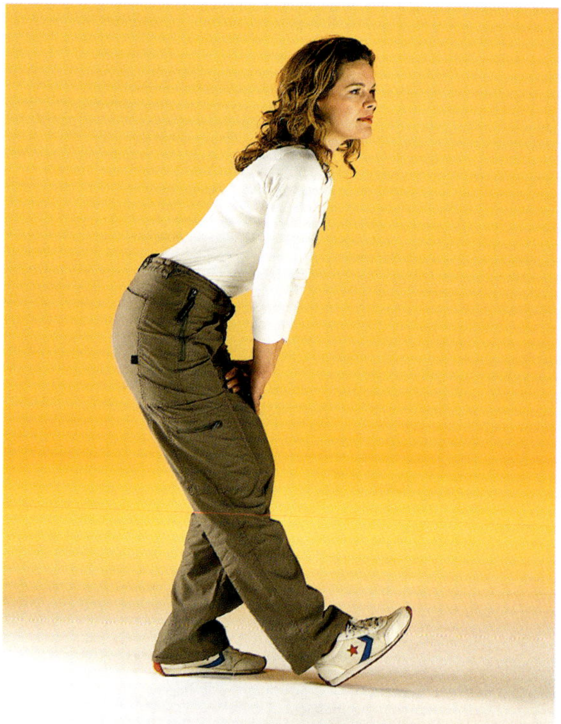

Hintere Oberschenkelmuskulatur im Stand

Wadenmuskulatur

Dynamische Dehnung: Sie ist bei allen Übungen möglich, indem man durch wiederholte Beinstreckungen kurzzeitige Dehnungen hervorruft.

Wadenmuskulatur

Ausgangsstellung:
Sie stehen in Schrittstellung vor einer Wand, halten den Rücken aufrecht und stützen sich mit den Händen ab. Die Füße zeigen zur Wand und Sie stehen mit Ferse und Vorfuß fest auf dem Boden. Das wandnahe Bein befindet sich in gebeugter Stellung und das wandferne Bein ist gestreckt.

Durchführung:
Verlagern Sie nun das Körpergewicht in Richtung Wand und strecken Sie die Hüfte der zu dehnenden Seite. Die hintere Ferse wird in den Boden gedrückt, so dass in der Wade ein Dehngefühl entsteht.

Hinweise:
- Vermeiden Sie ein Hohlkreuz, indem das Brustbein nach vorn verlagert wird und das Becken dahinter stehen bleibt. Das hintere Bein bildet so mit dem Oberkörper eine Linie.
- Wadendehnungen sind speziell für Sportler wichtig, die hauptsächlich Vorfußbelastungen haben wie zum Beispiel Tennisspieler, Sprinter oder Volleyballer.

Variationen:
Beugen Sie das hintere Knie, um auch den unteren Teil der Wade zu dehnen.

Andere Methoden:
PIR: Stellen Sie sich vor der Dehnung auf die Zehen und spannen Sie die Wade an.

Dynamisch: Die Ferse der zu dehnenden Seite anheben, um die Dehnung aufzulösen und wieder in den Boden drücken. Das ist eine gute Vorbereitung auf sportliche Aktivitäten mit Vorfußbelastung wie Sprints.

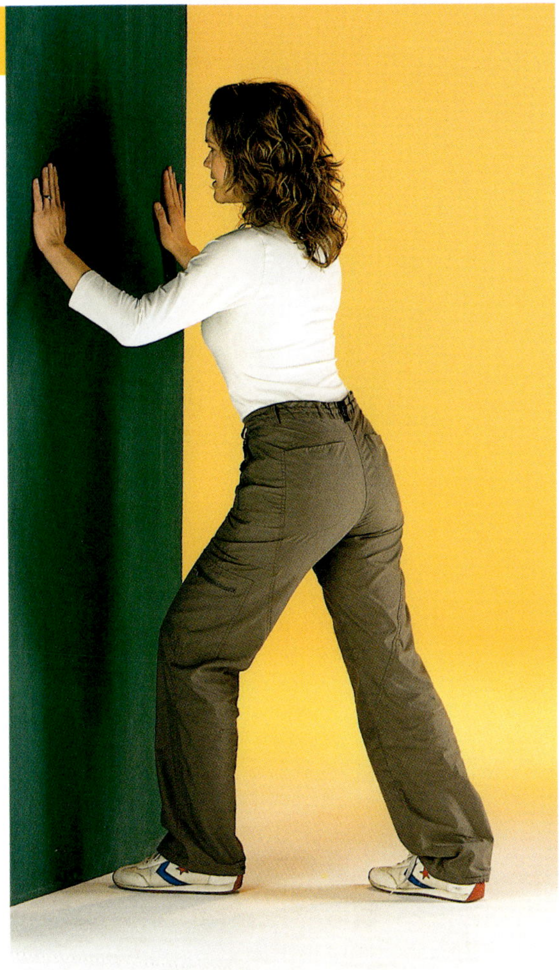

Oberschenkelinnenseite

Ausgangs- und Endstellung:
In Rückenlage die gebeugten Knie nach außen ablegen. Diese Stellung ist in den meisten Fällen schon ausreichend für eine Dehnung. Eher müssen die Beine noch unterlagert werden, wenn die Dehnung unangenehm ist. Falls Sie jedoch keine Dehnung spüren sollten, drehen Sie die Beine aktiv weiter nach außen.

Variationen:
- Im Sitz auf einen Physioball die Beine weit auseinander stellen und hin- und herrollen.
- Im Stand mit auf den Oberschenkeln aufgestützten Händen oder auf einem Stuhl sitzend ein Bein zur Seite strecken.
- Die Kniescheibe kann nach vorn oder zur Decke zeigen bzw. innerhalb dieses Bereiches. Wech-

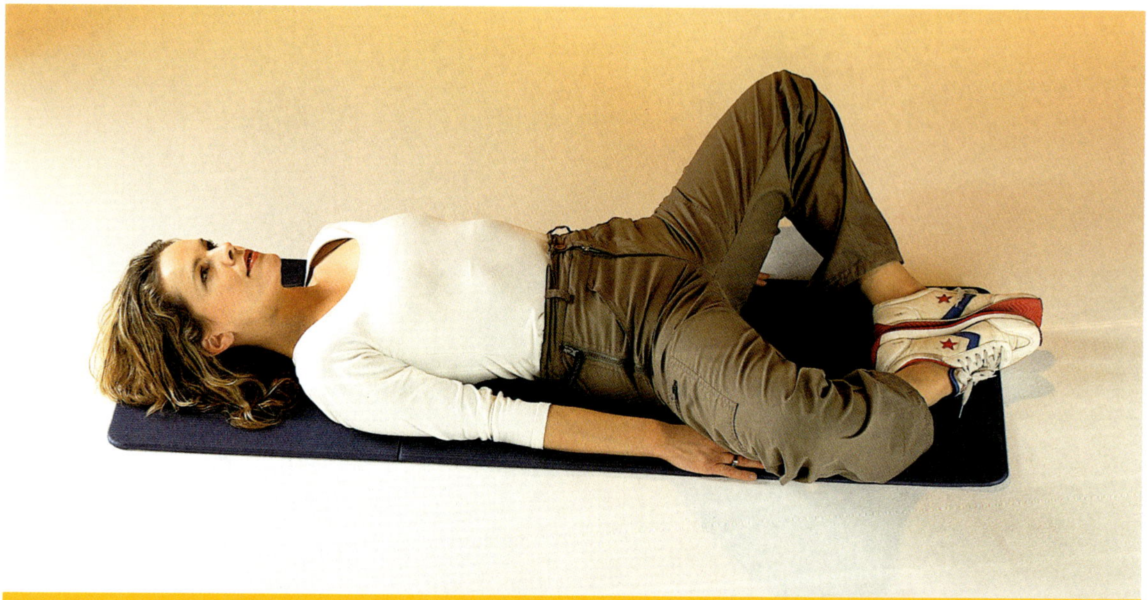

Oberschenkelinnenseiten in Rückenlage

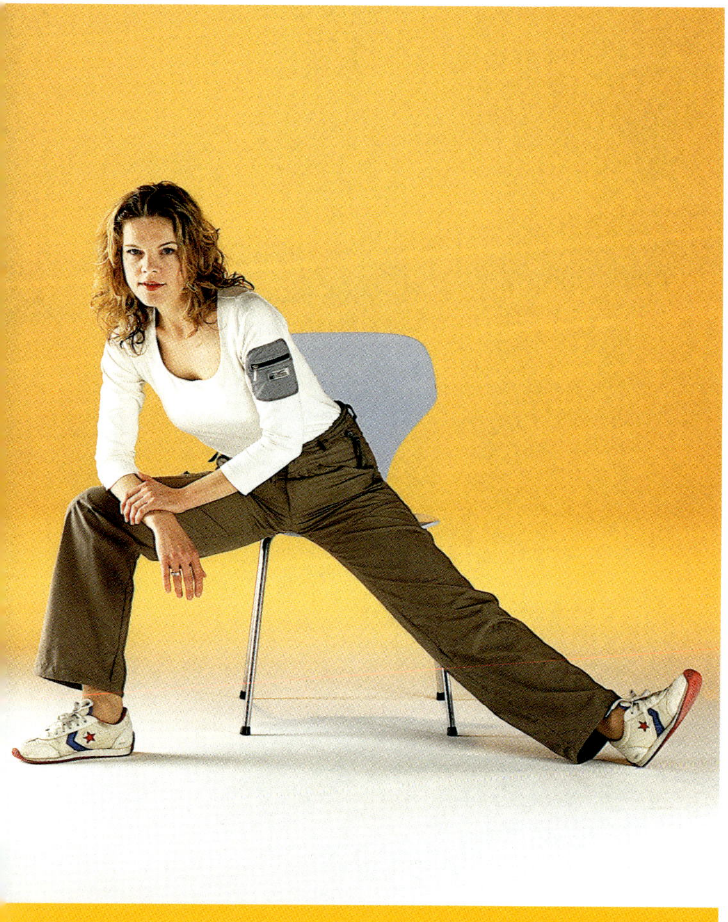

Oberschenkelinnenseite im Sitz

seln Sie die Kniescheibenposition, so dass bei dieser Übung mehrere Anteile der Adduktoren gedehnt werden.

- Achten Sie bei beiden Varianten auf die aufrechte Haltung.

Andere Methoden:
PIR: Legen Sie einen Ball oder ein Kissen zwischen die Knie und drücken Sie es zusammen, bevor Sie dehnen.

Dynamisch: In der Rückenlage oder im Stand vorsichtig wippend die Adduktoren dehnen. Die Übung im Stand ist gut geeignet als aktive Vorbereitung für eine folgende sportliche Belastung, die eine hohe Beanspruchung der Adduktoren mit sich bringt.

Vordere Oberschenkelmuskulatur

Ausgangsstellung:
Legen Sie sich auf den Bauch und fassen Sie mit einer Hand das seitengleiche Bein am Sprunggelenk. Der Oberkörper bleibt entspannt auf dem Boden liegen und der Kopf wird auf die andere Hand gelegt. Die Knie bleiben zusammen. Bei einem abgespreizten Bein würden Sie in einer ungünstigen Kniegelenksachse beugen.

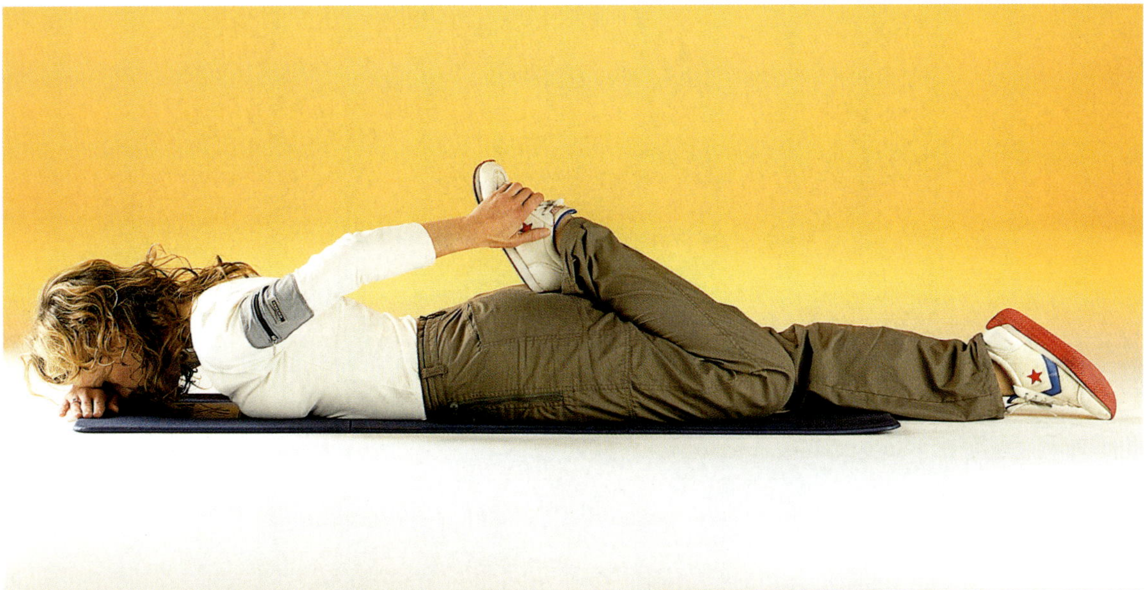

Oberschenkelvorderseite in Bauchlage

Durchführung:
Ziehen Sie langsam das Knie in die weitere Beugung, bis ein Dehngefühl am vorderen Oberschenkelmuskel entsteht. Gleichzeitig spannen Sie dezent das Gesäß auf derselben Seite an, um Ausweichbewegungen in der Hüfte bzw. im Becken zu vermeiden.

Variationen:
- Legen Sie sich auf die Seite und dehnen Sie das obere Bein wie zuvor beschrieben. Das untere Bein stabilisiert die Seitenlage, indem es nach vorn abgewinkelt wird.
- Sie stehen auf einem Bein und dehnen das andere, indem Sie wiederum das Fußgelenk umfassen und die Ferse zum Gesäß ziehen. Spannen Sie Gesäß und Bauchmuskulatur an, um Ausweichbewegungen bzw. ein Hohlkreuz zu vermeiden.
- Sie stehen mit dem Rücken an der Sitzfläche eines Stuhls oder an einer Liege und legen den Unterschenkel auf. In dieser Postition erreichen Sie eine bessere Stabilität als beim Stehen.

Andere Methoden:
PIR: Drücken Sie vor der Dehnung den Fuß in die Hand und spannen Sie so den vorderen Oberschenkelmuskel an.

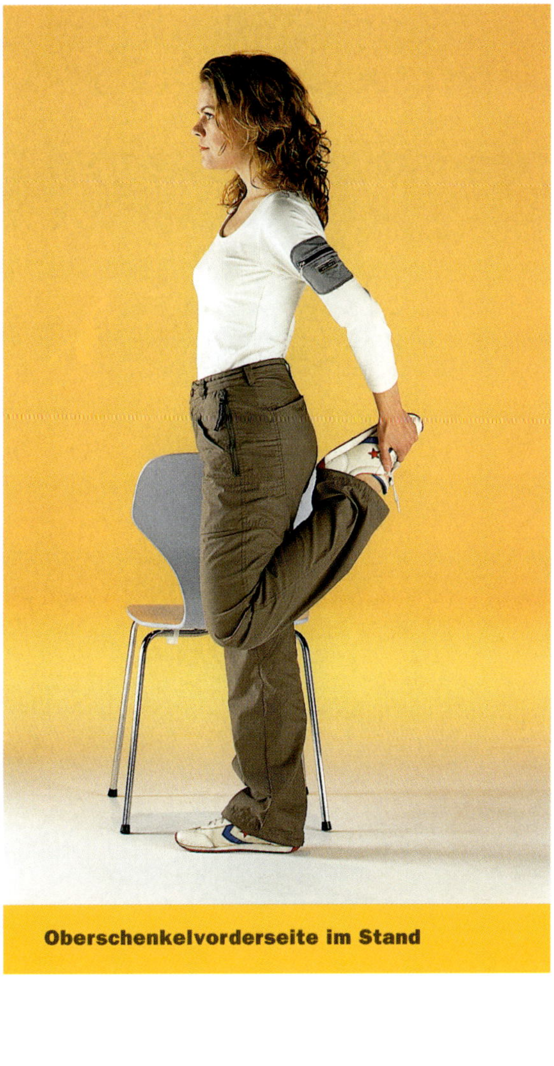

Oberschenkelvorderseite im Stand

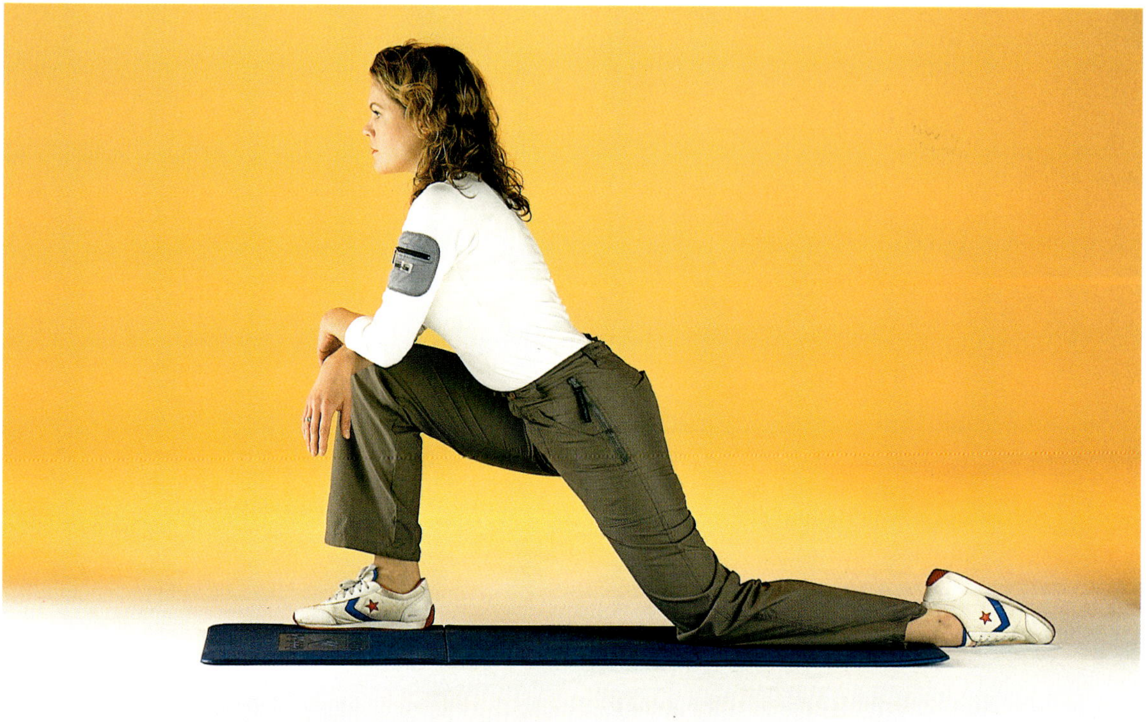

Hüftbeugemuskulatur

Hüftbeuger

Ausgangsstellung:
Im tiefen Ausfallschritt stellen Sie einen Fuß nach vorn und den anderen nach hinten. Das vordere Bein ist gebeugt, so dass sich der Oberschenkel ungefähr in horizontaler Position befindet. Auf diesem Oberschenkel werden die Hände abgestützt. Das Knie des hinteren Beines berührt den Boden, der Fuß ist entspannt und das Becken befindet sich in leicht vorgekippter Stellung (aufrechte Haltung).

Durchführung:
Strecken Sie die Hüfte nach vorn und verlagern Sie den Oberkörper ein wenig nach vorn, um ein Hohlkreuz zu vermeiden. Bringen Sie die Hüfte so weit nach vorn, bis eine Dehnung im vorderen Hüftbereich zu spüren ist.

Variation:
Stützen Sie die Hände nicht auf dem Oberschenkel, sondern auf einem Physioball oder einem Hocker ab.

Andere Methoden:
Dynamisch: Im zügigen Wechsel die Hüfte aktiv bis zum Dehnungsgefühl nach vorn strecken und wieder beugen, bis die Muskeldehnung nicht mehr spürbar ist.

Gesäßmuskulatur

Ausgangsstellung:
In Rückenlage den linken Fuß auf einen Stuhl oder Hocker legen, so dass die linke Hüfte und das Knie ca. 90 Grad gebeugt sind. Der rechte Fuß wird wie bei einem einseitigen Schneidersitz auf den linken Oberschenkel gelegt.

Durchführung:
Drehen Sie nun die rechte Hüfte und das Knie weiter nach außen, so dass in der rechten Gesäßmuskulatur ein Dehngefühl entsteht. Reicht die Außenrotation der rechten Hüfte nicht aus, ziehen Sie das linke Bein näher an den Körper heran und verkleinern dadurch den Hüftbeugewinkel. Versuchen Sie auch die Variationen, um herauszufinden, mit welcher Übung Sie die intensivste Dehnung erzielen.

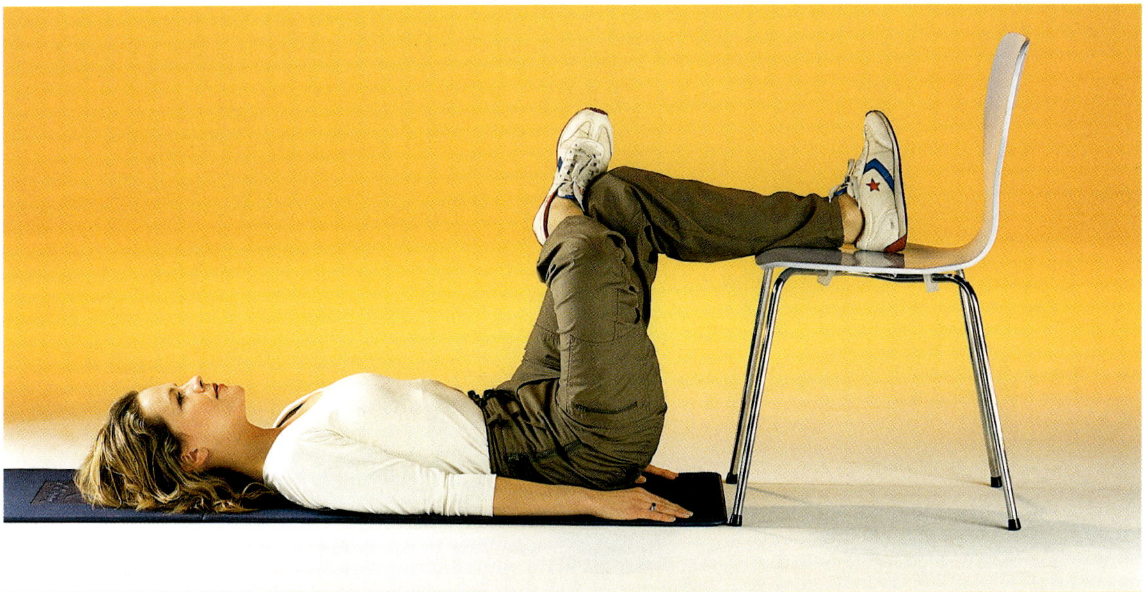

Gesäßmuskulatur mit Stuhl

Variationen:

- Legen Sie den Fuß auf einem Physioball ab. Sie können somit das aufliegende Bein besser vor- oder zurückrollen und die Dehnung im Gesäß genauer dosieren.
- Sie können auch auf eine Hilfe wie einen Stuhl oder Physioball verzichten, das Bein mit den Händen umfassen und es an den Körper heranziehen. Diese Variante ist denjenigen zu empfehlen, die relativ beweglich sind und bei dieser Dehnstellung nicht verkrampfen (Foto Seite 80 oben).
- Der Sitz eignet sich ebenso für eine Gesäßdehnung. Nehmen Sie die gleiche Ausgangsstellung ein wie im Liegen, richten Sie Ihren Oberkörper auf und drücken das Knie in Richtung Boden (Foto Seite 80 links unten).

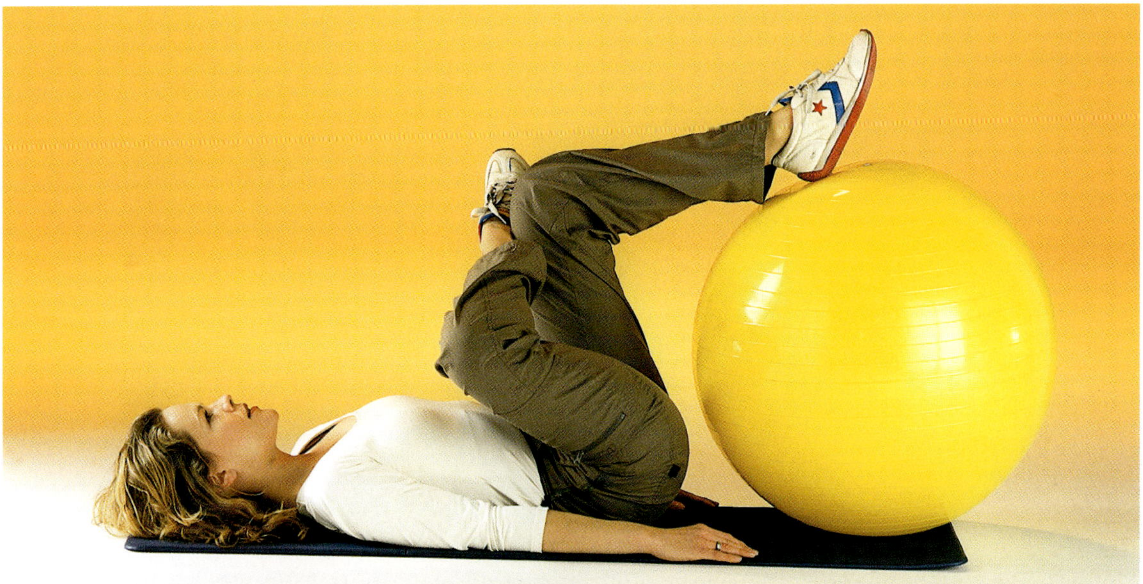

Gesäßmuskulatur mit Physioball

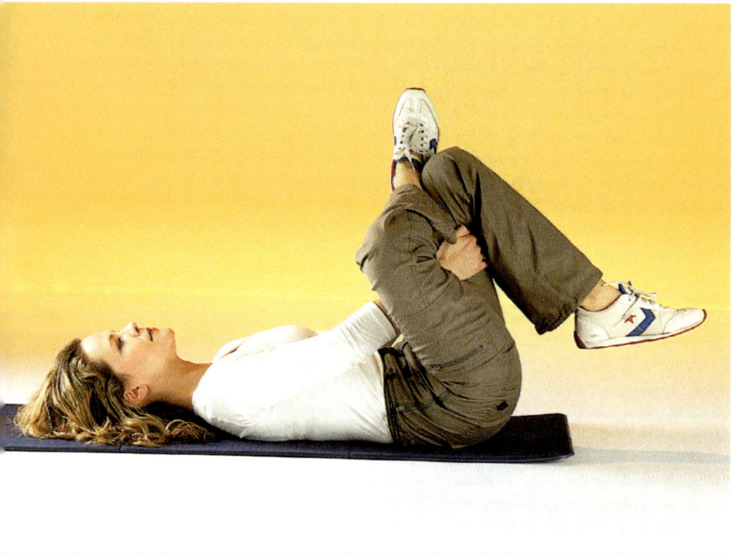

Gesäßmuskulatur in Rückenlage

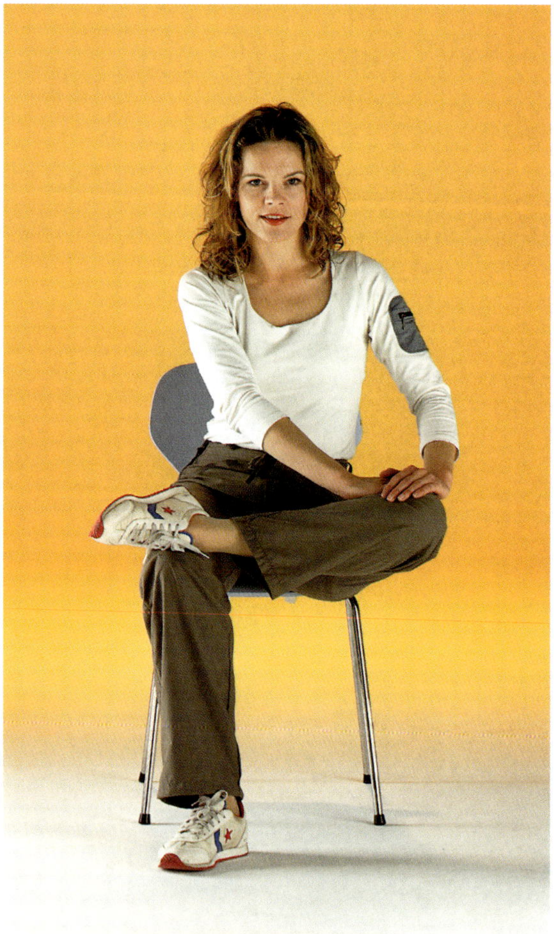

Gesäßmuskulatur im Sitz

Andere Methode:
Dynamisch: Mit dem Physioball und im Sitz lässt sich gut dynamisch üben. Entweder den Ball vor- und zurückrollen oder im Sitz den Oberkörper vor- und zurückneigen. Die Bewegungsausschläge sind nur gering, das heißt, Sie sollen nur so weit aus der Dehnung zurückgehen, dass die Muskeldehnung gerade nicht mehr spürbar ist.

Fußbeuger

Ausgangsstellung:
Stellen Sie sich bequem hin und halten Sie einen Tennisball unter dem rechten (Mittel-)Fuß fest. Sie stehen in der Ausgangsstellung hauptsächlich auf dem linken Fuß.

Durchführung:
Verlagern Sie nun vorsichtig das Körpergewicht auf den rechten Fuß, ziehen Sie die Zehen hoch und behalten den Druck bei, der ein Dehngefühl erzeugt. Dabei sollte der Tennisball sich im Mittelfußbereich befinden. Hier können die Muskeln, die die Zehen beugen, am effektivsten gedehnt werden. Im Vor- und Rückfußbereich drücken Sie nur gegen die Zehengelenke bzw. gegen das Fersenbein. Suchen Sie sich drei bis vier Punkte unter dem Fuß und halten Sie die Dehnung ca. 30 bis 60 Sekunden.
Ein Igelball eignet sich für eine Dehnung nur bedingt, da ein höherer Druck bei weichen Bällen keinen Effekt hat.

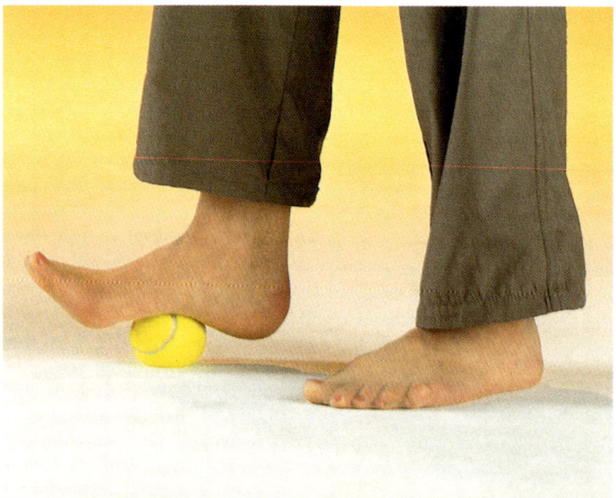

Fußbeuger

Krafttraining

Ein erfolgreiches Krafttraining bedeutet, dass zum einen ein Kraftgewinn erzielt wird und zum anderen die Kraft erhalten bleibt, wenn schon ein gewisses Niveau erreicht worden ist. Da der Erfolg von bestimmten Regeln abhängt, ist es notwendig, sich Gedanken über Belastungsgestaltung, Steuerung der Trainingsbelastung, Trainingsmethoden und -prinzipien zu machen.
In vereinfachter Form möchte ich grundlegende Gestaltungsmerkmale eines Trainings erklären. Das ist insbesondere für die Trainierenden wichtig, die keine oder wenig Vorkenntnisse besitzen und sich ihr persönliches Heimprogramm zusammenstellen möchten.

Kraftarten und -methoden

Maximalkraft ist die höchstmögliche Kraft, die man willkürlich gegen einen unüberwindlichen Widerstand erzeugen kann. Der Maximalkraft sind als Subkategorien die Schnellkraft, Reaktivkraft und die Kraftausdauer untergeordnet. Abhängig von der Zielsetzung werden die Belastungsparameter (Intensität, Serien- und Wiederholungszahl, Pausenlänge, Trainingsumfang) festgesetzt.
Die Belastungsgestaltung richtet sich zudem nach der Arbeitsweise der Muskulatur. Die in diesem Buch vorgeschlagenen Übungen lassen sich entweder dynamisch oder statisch durchführen. Bei der statischen Arbeitsweise (isometrisch) bleibt die Muskellänge unverändert und der Spannungszustand erhöht sich. Die Intensität wird über verschiedene Körperhaltungen (Endstellung der Übung) und die Anspannungsdauer gesteuert. Dynamische Übungen sind gekennzeichnet durch eine Veränderung der Muskellänge und eine relativ gleich bleibende Spannung. Eine dynamische Muskelaktion, die eine Mischform aus Muskelverkürzung und -verlängerung darstellt, nennt man auxotonisch. Sie ist typisch für Übungen, bei denen Widerstände überwunden werden bzw. ihnen nachgegeben wird.
Da es im präventiven Training um ein gesundheitsorientiertes Krafttraining geht, sollte die Belastung derart gestaltet werden, dass primär die dynamische und statische Muskelkraftausdauer verbessert wird. Gleichzeitig kommt es auch zum Muskelwachstum (Hypertrophie) und einer Verbesserung der intermuskulären Koordination (Zusammenspiel zwischen den verschiedenen Muskeln, die an einer Bewegung beteiligt sind). Für den Trainierenden bedeutet diese Zielsetzung konkret: Mehr Ausdauer bei dynamischen oder statischen Kraftbelastungen und zusätzlich mehr Kraft. Deshalb sollten Sie innerhalb einer Trainingseinheit sowohl dynamisch als auch statisch trainieren.
Die entsprechende Methode wird als Gesundheits-Fitness-Methode bezeichnet, wobei folgende Belastungsgestaltung empfohlen wird:

Dynamische (auxotonische) Arbeitsweise:

– Intensität:	gering, 30 bis 50 Prozent der Maximalkraft (leichte Ermüdung nach jeder Serie)
– Bewegung:	langsam bis zügig (kontrolliert)
– Wiederholungen:	15 bis 25
– Serien:	2 bis 5
– Pausen:	1 bis 3 Minuten
– Übungsanzahl:	5 bis 15

Isometrische Arbeitsweise:

Intensität:	mittel (entsprechende Körperhaltungen wählen, vorerst keine Zusatzgewichte)
Anspannungszeit:	5 bis 10 Sekunden
Wiederholungen:	4 bis 10
Serien:	2 bis 3
Pausen:	1 bis 1,5 Minuten
Übungsanzahl:	5 bis 10

Mit der Gesundheits-Fitness-Methode können Sie entweder langfristig muskuläre Dysbalancen ausgleichen oder Sie nutzen sie als sinnvollen Einstieg für ein späteres leistungsbezogeneres und sportspezifisches Training.

Belastungssteuerung

Der Muskel wird beim Krafttraining einer höheren Belastung als im Alltag ausgesetzt mit der Folge, dass am Ende des Trainings der Muskel mehr oder weniger erschöpft ist. Der Organismus befindet sich im Ungleichgewicht und antwortet im Sinne einer Schutzreaktion mit verstärktem Aufbau von

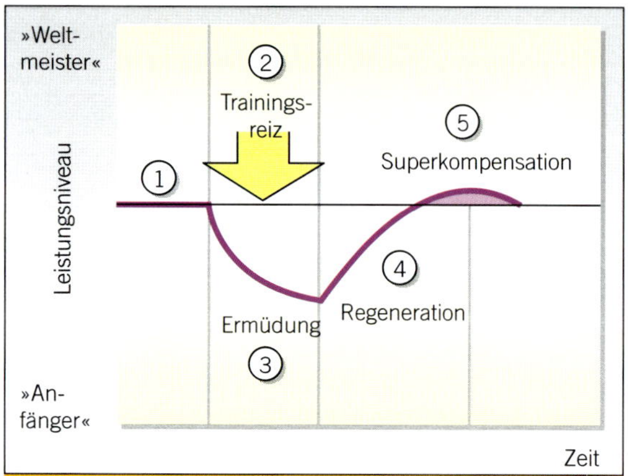

Theoretischer Verlauf der Regeneration nach einer Trainingsbelastung

Energie im Muskel, so dass dieser einer weiteren ähnlich hohen Belastung standhalten kann. Das biologische System baut jedoch mehr Leistungsreserven auf als vorher vorhanden waren. Diese »Überschussreaktion« wird als Superkompensation bezeichnet. Die »überschüssige« Energie hält sich ca. 2 bis 3 Tage, bevor der Körper anfängt, diese wieder bis zum Ausgangsniveau aufzuzehren. Damit die gesteigerte Leistungsfähigkeit des Muskels realisiert wird und der Organismus diese superkompensatorische Reaktion auf einem noch höheren Niveau wiederholen kann, sollte spätestens nach dem dritten Tag ein erneutes Training stattfinden. Das Wechselspiel von Energieabbau und -aufbau in Kombination mit erhöhter Muskelanspannung führt allmählich zu einer Erhöhung der Kraft. Diese Vorgänge sind auch bei einem Ausdauertraining zu beobachten. Bei Anfängern stellen sich schneller Erfolge ein als bei gut trainierten Sportlern. Hinsichtlich der Dosierung der Trainingsreize sollte beachtet werden, dass nur an die Leistungsfähigkeit angepasste Reize sinnvoll sind, um gesundheitsfördernde Anpassungsprozesse hervorzurufen.

Trainingsprinzipien

Regelmäßiges Training

Trainieren Sie zwei- bis dreimal in der Woche und vermeiden Sie zu große Abstände zwischen den Trainingseinheiten. Planen Sie stets mit festen Trainingszeiten.

Langfristigkeit

Nach dem Motto: »Bewegung ist keine Zusatzaufgabe, sondern Bestandteil des Lebens« sollte Sport bzw. Bewegung ein lebenslanger Begleiter werden. Eine körperliche Leistungsfähigkeit, die über viele Jahre erworben wurde, ist sehr stabil. Im Vergleich dazu gehen schnell erworbene Leistungszuwächse bei zu langer Unterbrechung ebenso schnell wieder verloren.

Progressive Belastungssteigerung in kleinen Schritten

Da der Erfolg am Anfang relativ schnell spürbar ist und eine Belastungsmonotonie keine adaptativen Reaktionen mehr auslöst, sollte die Belastung regelmäßig erhöht werden. Bevor Sie die Intensität mit höheren Gewichten steigern, sollten Sie den Belastungsumfang erhöhen, das heißt, führen Sie mehr Wiederholungen und/oder mehr Serien durch. Konkret bedeutet dies für das dynamische Training, dass Sie 5 bis 10 Wiederholungen und 1 bis 2 Serien mehr ausführen. Beim isometrischen Krafttraining verlängern Sie die Anspannungsdauer um ca. 5 Sekunden und erhöhen die Serienanzahl. Eine weitere Möglichkeit den Trainingsumfang zu steigern, ist die Erhöhung der Übungsanzahl.
Sind die umfangsbetonten Veränderungen ausgereizt, wird die Belastung in Form von schwereren Gewichten intensiviert, zum Beispiel durch Hanteln und Verstärkung anderer Widerstände wie Physiobänder.
Grundsätzlich gilt, dass nach dem Ausführen jeder Serie eine leichte muskuläre Ermüdung spürbar sein sollte.

Variables Training

Wenn die Trainingsbelastungen über einen längeren Zeitraum (mehrere Wochen oder Monate) unverändert bleiben, stagniert der Kraftgewinn und Sie verlieren den Spaß am Training. Variieren Sie daher regelmäßig die Übungen oder setzen Sie unterschiedliche Schwerpunkte (Kraft, Ausdauer oder Dehnung). Der Spaß an der Bewegung ist der Schlüssel zu einem langfristigen Erfolg.

Die im Folgenden aufgeführten Übungen sind im Wesentlichen isometrisch auszuführen. Bei dynamischen Varianten wird darauf hingewiesen.

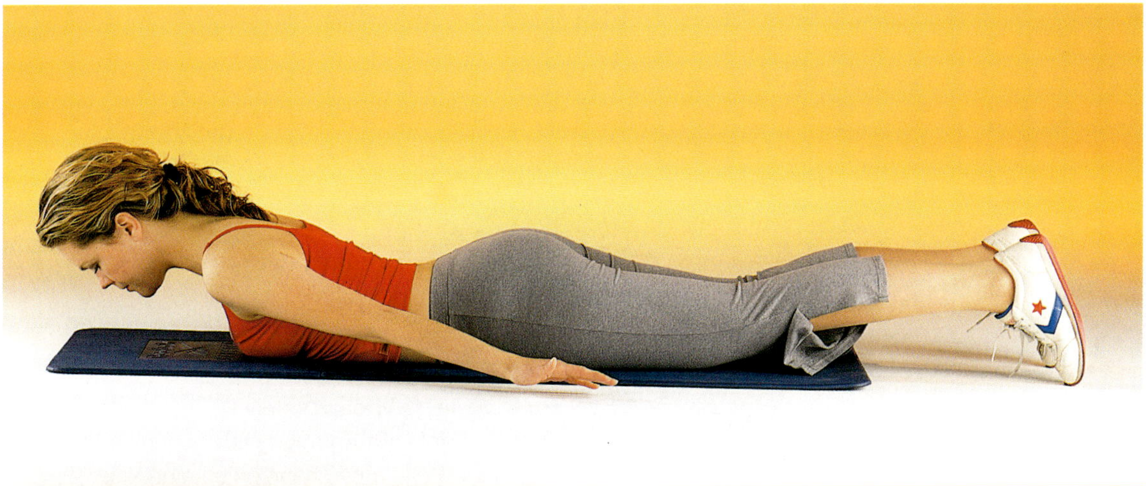

Oberkörper anheben

Oberkörper anheben

Durchführung:
Den Oberkörper anheben, den Kopf in Verlängerung der Wirbelsäule halten, die Handinnenflächen zeigen zum Boden und werden angehoben. Die Fußspitzen bleiben auf dem Boden und die Knie werden gestreckt.

Ziel:
Kräftigung der Rückenstrecker von Lendenwirbelsäule (LWS) bis Halswirbelsäule (HWS) sowie der Muskulatur zwischen den Schulterblättern.

Erweiterungen:
- Diverse Armhaltungen (U-Halte, nach vorn gestreckt)
- Dynamische Armbewegungen zum Beispiel mit Hanteln

Fehler
- Der Oberkörper wird zu hoch angehoben und ein Hohlkreuz entsteht.
- Der Kopf wird zu stark in den Nacken gelegt und nicht in Verlängerung des Oberkörpers gestreckt.
- Arme und Beine werden über die Horizontale angehoben und ein Hohlkreuz entsteht.

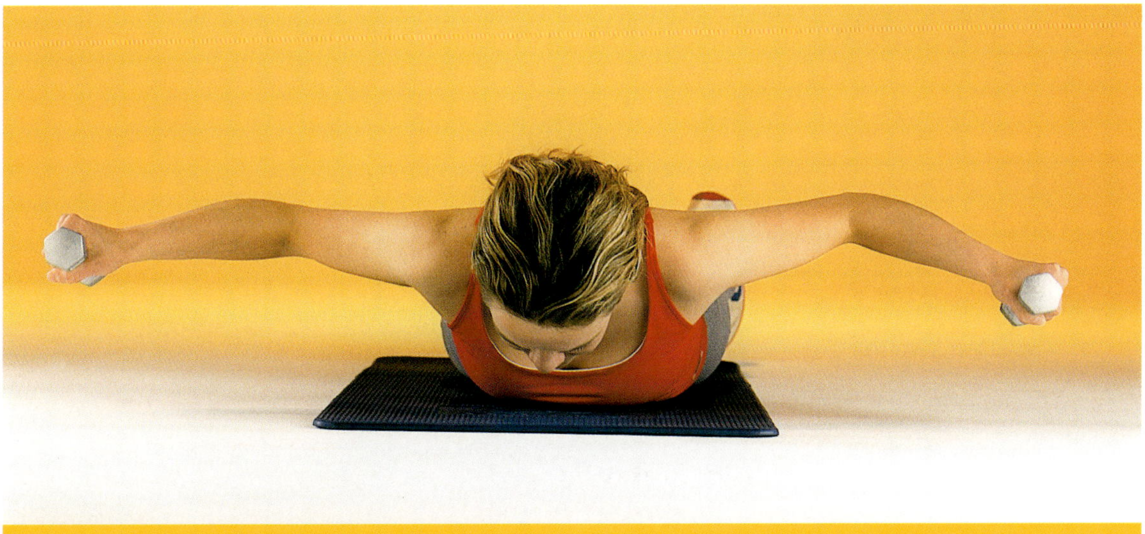

Kräftigung mit Hanteln

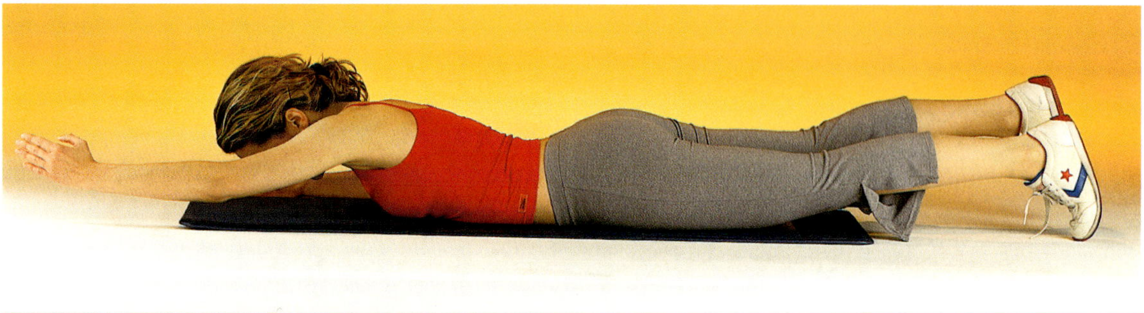

Arm und Bein diagonal anheben

Oberkörper diagonal anheben

Durchführung:
Aus der Bauchlage gleichzeitig das rechte Bein und den nach vorn gestreckten linken Arm anheben. Der Daumen des linken Armes zeigt nach oben, die rechte Hand stützt sich vom Boden ab.

Ziel:
Kräftigung der Rückenstrecker (unter intensiver Anspannung der rotatorischen Muskeln) und der Schulterblattmuskulatur.

Erweiterungen:
- Gewichtsmanschetten an Händen und/oder Füßen.
- Kleine Hanteln anheben.

»Flieger«

Durchführung:
Mit dem Bauch über den Physioball legen, die Knie sind leicht angewinkelt und die Zehenspitzen befinden sich auf dem Boden. Die Handinnenflächen zeigen zum Boden und der Kopf wird in Verlängerung der Wirbelsäule gehalten.

Ziel:
Kräftigung der Rücken- und Schulterblattmuskulatur mit instabiler Unterstützungsfläche.

Erweiterungen:
- Diverse Armhaltungen
- Hanteln, Gewichtsmanschetten oder Physioband
- Ohne Abstützen der Füße

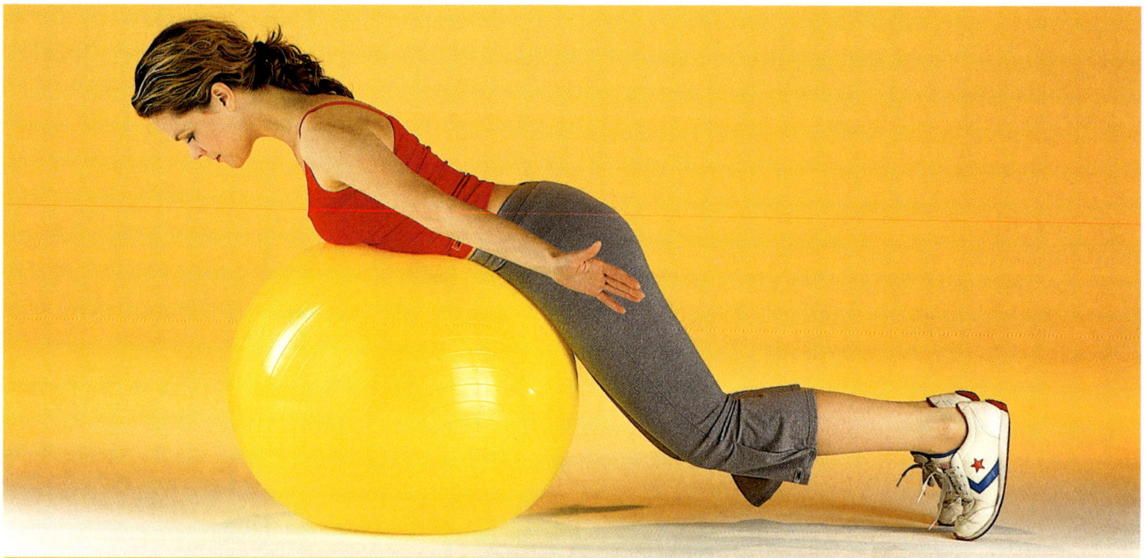

Flieger

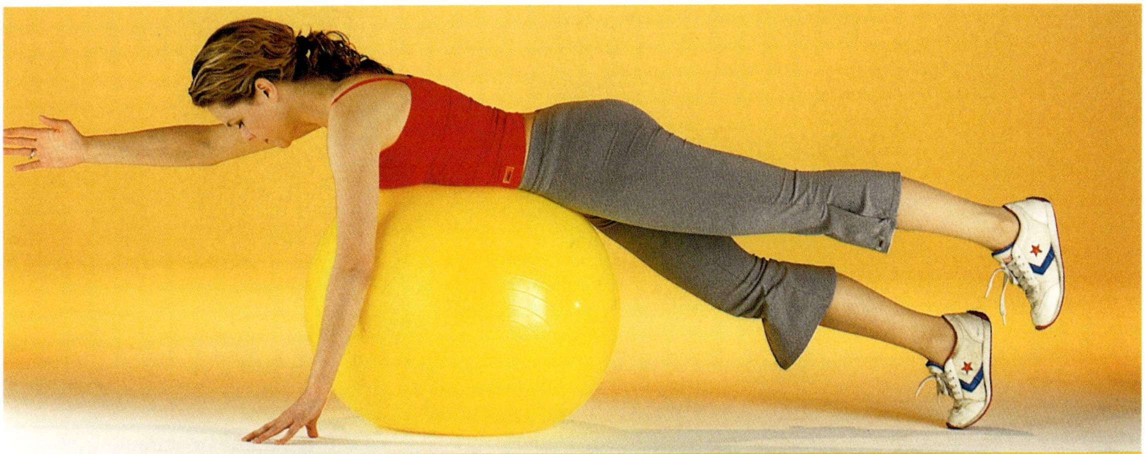

Flieger diagonal

»Flieger« diagonal

Durchführung:
Aus der Bauchlage über dem Physioball den rechten Arm gleichzeitig mit dem linken Bein anheben. Der Daumen des angehobenen Armes zeigt nach oben, die andere Hand stützt sich am Boden ab oder ist am Körper angelegt.
Zu Beginn sollte sich der Fuß des gestreckten Beines an der Wand abstützen. Dies sorgt für die nötige Stabilisation und erleichtert die Übung. Versuchen Sie jedoch dann den Fuß von der Wand zu lösen. Fortgeschrittene stützen sich nicht mit einem Arm ab, sondern legen ihn an den Körper.

Ziel:
Übung auf instabiler Unterstützungsfläche, daher mehr Koordination erforderlich. Kräftigung wie bei Übung »Oberkörper diagonal anheben«.

Erweiterungen:
Üben mit Hanteln oder Gewichtsmanschetten.

Bauchlage auf einer Bank

Durchführung:
Der Oberkörper liegt bis zum Becken auf einer Bank, die Hände halten sich daran fest. Beide Beine werden gleichzeitig bis zur Horizontalen angehoben.

Ziel:
Kräftigung der lumbalen Strecker und der Gesäßmuskulatur.

Erweiterungen:
Einen Ball oder ein Gewicht zwischen die Füße klemmen oder Gewichtsmanschetten an den Füßen befestigen.

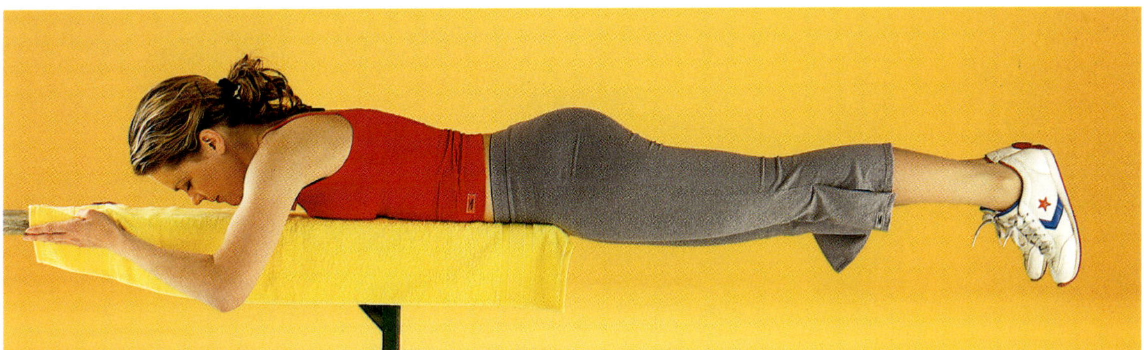

Bauchlage auf einer Bank

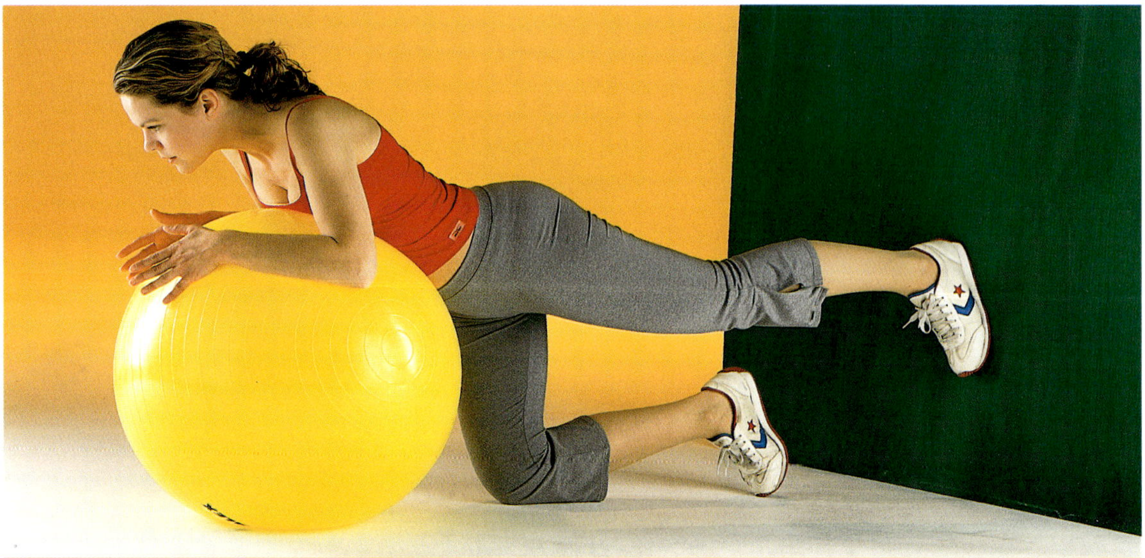

Stütz auf Ball

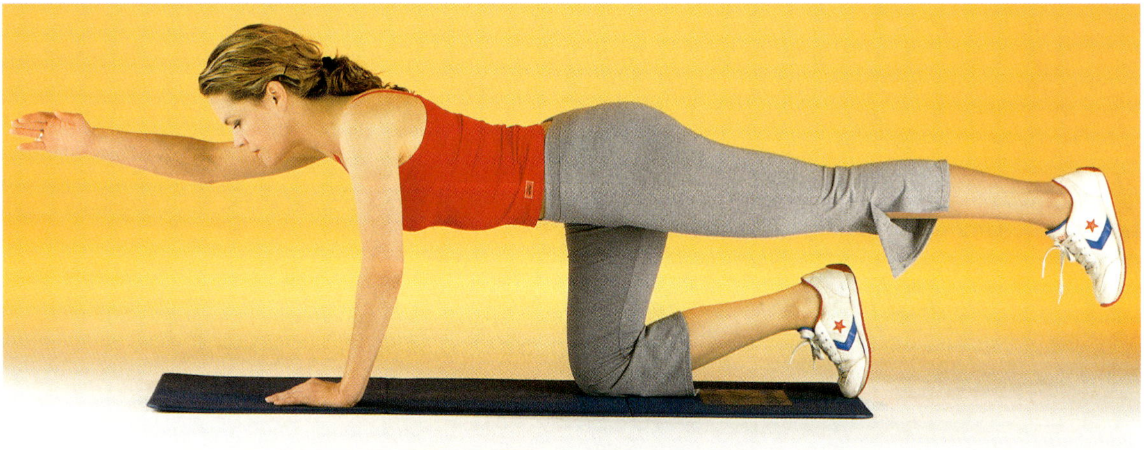

Vierfüßlerstand

Stütz auf Ball

Durchführung:
Die Unterarme werden auf einen Physioball aufgestützt. Heben Sie das linke Bein, bis der Fuß Kontakt mit der Wand hat. Das rechte Knie und der Fuß bleiben auf dem Boden. Fortgeschrittene mit guter Balance nehmen den linken Fuß von der Wand.

Ziel:
Kräftigung der Rückenmuskulatur mit der gleichzeitigen Aufgabe, den Rumpf auszubalancieren.

Erweiterungen:
- Der rechte Fuß wird angehoben.
- Ein Knie wird auf ein Ballkissen aufgestützt.

Vierfüßlerstand

Durchführung:
Stützen Sie sich auf die Knie und Hände. Die Ellbogen sind leicht gebeugt. Aktiv aus dem Schultergürtel stützen und Brustbein zum Boden strecken, dabei gleichzeitig die Schulterblätter annähern. Der rechte Arm und das linke Bein werden aus dieser Position diagonal bis zur Horizontalen angehoben.

Ziel:
Siehe Übung »Stütz auf Ball«.

Erweiterung:
- Gewichtsmanschetten an den Händen oder Füßen.
- Stütz mit Knie und Hand auf Ballkissen.

»Brücke«

Durchführung:
Sie liegen auf dem Rücken, die Knie sind angewinkelt und die Füße stehen schulterbreit auseinander. Heben Sie das Gesäß, bis der Oberkörper eine Linie mit dem Oberschenkeln bildet. Ansonsten Hohlkreuzbildung möglich. Die Arme befinden sich außenrotiert neben dem Körper und werden zur Unterstützung in den Boden gedrückt.

Ziel:
Kräftigung der unteren Rückenmuskulatur und der Gesäßmuskulatur.

Erweiterungen:
- Einbeinig (isometrisch) zum Beispiel 10 Sekunden auf der Stelle gehen
- Einbeinig (dynamisch)
- »Lange Brücke«, das heißt immer weiter in die gestreckte Haltung gehen (Abstand zwischen den Füßen und Schulterblättern vergrößern)

Der aufrechte Stand mit vorgeneigtem Oberkörper

Durchführung:
Stand gegen eine Wand (siehe Abschnitt »Aufrechter Stand« Seite 49f.), wobei die Füße jetzt ca. 10 Zentimeter von der Wand entfernt sind. Das Gesäß berührt die Wand und der Oberkörper wird nach vorn geneigt. Die aufrechte Körperhaltung bleibt unverändert. Zur besseren Wahrnehmung der Spannung und Beckenstellung legen Sie eine Hand auf den Bauch und die andere Hand auf den unteren Rücken.

Ziel:
Wahrnehmung und Erlernen der aufrechten Haltung mit gleichzeitiger Veränderung der Körperposition. Kräftigung der Rückenmuskulatur.

Erweiterungen:
- Die Arme nach vorn strecken.
- Die Füße ca. 15 bis 20 Zentimeter von der Wand entfernt aufstellen und den Oberkörper in Richtung Horizontale nach vorn beugen.
- Zur Korrektur kann auch ein Holzstab verwendet werden.
- Bei guter Durchführung können Sie auf Hilfsmittel zur Haltungskorrektur verzichten und die Konzentration auf verschiedene Zusatzaufgaben richten.

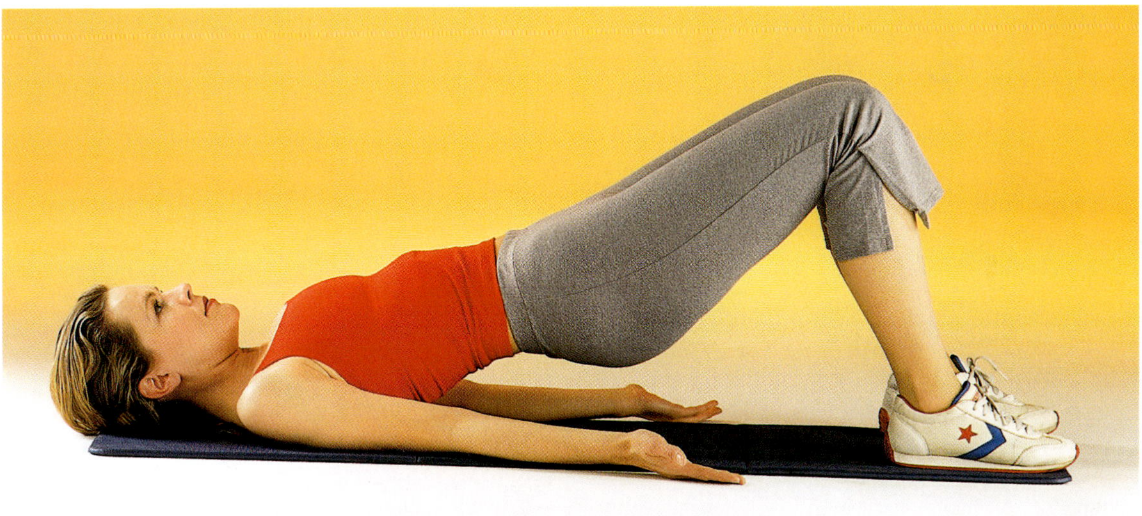

Brücke

»Butterfly-reverse« mit Gewichten

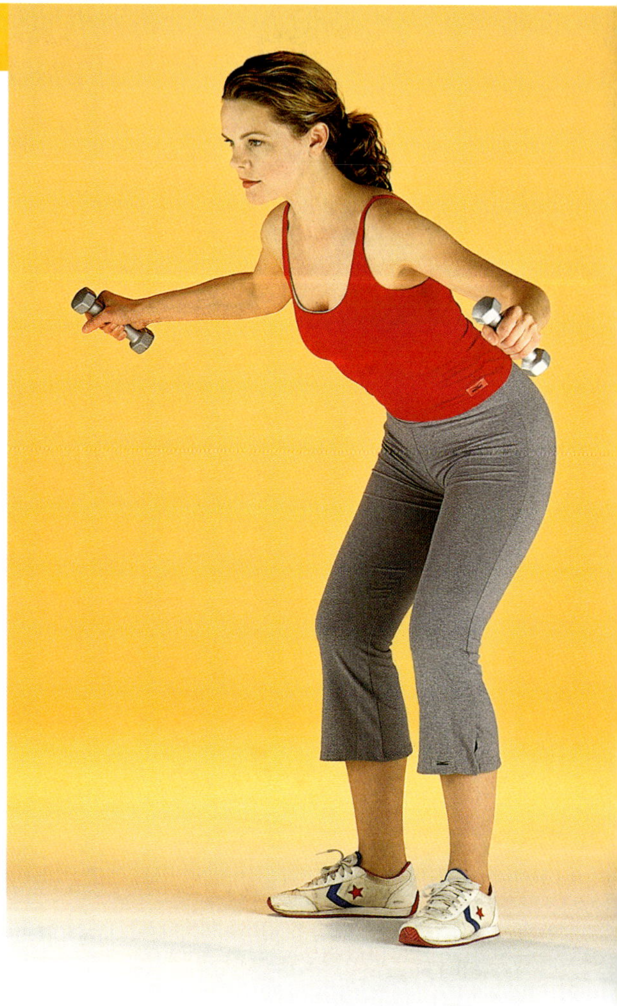

Fehler:

- Das Gesäß berührt nicht die Wand und beim Nach-vorn-Neigen bewegen sich die Knie über die Fußspitzen. Dies sollten Sie unbedingt vermeiden.
- Die Knie sind in X-Bein-Stellung.
- Das Gesäß rutscht an der Wand entlang und bleibt nicht an einem Punkt fixiert.
- Die aufrechte Körperhaltung wird aufgehoben und der Rücken neigt sich krumm nach vorn.

Dynamische und isometrische Zusatzaufgaben im Stand

Die folgenden Übungen sind Beispiele dafür, wie der Bewegungsapparat gleichzeitig mit dem Halteapparat trainiert wird. Seien Sie kreativ und variieren Sie Ihre Übungen. Voraussetzung ist, dass der Rücken sich in der aufrechten Haltung befindet.

Zur Belastungsdosierung empfehle ich 3 bis 4 Serien mit jeweils 15 bis 20 Wiederholungen. Da der statische (isometrische) Anteil dieser Übung für einen Untrainierten sehr anstrengend ist, sollten Sie nötigenfalls die Wiederholungszahl reduzieren, um in einer rückengerechten Position trainieren zu können. Ein Partner kann eventuell auftretende Fehler korrigieren. Sollten Sie alleine üben, verwenden Sie einen Spiegel. Berühren Sie mit dem Gesäß (als taktile Hilfe) die Wand oder stellen Sie sich mit den Knien vor einen Physioball.

»Butterfly-reverse« mit Gewichten

Durchführung

Sie stehen mit geradem Rücken und leicht nach vorn geneigtem Oberkörper fest auf dem Boden. Beugen Sie nun die Knie. In den Händen halten Sie jeweils eine Hantel. Achten Sie auf eine korrekte Beinachse und schieben Sie Ihre Knie nicht über die Fußspitzen. Jetzt heben Sie die Hanteln mit leicht gebeugten Ellbogen an, indem Sie die Schulterblätter und Schultern nach hinten ziehen. Die Schultern bleiben in einer tiefen Stellung.

Diese Übung können Sie auch mit einem Physioband durchführen, indem Sie sich auf das Band stellen oder es an einem Tischbein festbinden.

Zur Verbesserung der Koordination können Sie sich auch einbeinig auf den Boden, einen Kreisel oder ein Ballkissen stellen.

Stand vor einem Ball und einem Physioband

Durchführung

Sie stehen vor einen Physioball (die Knie berühren ihn) und fixieren das Physioband unter dem Ball. Der Oberkörper wird den eigenen Möglichkeiten entsprechend nach vorn geneigt. Führen Sie die »Butterfly reverse«-Bewegungen durch.

Der Stand vor dem Physioball erleichtert die Beinachse und verhindert, dass die Knie nach vorn geschoben werden.

Stand vor einem Ball und einem Physioband

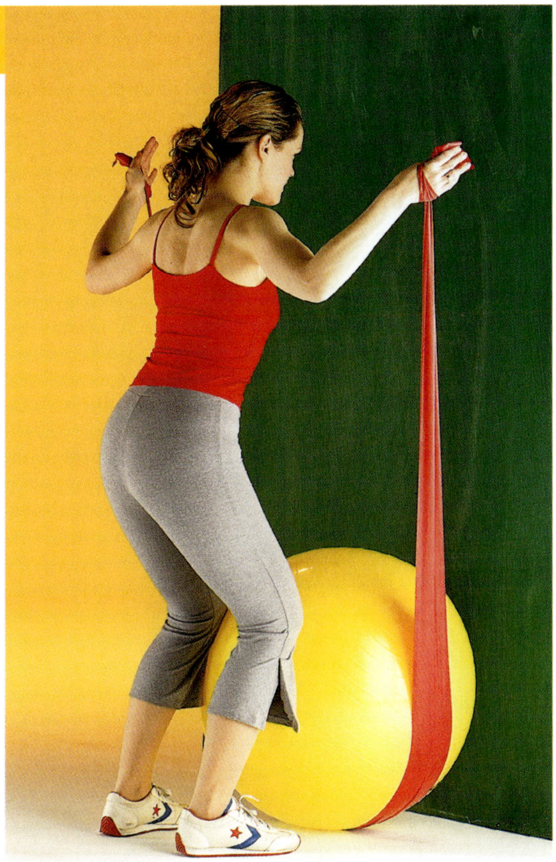

Physioball mit angewinkelten oder gestreckten Armen halten

Durchführung

Stellen Sie sich aufrecht hin und halten Sie einen Ball zwischen den Händen. Nun neigen Sie den Oberkörper nach vorn, indem Sie die Hüfte und die Knie beugen. Gleichzeitig heben Sie den Ball nach vorn an. Dies kann mit gebeugten oder gestreckten Armen geschehen. Halten Sie den Ball nur kurze Zeit in dieser Stellung und üben Sie langsam und dynamisch.

Physiobandübungen mit verschiedenen Zugwinkeln und Armhaltungen

Die hier vorgestellten Übungen sind nur Beispiele, zeigen jedoch die grundsätzlichen Haltungs- und Bewegungsmuster: aufrechte Haltung, Beinachse, Schulterblatt- und Armbewegung. Beachten Sie bei den Übungen, dass die Schultern und Schulterblätter immer nach unten/hinten bewegt werden. Dieser Bereich verdient besondere Aufmerksamkeit, da es häufig zu Fehlern kommt. Viele Menschen haben zudem die Angewohnheit, ihre Schultern im Alltag ständig hochzuziehen bzw. sie können ihre Schultern gar nicht mehr fallen lassen und leiden daher häufig unter Nackenverspannungen. Die Ausgangsstellung kann auch der Sitz oder der Kniestand sein. Bei Problemen mit dem aufrechten Stand üben Sie im Sitzen, was normalerweise leichter fällt.

Durchführung:

Sie stehen in der aufrechten Haltung mit leicht nach vorn geneigtem Oberkörper. Ziehen Sie nun langsam und gleichmäßig das Physioband in die entsprechenden Richtungen.
Üben Sie zunächst mit einem Physioband, das Sie leicht auseinander ziehen können. Steigern Sie den Widerstand erst bei einer sicheren Bewegungsausführung.

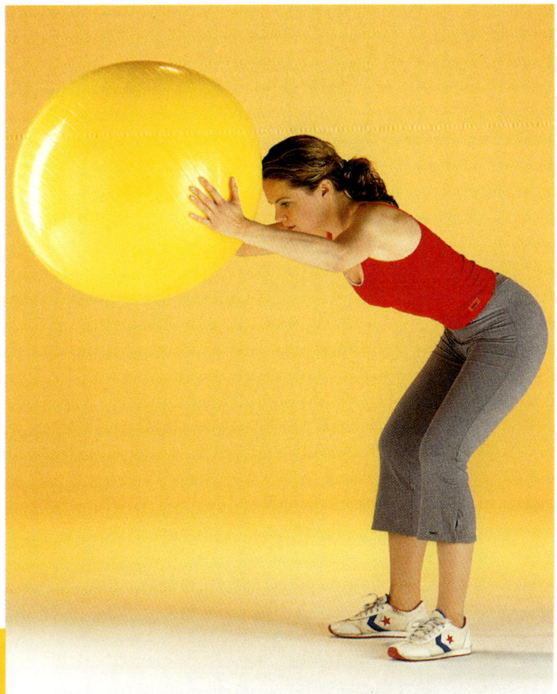

Physioball mit den Armen halten

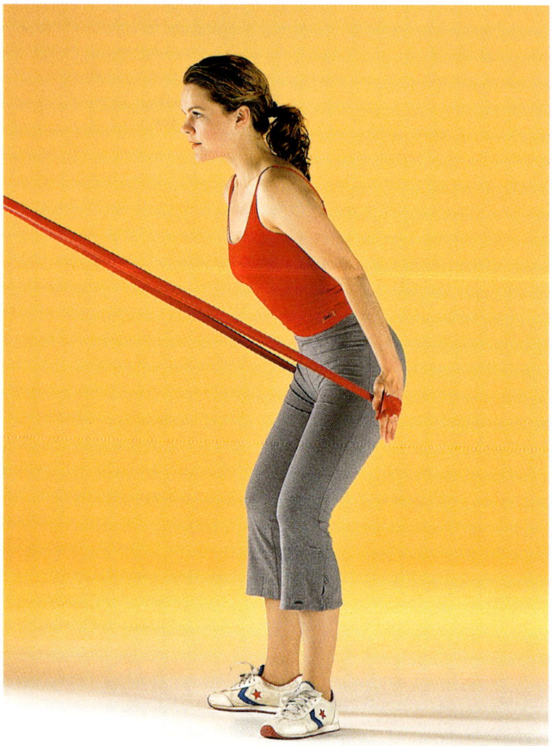

Zug von oben

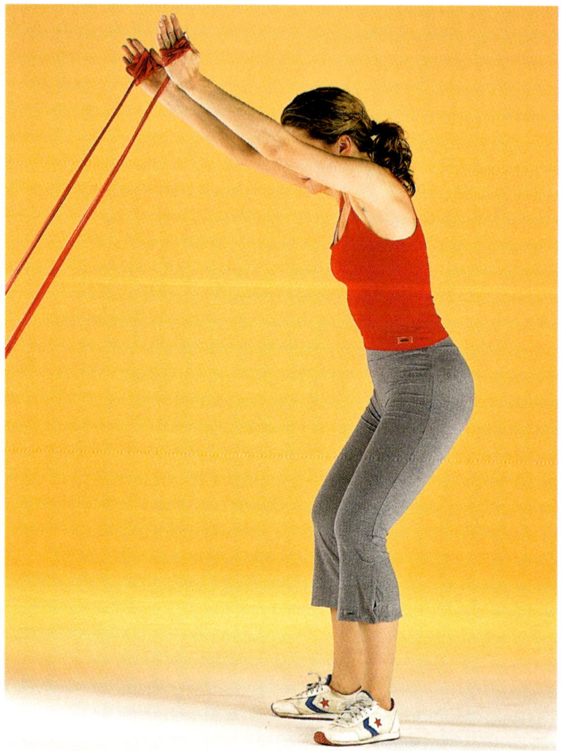

Zug von unten mit gestreckten Armen

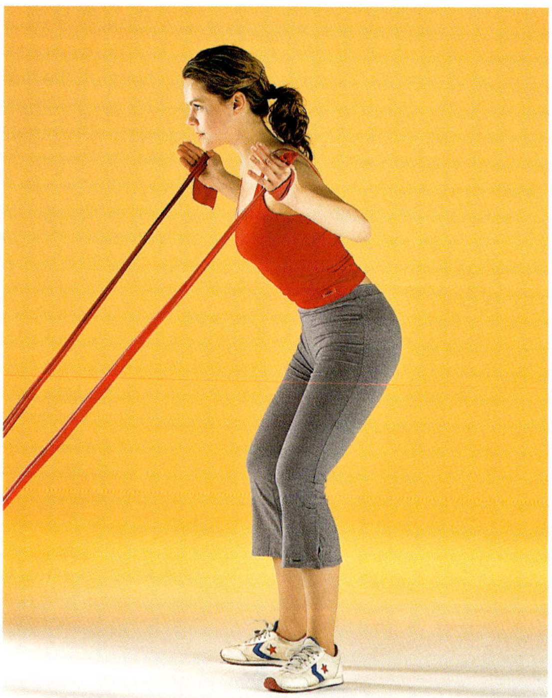

Zug von unten mit angewinkelten Armen

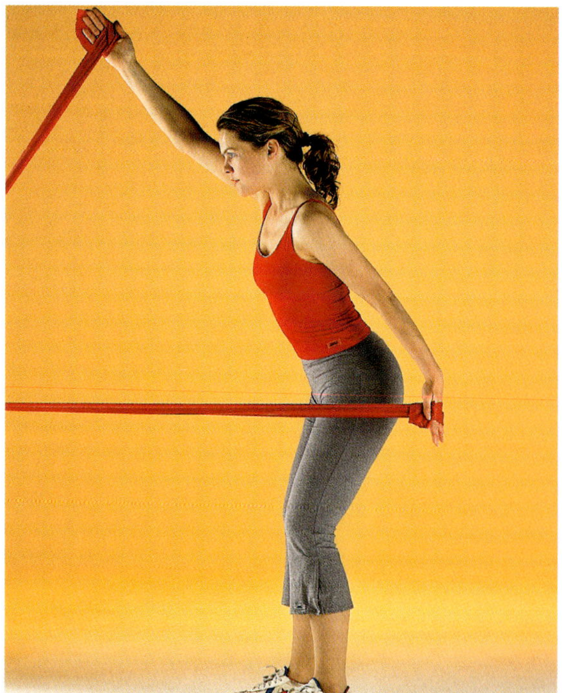

Zug diagonal

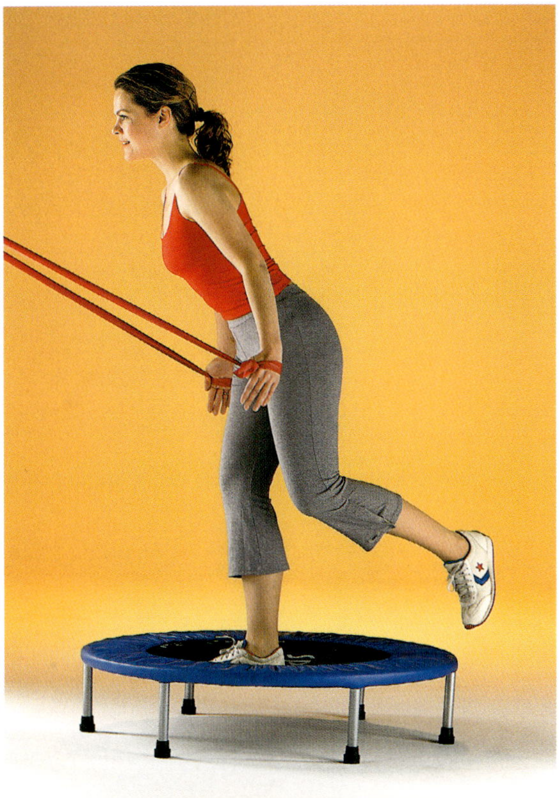

Einbeiniger Stand auf Kreisel, Trampolin, Ballkissen o. Ä. und Physiobandübungen

Bücken mit einem Ball im Rücken

Diese Übung ist meiner Meinung nach eine ideale Möglichkeit, um das rückengerechte Bücken zu üben und führt in seiner Bewegungsausführung zur Kniebeuge.

Durchführung:

Fixieren Sie einen Physioball zwischen Rücken und Wand. Stellen Sie Ihre Füße ca. schulterbreit genau unter den Körper, lehnen Sie sich auf keinen Fall gegen den Ball. Nun gehen Sie langsam in die Kniebeuge und neigen den Oberkörper nach vorn. Nur wenn der Oberkörper entsprechend nach vorn geneigt wird, können Sie ein Nach-vorn-Schieben der Knie über die Fußspitzen vermeiden. Das Gesäß wird unter den Ball geschoben, wobei Sie sich wiederum nicht gegen den Ball lehnen. Der Ball dient lediglich als korrektive Maßnahme, nicht als Rückenlehne. Deshalb kann dieser in jeder Phase der Bewegung herausgenommen werden, ohne dass Sie nach hinten fallen.

Kniebeugen mit einer Hantel auf dem Rücken

Die Kniebeuge ist eine sehr effektive Übung zur Kräftigung des Rückens und der unteren Extremitäten. Da sie jedoch bei falscher Ausführung auch eine gewisse Verletzungsgefahr in sich birgt, sollten Sie unbedingt auf die korrekte Bewegungsausführung achten. Sind Sie sich unsicher, sollten Sie unter professioneller Hilfe üben.

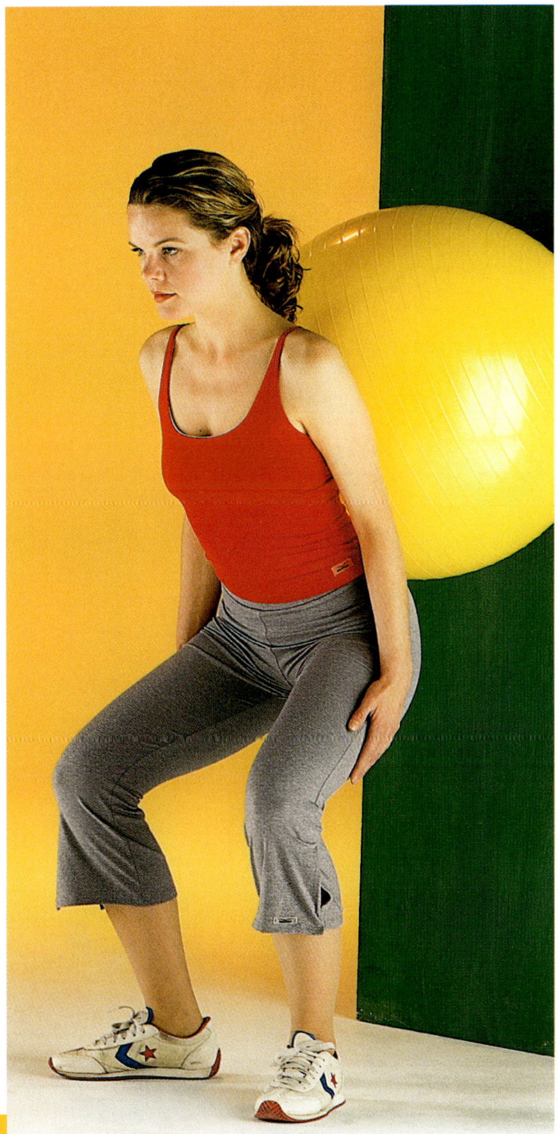

Bücken mit einem Ball im Rücken

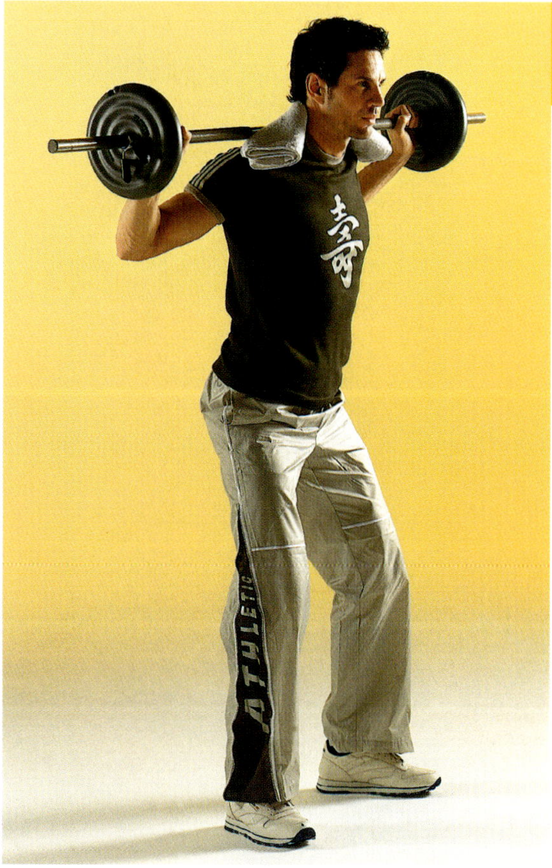

Ausgangsstellung für die Kniebeuge mit Hantel

Durchführung:
Legen Sie sich eine leichte gepolsterte Langhantel auf den Nacken (jedoch nicht auf die Halswirbelsäule). Günstig ist eine schulterhohe Hantelablage. Stellen Sie Ihre Füße ca. schulterbreit auf und bringen Sie sich in die Balance. Mit stabilisierter Wirbelsäule nähern Sie sich mit dem Gesäß dem Boden, als würden Sie sich hinsetzen. Dabei wird der Oberkörper leicht nach vorn geneigt. Die Hüften und die Knie werden gebeugt, wobei die Knie nicht nach vorn gehen. Um zu hohe Druckbelastungen hinter der Kniescheibe zu vermeiden, sollte die Kniebeugung 90 Grad nicht überschreiten. Für viele Menschen ist diese Art der Kniebeuge ungewohnt und anstrengend. Trainieren Sie zu Beginn mit leichten Gewichten, bis Sie den Bewegungsablauf beherrschen.

Heben einer Getränkekiste

Diese Übung ist eine typische Bewegung aus dem Alltag und beispielhaft für viele alltägliche Bück- und Hebeaktionen.

Durchführung:
Stellen Sie sich so dicht wie möglich an die Kiste heran, so dass sie sich zwischen den Füßen befindet (Foto Seite 29). Bevor Sie nun anheben, bauen Sie Spannung in der Muskulatur auf. Jetzt erst heben Sie (niemals ruckartig) die Kiste aus den Beinen heraus und ziehen sie an den Bauch. Genauso funktioniert das Abstellen.

Bauchmuskulatur

Grundsätzlich sollten Sie versuchen, die Bauchmuskeln bei Haltungsübungen zu aktivieren. Die Erfahrung zeigt, dass die Bauchmuskeln nicht nur zu kurz, sondern gleichzeitig auch relativ schwach sind. Daher fällt es vielen Menschen schwer, die Bauchmuskulatur ohne entsprechende Bewegung anzuspannen. Trainieren Sie deshalb regelmäßig Ihre Bauchmuskeln und

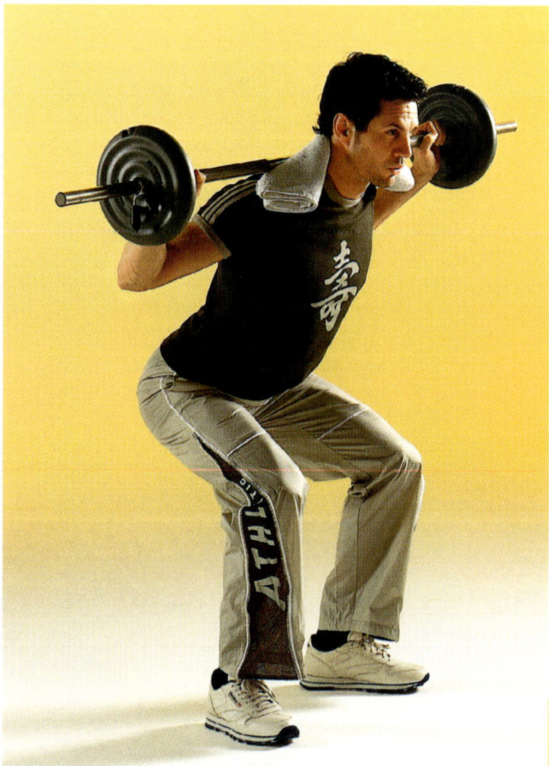

Endstellung für die Kniebeuge mit Hantel

lernen Sie, diese auch in der aufrechten Haltung spürbar zu aktivieren. Halten Sie immer wieder eine Hand auf den Bauch, um die Anspannung zu überprüfen. Bei Bauchmuskelübungen neigt man dazu, den Atem anzuhalten. Achten Sie deshalb auf eine gleichmäßige Atmung und vermeiden Sie eine Pressatmung. Nach den Übungen empfiehlt sich eine Dehnung der Bauchmuskeln (siehe Seite 72).

Gerade und schräge Bauchmuskeln (isometrisch)

Durchführung:
In Rückenlage die Hüften und Knie ca. 90 Grad gebeugt halten und die Hände an die Knie legen. Bei der Kräftigung der geraden Bauchmuskeln werden nun die Hände gegen die Knie und die Knie gegen die Hände gedrückt, so dass keine Bewegung stattfindet. Der Oberkörper wird leicht angehoben und der Kopf bleibt in Verlängerung der Wirbelsäule (Blick nach oben).
Für die schrägen Bauchmuskeln drückt die rechte Hand gegen das linke Knie und umgekehrt.

Alternativen:
- Die Hände drücken nicht gegen die Knie, sondern werden für die geraden Bauchmuskeln rechts und links neben dem Körper gehalten bzw. für die schrägen Bauchmuskeln an einer Seite vorbei geschoben.
- Der Kopf bleibt auf dem Boden liegen (zum Beispiel bei Problemen mit der Halswirbelsäule).
- Stellen Sie die Fersen auf den Boden und strecken Sie die Arme in Richtung Oberschenkel. Diese Position halten.
- Die Hände können auch hinter den Kopf gelegt werden, sollten jedoch nur den Kopf stützen und ihn nicht hochdrücken.

Gerade und schräge Bauchmuskeln (dynamisch)

Durchführung:
Wie bei der zuvor erklärten isometrischen Übung, die Endstellung jedoch nicht halten, sondern am Ende der Bewegung langsam in die Ausgangsstellung zurückbewegen. Für die geraden Bauchmus-

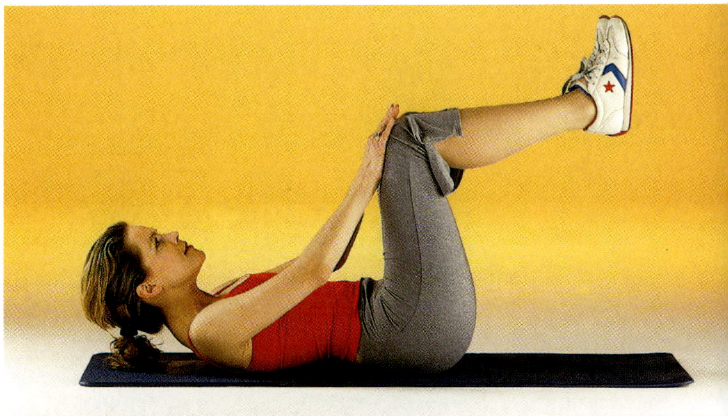

Gerade Bauchmuskulatur: Die Hände drücken gegen die Knie.

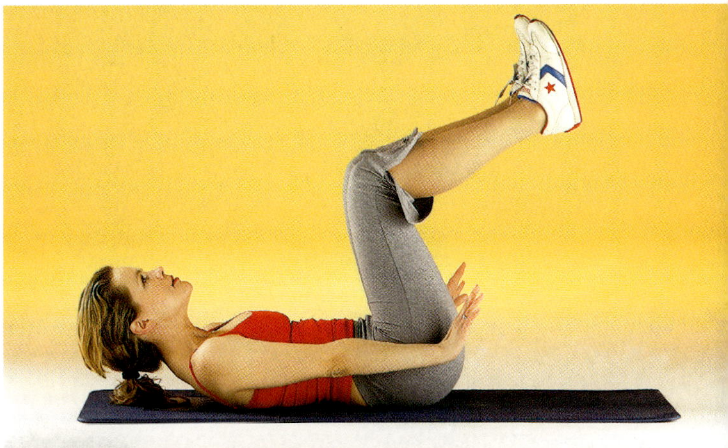

Gerade Bauchmuskulatur: Die Hände werden an den Oberschenkel vorbei geführt.

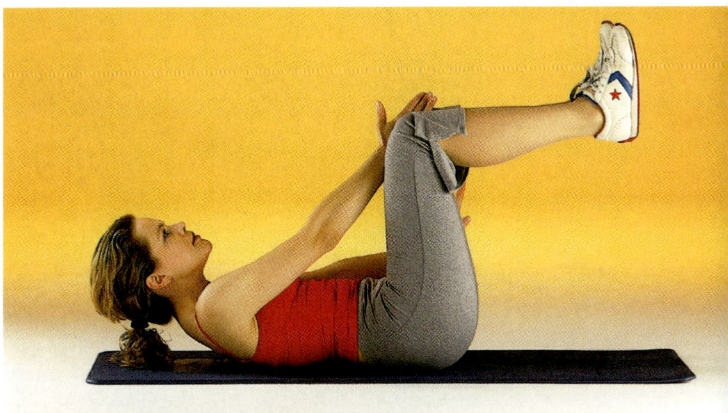

Schräge Bauchmuskulatur: Die Hände werden diagonal bewegt.

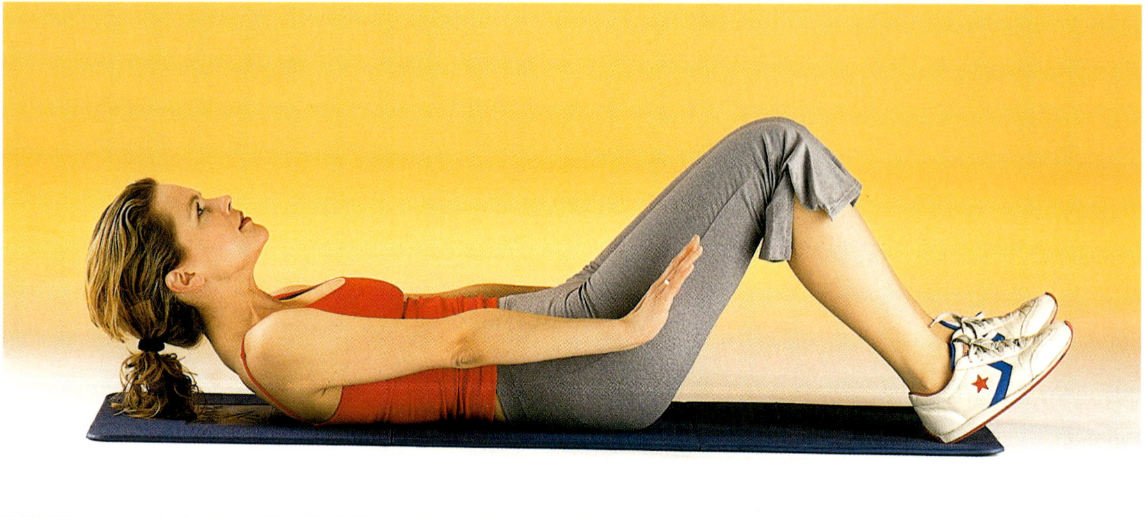

Gerade Bauchmuskulatur: Die Hände werden an den Oberschenkel vorbei geführt und die Füße bleiben am Boden.

keln die Hände zu beiden Knien bewegen, für die schrägen beide Hände zu einem Knie. Dabei wird innerhalb einer Serie der Körper nicht vollständig auf den Boden abgelegt, damit die Bauchmuskeln ständig unter Spannung bleiben.

Alternativen:
- Verschiedene Armhaltungen (am Körper, den Kopf abstützend, nach hinten gestreckt).
- Füße mit angewinkelten Knie auf den Boden stellen.

Fehler:
- Der Oberkörper wird zu hoch angehoben.
- Die Bewegung erfolgt zu schnell und zu unkontrolliert.
- Der Kopf wird mit nach vorn (Richtung Brustbein) angebeugt.

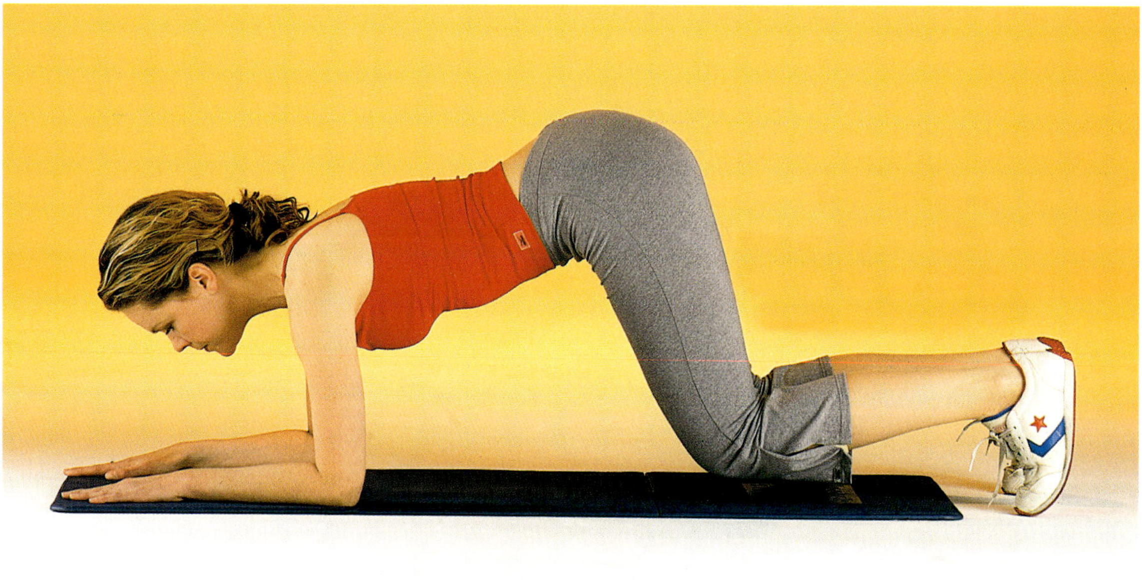

Unterarmstütz

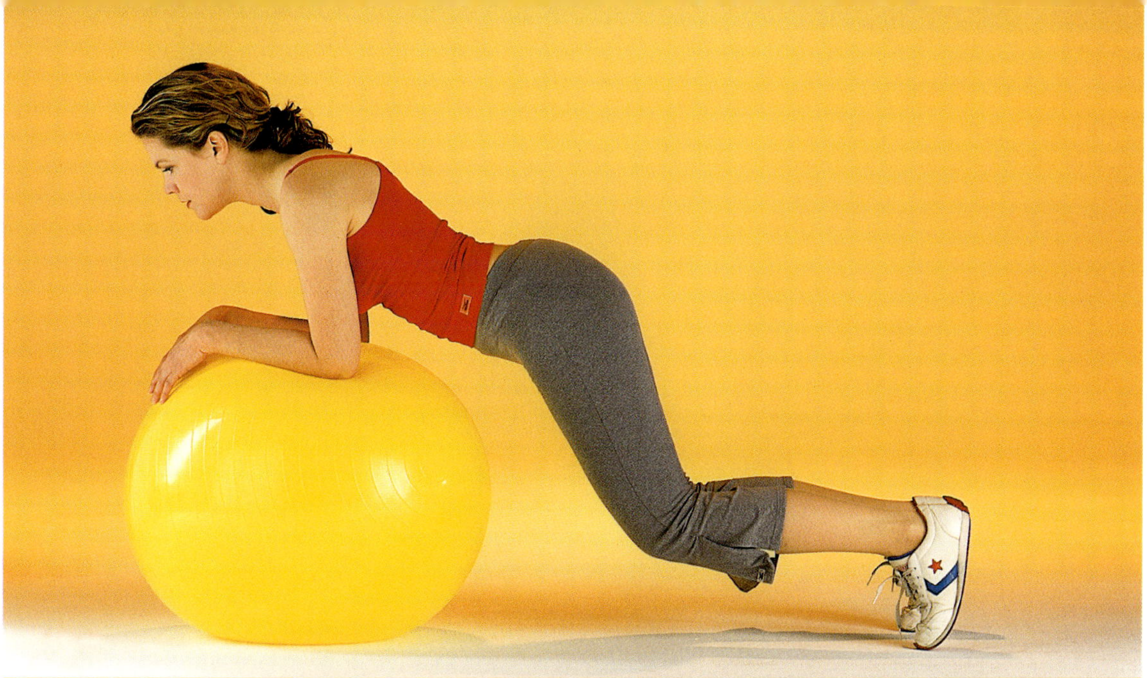

Unterarmstütz auf einem Physioball: Bei dieser Übung wird das Becken leicht nach vorn gekippt.

Unterarmstütz

Durchführung:
Stützen Sie die Unterarme auf dem Boden ab, wobei die Ellbogen sich unter den Schultern befinden. Der Kopf wird in der Verlängerung der Wirbelsäule gehalten. Kippen Sie das Becken nach vorn und strecken Sie das Brustbein zum Boden. Die Füße sind schulterbreit aufgestellt und die Knie liegen auf dem Boden. Bevor die Knie angehoben werden, bauen Sie eine Grundspannung auf, indem Sie die Unterarme und die Fußspitzen in den Boden drücken. Dadurch spüren Sie eine erhöhte muskuläre Spannung im Körper, mit der Sie jetzt die Knie ca. 1 Zentimeter anheben.

Erweiterungen:
- Den Abstand zwischen den Füßen und Händen vergrößern, wodurch der Körper gestreckt wird.
- Ein Bein bis zur Horizontalen anheben.

Hinweis:
Diese Übung kräftigt nicht nur die Bauchmuskeln, sondern auch die vordere Oberschenkelmuskulatur und die Muskeln des Schultergürtels.

Fehler:
- Beim Anheben der Knie kippt das Becken nach hinten und die Lendenlordose wird aufgehoben.

Unterarmstütz auf einem Physioball

Durchführung:
Die Unterarme werden auf einem Physioball abgestützt und die Knie liegen auf dem Boden. Das Becken kippt leicht nach vorn und das Brustbein wird zum Boden gestreckt. Aus dieser Körperhaltung heben Sie die Knie mindestens 1 Zentimeter über den Boden an.

Erweiterung:
Mit den Armen vorsichtig nach vorn rollen und diese Position halten. Der Oberkörper bewegt sich dabei nicht nach vorn, sondern der Körper streckt sich. Diese Übung ist sehr schwierig und sollte erst nach mehrfachem Üben und mit einer entsprechenden Bauchmuskulatur versucht werden.

Fehler:
Der Rücken hängt durch (Hohlkreuz aufgrund zu schwacher Bauchmuskeln) oder wird krumm gemacht. Eine Haltungskorrektur mittels Spiegel oder Partner ist daher sehr sinnvoll. Bei zu schwachen Bauchmuskeln mit der Übung noch warten.

Hinweis:
Diese Übung erst durchführen, wenn der Unterarmstütz auf dem Boden beherrscht wird.

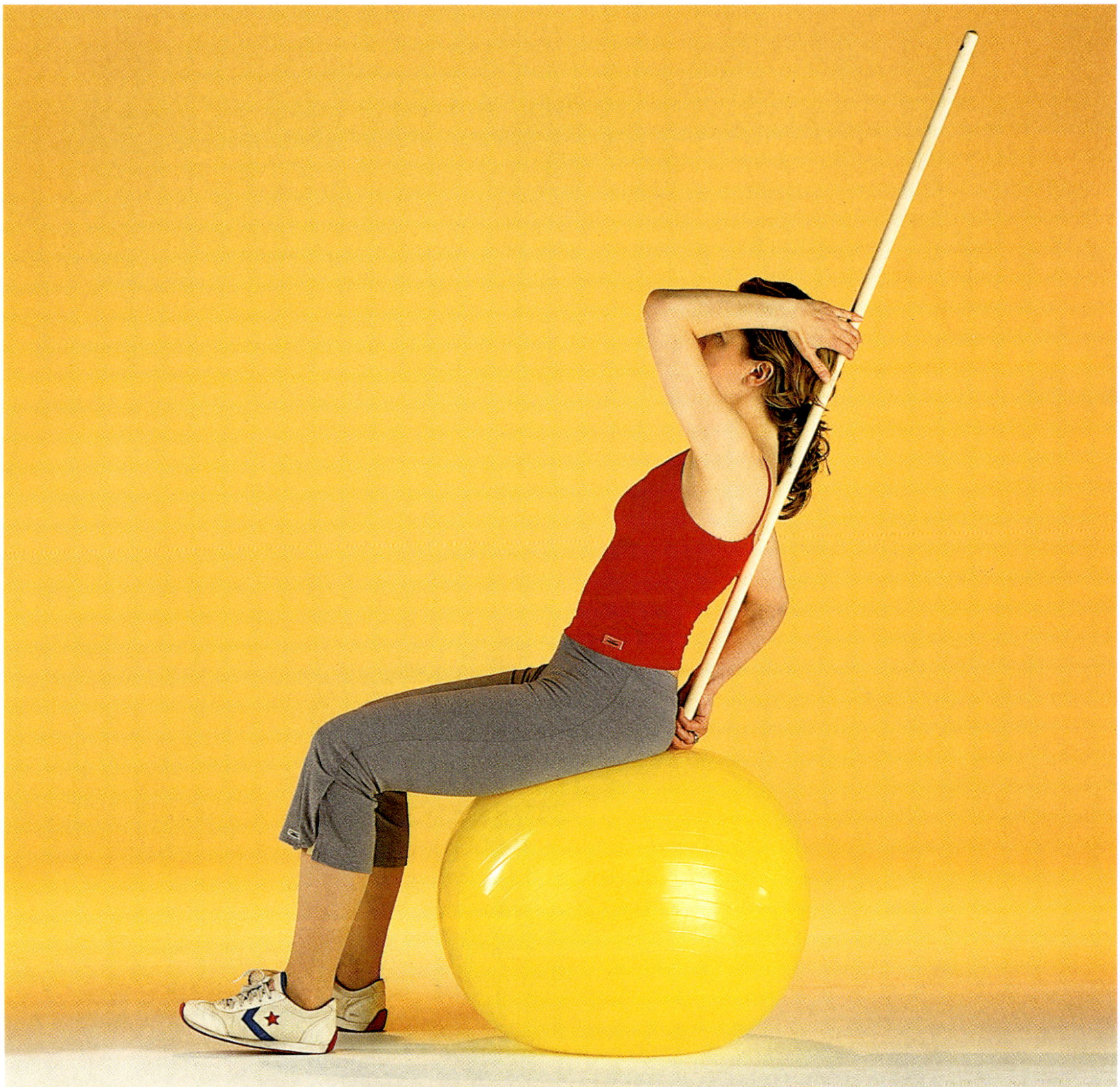
Sitz mit Rücklage und Korrektur mittels Holzstab

Kräftigung der Bauchmuskeln im Sitz

Durchführung:
Aus der aufrechten Sitzhaltung den Oberkörper nach hinten neigen. Nutzen Sie zu Beginn einen Holzstab zur Kontrolle. Bei entsprechender Bauchmuskulatur und Körperhaltung können die Füße angehoben werden.

Erweiterungen:
- Mehr Rücklage
- Diverse Armhaltungen
- Augen schließen
- Sitz auf einem Sitzkissen
- Sitz auf einem Ball

Stütz für die seitliche Rumpfmuskulatur

Durchführung:
Stützen Sie sich auf einen Unterarm (Ellbogen unter das Schultergelenk) und das seitengleiche Knie. Die Knie liegen übereinander und sind angewinkelt. Das Becken wird nach vorn gekippt und das Brustbein angehoben. Halten Sie den Kopf in

der Verlängerung der Wirbelsäule. Aus dieser Position heben Sie das Becken so weit an, bis der Ober- und Unterkörper eine Linie bildet.

Erweiterungen und Variationen:

- Der Oberkörper bleibt auf dem Boden liegen und die Beine werden angehoben. Diese Übungsvariante ist eine gute Alternative für diejenigen, die sich nicht auf dem Unterarm abstützen können.
- Die Beine sind gestreckt.
- Die Beine sind gestreckt und das obere Bein wird angehoben.

Fehler:

- Der Körper wird nicht aufrecht gehalten (fehlende Beckenkippung und Brustbeinhebung).
- Kopf wird zur Seite abgekippt.
- Die Hüfte ist nicht vollständig gestreckt.

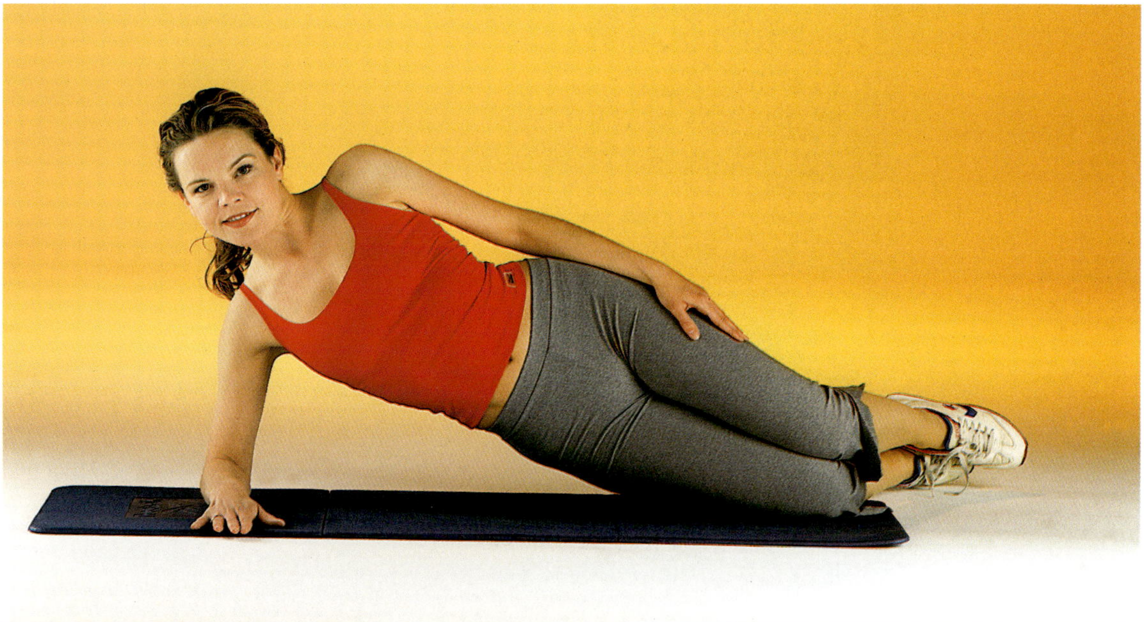

Seitstütz mit angewinkelten Knien

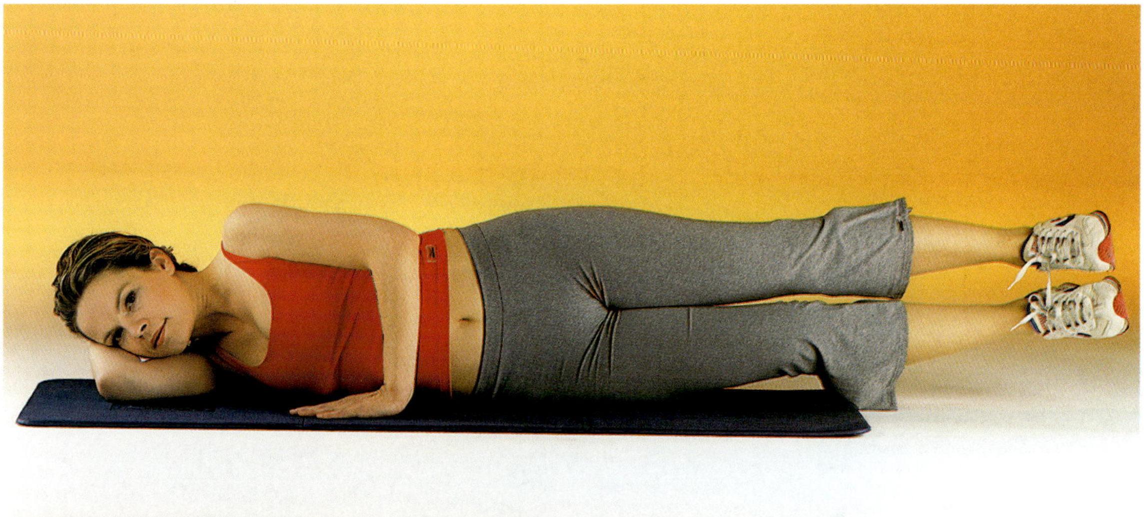

Beine seitlich anheben

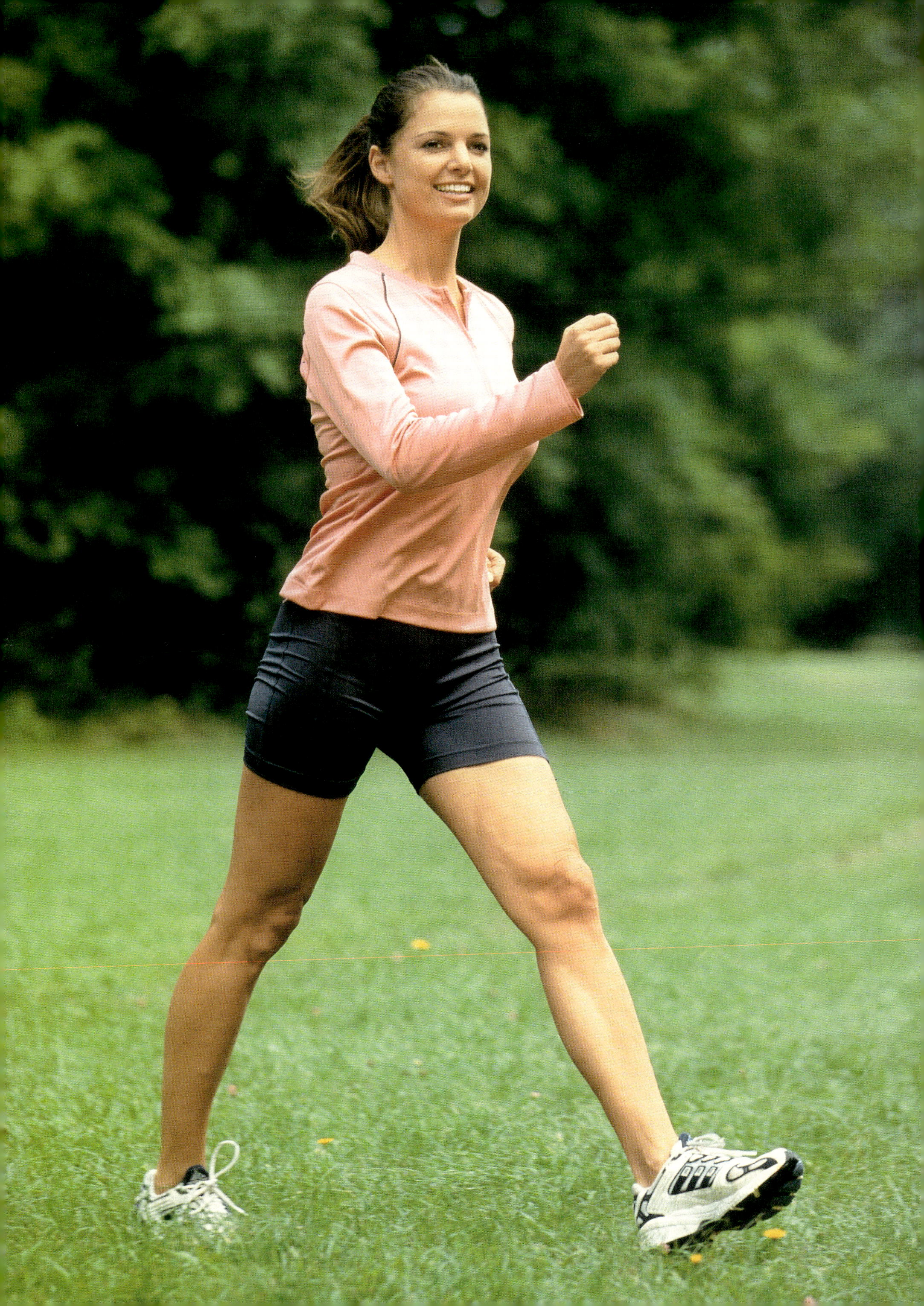

Alternativen

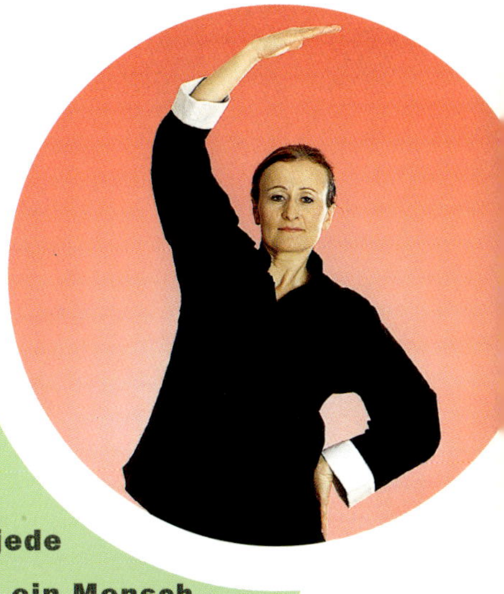

Da Rückenbeschwerden im Wesentlichen durch Bewegungsmangel entstehen, möchte ich zu mehr Aktivität aufrufen. Es herrscht auch eine gewisse Einigkeit, dass nicht jede Sportart gleichermaßen gut für den Rücken ist. Doch bevor ein Mensch sich gar nicht bewegt, sollte sich jeder eine sportliche Betätigung suchen, die ihm Spaß macht. Kaum eine Sportart ist so ungeeignet, um sie nicht durchführen zu dürfen. Problematisch sind nur eine zu große Einseitigkeit ohne Ausgleichsgymnastik und das Ignorieren von Beschwerden.

Die vorgestellten Bewegungskonzepte können Sie entweder als zweite oder als dritte Trainingseinheit in Ihren Wochenplan integrieren. Üben Sie nicht gerne allein zu Hause oder suchen Sie im Anschluss an Ihre Rückenschule ein Sport- oder Bewegungsangebot, so möchte ich Ihnen in diesem Kapitel eine Entscheidungshilfe geben. Selbstverständlich bestehen weitere Möglichkeiten, sich zu bewegen und Sport zu treiben. Nehmen Sie Ihren Körper wahr und Sie werden spüren, ob die von Ihnen ausgewählte Sportart die richtige ist.

Die Vorteile der Bewegungsalternativen
- Sie sind größtenteils wissenschaftlich gesichert.
- Sie werden auch in der Rehabilitation erfolgreich eingesetzt.
- Die Bewegungsangebote sind weit verbreitet und werden in den meisten Sportvereinen angeboten.
- Sport macht Spaß.
- Sportliche Aktivitäten sind altersunabhängig.
- Bewegung ist sehr gut dosierbar und daher unabhängig vom Trainingszustand.

Im Service-Teil sind Internet-Adressen zu den hier vorgestellten Alternativen angegeben. Dort erhalten Sie weitere wichtige Informationen, zum Beispiel über qualifizierte Institutionen.

Tai Chi (Chuan)

Die Abwehr von Krankheiten durch eine ganzheitliche und zur inneren Harmonie führende Lebensweise ist wesentlicher Bestandteil der Traditionellen Chinesischen Medizin. Tai Chi ist in dieser Tradition entstanden und hat seinen Ursprung in der Meditation und der Kampfkunst. Daher kommt auch der Begriff Tai Chi Chuan, er bedeutet Kampfkunst gemäß dem höchsten Gebot. Tai Chi ist in China »Volksport« Nr. 1 und breitet sich immer weiter in der westlichen Welt aus. Ursprünglich wurden die Lehren nur innerhalb der Familien weitergegeben, ab Mitte des 19. Jahrhunderts hat man mit dieser Tradition gebrochen und größeren Bevölkerungskreisen den Zugang ermöglicht. Tai Chi ist eine Kombination aus Selbstverteidigung, Meditation, Atemtherapie und Heilgymnastik. Heutzutage stehen der Gesundheitsaspekt und die Meditation im Vordergrund, während die Selbstverteidigung ihre

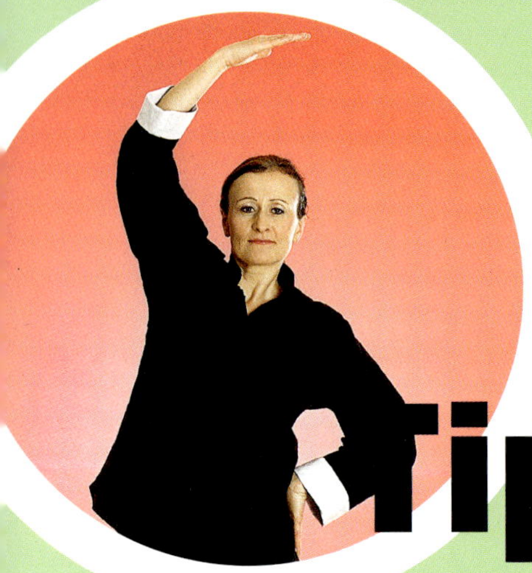

Tipps

Bei der Auswahl einer alternativen Übungsmethode sollten Sie Folgendes beachten.

- **Suchen Sie sich eine Übungsmöglichkeit in der Nähe Ihrer Wohnung oder der Arbeitsstätte, um unnötige Wegezeiten zu vermeiden.**
- **Richten Sie sich beim Üben nach Ihren persönlichen Möglichkeiten und Fähigkeiten. Falscher Ehrgeiz kann zu Überforderung und Verletzungen führen.**
- **Informieren Sie sich über die Ausbildung der Übungsleiter.**
- **Nutzen Sie die Möglichkeiten des Probetrainings, bevor Sie eine Entscheidung treffen.**
- **Überprüfen Sie das Preis-Leistungs-Verhältnis.**

frühere Bedeutung verloren hat. Die Bewegungen, die zum Beispiel in China in öffentlichen Parks beobachtet werden können, unterliegen einer festgelegten Abfolge und erfolgen in Zeitlupentempo. Innerhalb dieses Bewegungssystems findet die Wahrnehmung auf drei Ebenen statt: der geistig-philosophischen, der psychosomatischen und der physiologischen Ebene. Auf der physiologischen Wahrnehmungsebene sind u.a. folgende Wirkungsweisen festgestellt worden:

- Muskelkräftigung
- Gelenkmobilisation
- Verbesserung der Körperwahrnehmung
- Erhöhung der Konzentration und Entspannung

In der westlichen Welt erleichtert die physiologische Ebene den Zugang zu Tai Chi, was jedoch nicht dazu führen sollte, dass die beiden anderen Ebenen vernachlässigt werden. Die bewegungstherapeutische Wirkungsweise und die Unabhängigkeit vom Alter hat dazu geführt, dass Tai Chi auch in der Rehabilitation immer häufiger eingesetzt wird.

Im Tai Chi gibt es bestimmte Bewegungsfolgen. Diese werden nahtlos aneinander gereiht und zum Teil mehrfach wiederholt. Die Übungen führt man mit Leichtigkeit und Entspannung aus. Dafür ist das Erlernen der Übungsfolgen unerlässlich. Im Einzelnen sei daher auf entsprechende Literatur und Kurse verwiesen. Hier folgen zwei aus den Übungsfolgen herausgezogene Beispiele, die Anregung zum weiteren Beschäftigen mit dem Tai Chi geben sollen und für die Rückenschule gleichermaßen gut einzusetzen sind.

Im Unterschied zur Rückenschule sind beim Tai Chi Wippen und Nachfedern erlaubt und erwünscht. Es geht hierbei mehr um die Harmonie der Bewegung, als um effektive klassische Dehnungen, die ein Wippen eher ausschließen.

Öffnen und Schließen der Arme

Ausgangsstellung:
Sie stehen mit den parallelen Füßen etwa schulterbreit auseinander.

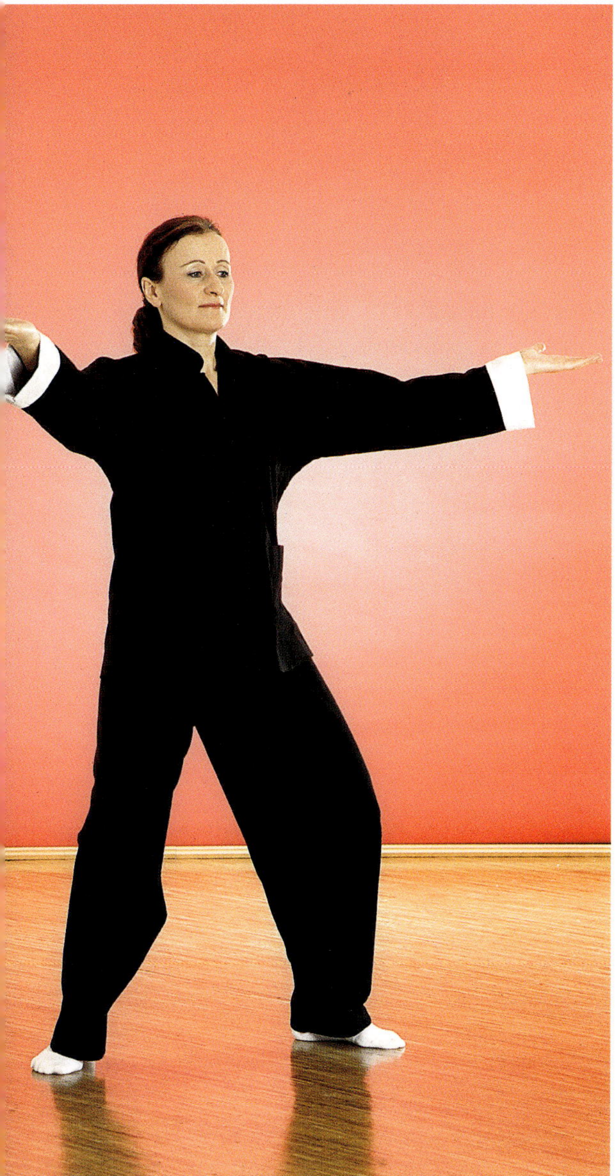

Tai Chi – Öffnen der Arme

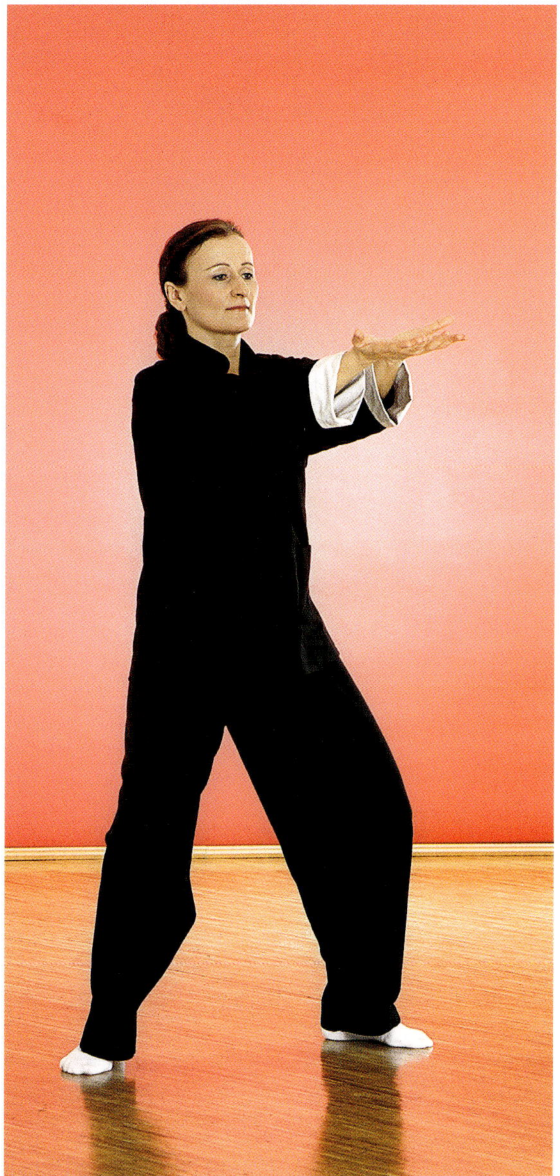

Tai Chi – Schließen der Arme

Durchführung:
Die Knie werden über die Zehen gebracht und sind leicht gebeugt. Dabei kippen Sie das Becken nach vorn, wie es beim Thema »Beckenkippung« auf Seite 59ff. schon erarbeitet wurde. Überkreuzen Sie die Arme vor dem Körper, so dass die Ellbogengelenke in Schulterhöhe bleiben. Die Handflächen ineinander gleiten lassen. Dann führen Sie abwechselnd Gewichtsverlagerungen auf das rechte und linke Knie durch. Dabei die Arme öffnen und schließen.

Der König des Himmels stützt seinen Rücken

Ausgangsstellung:
Sie stehen mit parallelen, schulterbreit geöffneten Füßen. Der rechte Arm wird bogenförmig nach oben über den Kopf geführt, der linke nach unten.

Durchführung:
Mit leichtem Wippen und einer Streckbewegung wird der Oberkörper nach links, nach Wechsel der

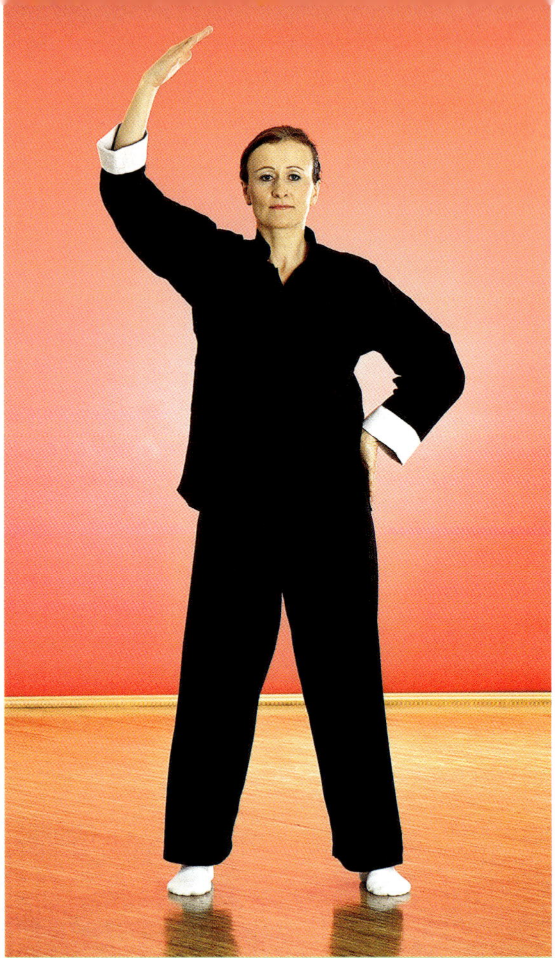

Der König des Himmels stützt seinen Rücken.

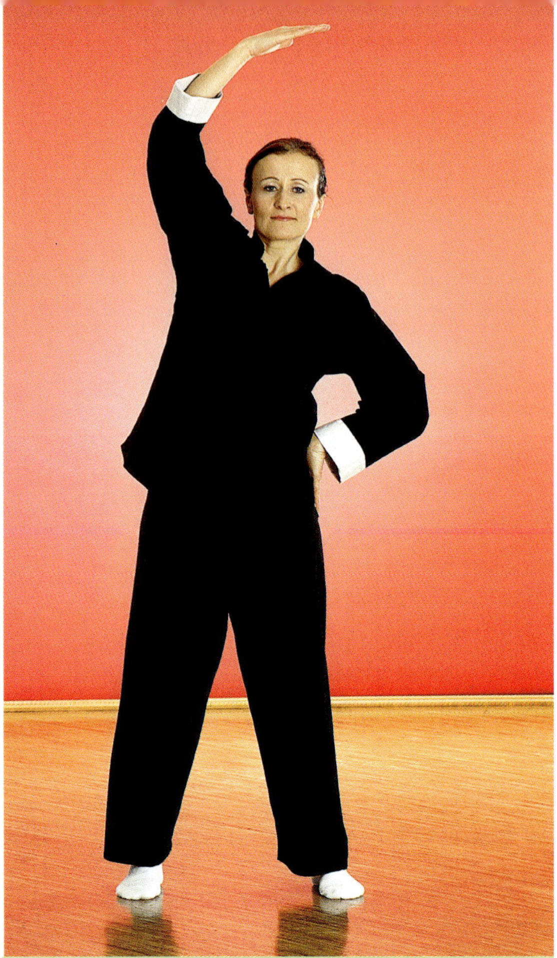

Der König des Himmels zieht seinen Bogen nach links und rechts.

Armhaltung nach rechts geführt. Die Handinnenfläche der oberen Hand zeigt dabei zum Kopf. Führen Sie auf jeder Seite fünf Wiederholungen aus.

Qi Gong

Qi Gong hat eine lange Tradition in der chinesischen Medizin und vereint viele Stile, die alle ein übergeordnetes Ziel verfolgen: Stärkung und Bewahrung der Lebenskraft und der inneren Harmonie. Durch das immer größer werdende Interesse der westlichen Welt an der chinesischen Kultur hat sich bei uns die Akupunktur als Heilmethode durchsetzen können. Die Existenz von Akupunkturpunkten und Meridianen (Leitbahnen der Energie) wird kaum noch angezweifelt, so dass vor diesem Hintergrund der Schritt zu Qi Gong sehr nahe lag. Das chinesische Schriftzeichen Qi ist die klassische Bezeichnung für Energie und für die Befürworter scheinen die entsprechenden Körperübungen die beste Möglichkeit zur Wahrnehmung der Energiepunkte und -bahnen zu sein. Im Vergleich zu Tai Chi werden beim Qi Gong einfachere Bewegungen ausgeführt, die keine Elemente der Selbstverteidigung enthalten, sondern hauptsächlich der Entwicklung von Energie dienen. In den letzten Jahrzehnten sind in China zahlreiche Qi-Gong-Institute entstanden, mit dem vorrangigen Ziel, die medizinische und präventive Effektivität zu erforschen. Man versucht dort nachzuweisen, inwieweit Qi Gong eine heilende Wirkung bei Bluthochdruck, Asthma, Herzbeschwerden, Krebs u.a. besitzt. Aufgrund des präventiven und zum Teil schon nachgewiesenen therapeutischen Charakters ist, ähnlich wie beim Tai Chi, ein erhöhtes Interesse für Qi Gong bei den Menschen der westlichen Welt entstanden. Für den Interessierten kann es sich als sinnvoll erweisen, beide Methoden zu erlernen oder sich intensiver mit einem der beiden Übungssystemen auseinander zu setzen.

Chi Gong – Momentaufnahme

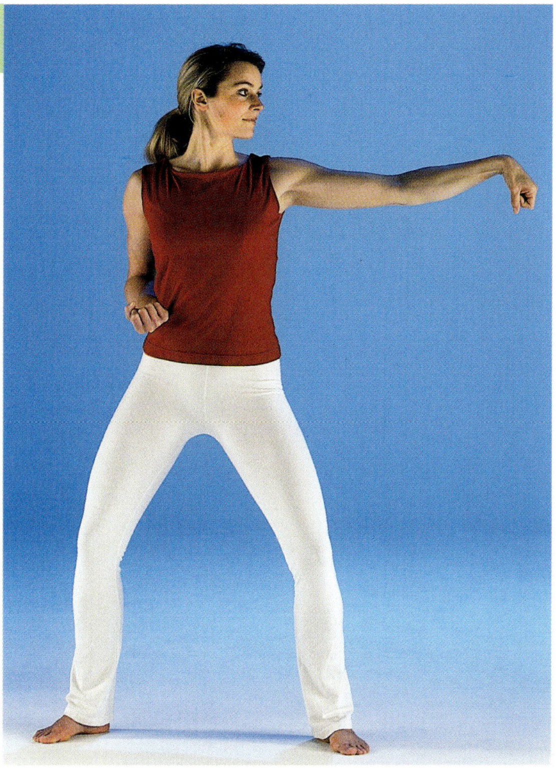

Yoga

Yoga hat seinen Ursprung im alten Indien und ist in seiner jahrhundertealten Entwicklung zum Oberbegriff für verschiedene Arten und Techniken geworden. Unabhängig aller unterschiedlichen Arten von Yoga existiert ein oberstes Ziel: Vermeidung von Krankheiten. Das Wort Yoga bedeutet Einheit/Harmonie und möchte in seiner höchsten Stufe (Samadhi) dem Menschen zu seiner Vereinigung mit dem wahren Selbst und dem kosmischen Bewusstsein verhelfen.
Die Philosophie von Yoga sagt aus, dass sich der Mensch durch das Ausführen der Positionen über seinen Köper selbst kennen lernen kann. Das klassische Yoga besteht aus acht Stufen, die aufeinander aufbauend zur höchsten, spirituellen Stufe führen. Die Spiritualität hat bei uns jedoch an Bedeutung verloren, vielmehr steht die Stufe der Körperhaltungen (Asana) im Vordergrund, die in meditative und kurative Asana unterteilt werden. Es hat eine größere Konzentration auf die Alltagstauglichkeit und Nützlichkeit stattgefunden, so dass Yoga heutzutage Körperübungen, Atemtechniken und Entspannung bedeutet. Der wissenschaftlich belegte präventive Effekt und die gesundheitsorientierte Ausrichtung sind Gründe für das große Interesse.
Yoga hilft körperliche wie psychische Beschwerden zu verhindern oder zu lindern. Die Übungen stärken die Wirbelsäule, mobilisieren die Extremitäten, Verbessern die Organfunktionen, sorgen für eine bessere Durchblutung und entspannen. Der ganzheitliche Ansatz und das umfassende System geben jedem Interessierten die Möglichkeit, für sich herauszufinden, was ihm hilft. Eine bewusstere Lebensführung und mehr Eigenverantwortung für die Gesundheit waren im alten Indien lebenserhaltend und obwohl es heutzutage Krankenkassen gibt, sollten auch wir uns diese Einstellung zu eigen machen. Yoga kann dabei helfen.

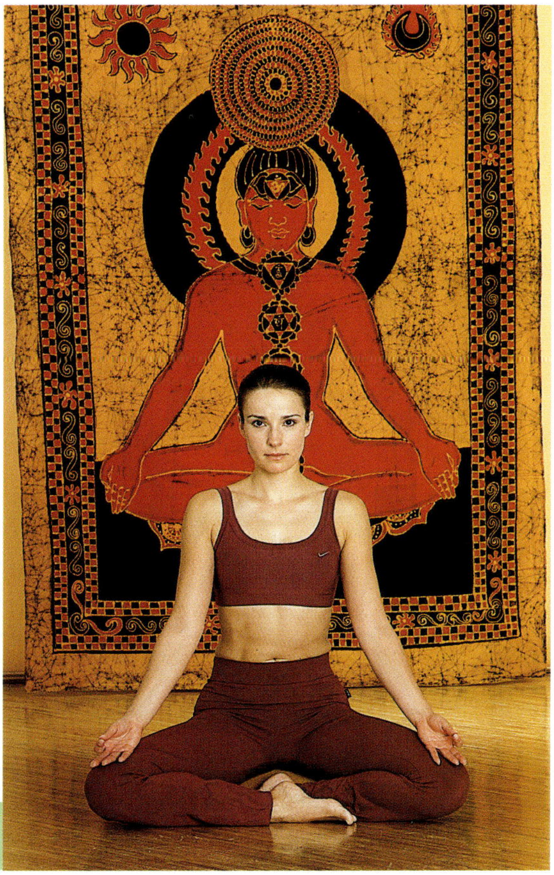

Yoga – Lotossitz

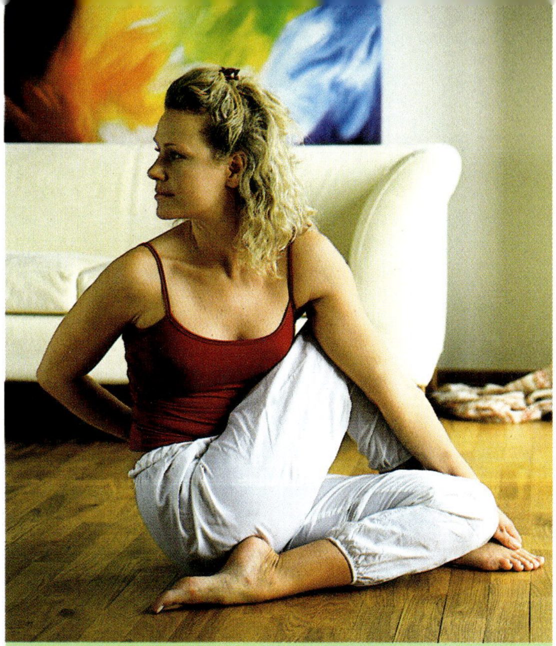

Yoga – Drehsitz

Beweglichkeit

Die Übungen aus dem Yoga scheinen zunächst nur für besonders bewegliche Menschen geeignet zu sein. Entsprechend findet man in den Yoga-Kursen mehr Menschen mit einer so genannten Überbeweglichkeit, der medizinische Fachbegriff heißt Hypermobilität.
Die Hypermobilität ist eine genetisch begründete Mehrbeweglichkeit von Wirbelsäule und Gelenken über ein relativ festgelegtes Normmaß hinaus. Diese Überbeweglichkeit hat einen weiten Bewegungsradius der Gelenke bei hoher Bänderdehnungsfähigkeit, auch als Bandlaxität bezeichnet, zur Folge. Bestimmte festgelegte Kriterien kennzeichnen entweder eine generelle oder lokale Hypermobilität. Das Auflegen der Hände auf den Fußboden bei Rumpfvorbeuge oder das Erreichen der Knie mit der Nasenspitze im Langsitz mit gestreckten Beinen zählen beispielsweise dazu.
Eine hypermobile Person wird Sportarten wie Turnen, Turmspingen und Akrobatik bevorzugen oder für Ballett geeignet sein. Weniger mobile Personen erzielen bessere Leistungen im Laufen, Ballsport und Ähnlichem.
Beide Formen haben ihre Vor- und Nachteile. Durch die ständige Überbeanspruchung der Gelenkbeweglichkeit kann beim Hypermobilen eine Neigung zum ständigen »Herausspringen« von Wirbeln oder Gelenken (zum Beispiel Schultergelenk) entstehen. Eine Summation von kleinen Bagatellschäden führt auf die Dauer zum vorzeitigen Verschleiß und Schmerz.
Weniger bewegliche Menschen entwickeln Muskelverkürzungen und Fehlbelastungen, die bereits in den vorausgegangenen Kapiteln beschrieben wurden.
Das Gesagte sollte jedoch nicht zu falschen Schlüssen Anlass geben. Yoga ist eine sehr sinnvolle und kontrollierte Bewegungsmethode, die für jede Gruppe und jeden Grad der Beweglichkeit geeignet ist. Hegen Sie daher keinen falschen Ehrgeiz und erwarten Sie nicht, dass Sie alle Übungen perfekt wie aus einem Lehrbuch ausführen können. Die Verbindung von Geist und Körper, das Bewusstwerden von Bewegungen und Bewegungsgrenzen soll beim Yoga für jedermann im Vordergrund stehen.
Die zwei folgenden Übungen schlagen einen Bogen zum Thema Rückenschule und verwandte Übungen haben wir bereits vorgestellt.

Drehsitz

Ziel dieser Übung ist die Verbesserung der Elastizität der Wirbelsäule sowie die Dehnung der Rumpf-, Oberschenkel- und Gesäßmuskulatur.

Toter Mann

Es handelt sich um eine Übung zur Entspannung, sie ist besonders geeignet bei physischem und mentalem Stress. Das Ziel besteht in der Anregung von Energieflüssen von stressfreien, entspannten Körperanteilen zu überforderten Regionen.

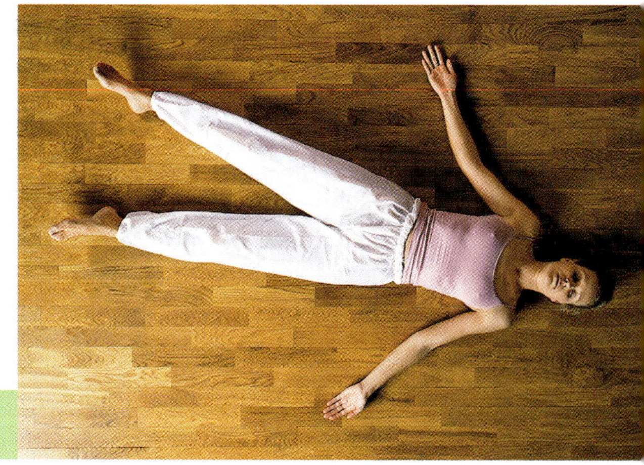

Yoga – Toter Mann

Bei dieser Übung liegen Sie auf dem Rücken, die Augen sind geschlossen.

Gleichmäßiges Atmen

Aus dem Yoga bieten sich besonders die Atemübungen an, um nochmals auf die Notwendigkeit des gleichmäßigen Atmens bei allen Übungen der Rückenschule hinzuweisen.

Pilates

Dieses Konzept, das eigentlich nicht neu ist, hält seit einigen Jahren zunehmend Einzug in die Programme von Sportvereinen und Fitness-Studios. Joseph Pilates, 1880 in Düsseldorf geboren, entwickelte auf Grund eigener körperlicher Beschwerden ein einfaches Übungsprogramm zur Selbsthilfe nach Krankheit, aus dem eine Methode erwuchs, die er in eigenen Studios weiter voran trieb.
Künstler, Schauspieler und Tänzer nutzen die Erfahrungen und Übungsfolgen des Pilates-Trainings ebenso wie Rehabilitanten.
Die Pilates-Methode betont eine ganzheitliche Sichtweise des Trainings. In Übungsfolgen werden verschiedene Muskelgruppen sanft trainiert. Übungen mit und ohne Gerät kommen zum Einsatz.
Ziele von Pilates sind, chronische Beschwerden zu lindern sowie Heilungsprozesse anzuregen und zu beschleunigen. Das Pilates-Training wirkt einseitigen Belastungen des Körpers entgegen, die durch Tätigkeiten im Alltag entstehen, zum Beispiel durch das Tragen von schweren Taschen.
Joseph Pilates beschäftigte sich unter anderem mit fernöstlichen Methoden. Die Einheit von Geist und Körper, die wir auch im Yoga oder Tai Chi finden, greift Pilates ebenso auf, wie die Bedeutung von Haltung und Atmung.
Grundlegende Prinzipien seiner Methode sind:

- Konzentration
- Atmung
- Haltung
- Zentrierung
- Kontrolle
- Fließende Bewegungen
- Entspannung
- Präzision

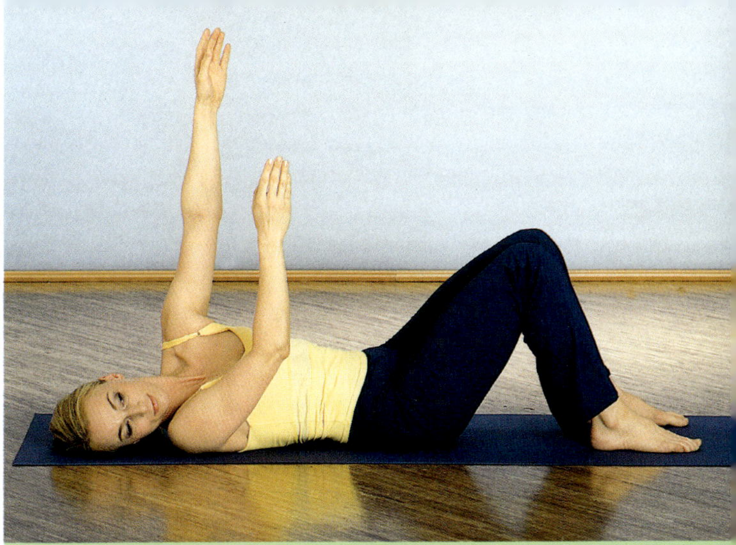

Schultergehen in linker Bewegung

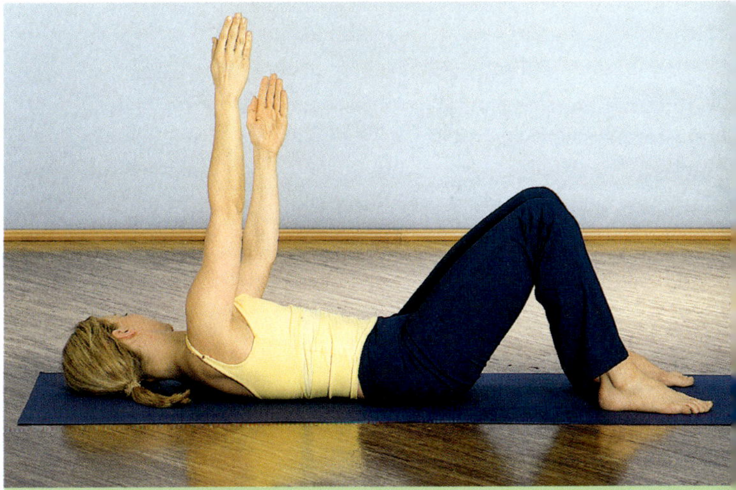

Schultergehen in rechter Bewegung

Pilates entwickelte eine Art Federzug-Trainingsgeräte, die die Bewegungen der Übenden sanft unterstützen und damit ein korrektes Ausführen ermöglichen. Ein Programm mit stabilisierenden und mobilisierenden Übungen ergänzt das Gerätetraining. Zum Erlernen und Üben sei auch hier auf entsprechende Literatur und Kurse hingewiesen.

Schultergehen

Das ist eine geeignete Übung zur Lockerung der Schultern und oberen Rumpfregion. Aus der Rückenlage werden bei angestellten Beinen die Arme nach oben gestreckt. Dann ziehen Sie die Arme abwechselnd diagonal zur Zimmerdecke, dabei hebt sich das Schulterblatt der angehobenen Seite von der Unterlage. Führen Sie diese Übung mit fließenden Bewegungen aus.

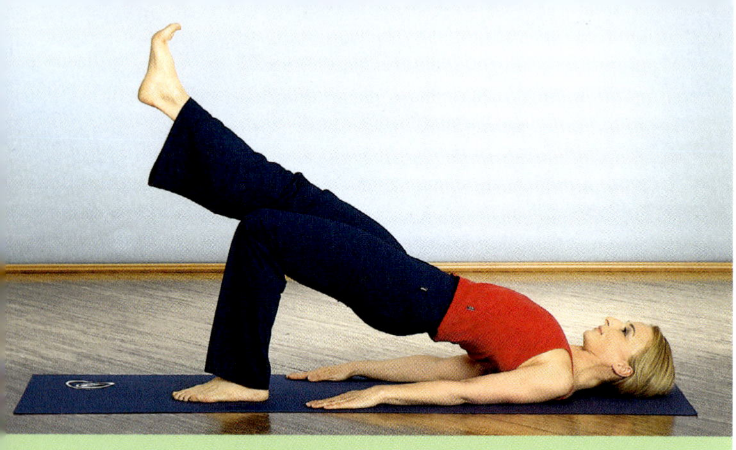

Schulterbrücke, leicht

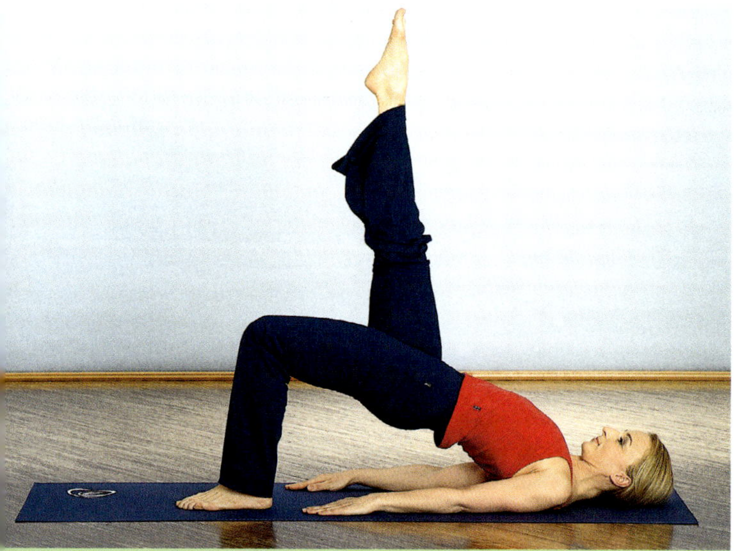

Schulterbrücke, mittel

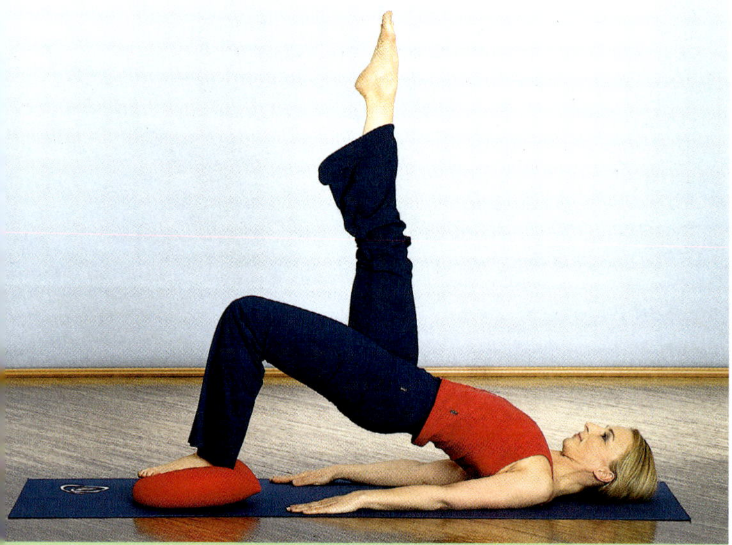

Schulterbrücke, schwer

Schulterbrücke

Die Schulterbrücke entspricht der Übung im Abschnitt zum Krafttraining für Bauch und Gesäß auf Seite 87. Aus der Rückenlage führen Sie das Gesäß nach oben, dann wird jeweils ein Bein in verschiedenen Schwierigkeitsgraden gehoben. Das Ballkissen unter dem Fuß erhöht die Anforderung erheblich. Bereits ohne diese zusätzliche Ergänzung ist die Übung sehr schwierig und erfordert viel Konzentration und Balancegefühl. Wichtig ist es, das gleichmäßige Atmen nicht zu vergessen

Feldenkrais-Methode

Die Feldenkrais-Methode ist eine Form der Körpertherapie. Sie wurde nach ihrem Begründer benannt, dem israelischen Physiker Moshé Feldenkrais (1904 bis 1984).
Die Verbesserung von Körperwahrnehmung und indirekt der gesamten Selbstwahrnehmung wird hierbei zum Ziel gesetzt. Dazu bietet die Feldenkrais-Methode ein spezielles Verfahren an, um Bewegungsabläufe bewusst zu machen und in den normalen Alltag zu integrieren.
Für das Erlernen dieser Methode ist jedoch zunächst die Anleitung eines speziell ausgebildeten Therapeuten notwendig. Zwei Verfahrensweisen werden angewendet, einmal die so genannte »funktionelle Integration«, die in Einzelarbeit meist mit passiven Bewegungen beginnt, um Bewegungsmuster zu erfassen und zu schulen. Zum zweiten gibt es die Gruppenarbeit der so genannten »Bewusstheit durch Bewegung«. Hier lernen die Teilnehmer größere Bewegungsabläufe zu erfassen und zu koordinieren, die dann im Alltag einen effektiveren Umgang mit den eigenen Kraftreserven zum Vermeiden unnötiger Anstrengungen ermöglichen sollen.

Walking

Eine schonendere Möglichkeit, die Ausdauer zu trainieren, ist das Walking. Die Art der Fortbewegung ist ein schnelles Marschieren mit aktiver

Eine aufrechte Körperhaltung ist beim Walking besonders wichtig.

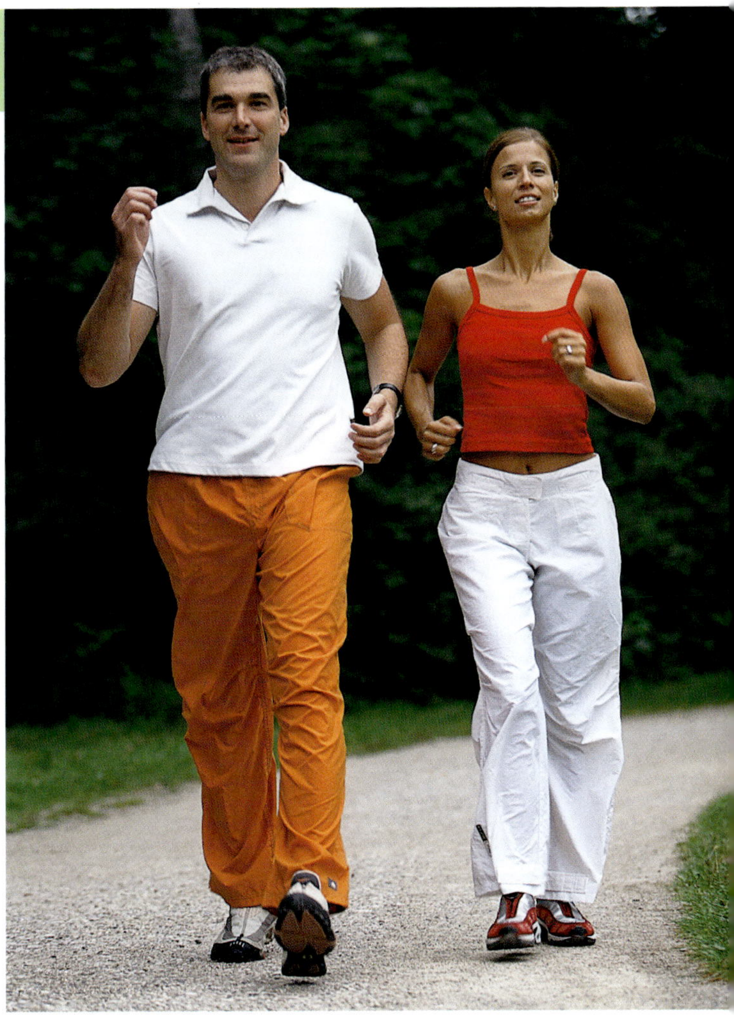

Unterstützung der Arme. Bei entsprechender Funktionsbekleidung kann Walking fast bei jedem Wetter stattfinden. Daher ist über das gesamte Jahr ein Training möglich, auch im Urlaub oder auf Geschäftsreisen. Die Belastung lässt sich beim Walking sehr gut dosieren, was eine hohe Anpassungsfähigkeit an die persönliche Leistungsfähigkeit ermöglicht. Ob jung oder alt, trainiert oder untrainiert, jeder kann einen positiven und lustvollen Einstieg finden und viel für seine Gesundheit tun. Im Vergleich zum Jogging gibt es beim Walking keine Flugphase, sondern ein Fuß hat wie beim Gehen immer Bodenkontakt. Dadurch entstehen keine hohen Bodenreaktionskräfte und unkontrollierte Landungen, die schädigend auf die Gelenke wirken könnten. Da Walking ebenso trainingswirksam ist wie das Joggen, wird es seinen Stellenwert im gesundheitsorientierten Sport noch vergrößern.

- Die Walking-Technik ist nicht kompliziert, sondern einfach zu erlernen.
- Walken hat ein geringes Verletzungspotential.
- Für das Walken ist keine spezielle Ausrüstung erforderlich.
- Walking ist ein geeignetes Fettverbrennungsprogramm, es trainiert das Herz-Kreislauf-System
- Walken kann man überall, in der Stadt oder auf dem Land.

Aquajogging

Das »Laufen im Wasser« war ein Exportschlager aus den USA und hat sich hierzulande fest etabliert. Es wurde populär durch zahlreiche Leistungssportler, die aus regenerativen oder rehabilitativen Gründen im Wasser gelaufen sind und später sehr erfolgreich waren. Mittlerweile profitieren nicht nur Sportler vom Aquajoggen, sondern man hat den großen Nutzen auch für den Breiten- und Gesundheitssport erkannt. Es gibt zwei Formen: Water Running und das Suspended Deep Water Running. Bei dem Water Running hat der Übende im hüft- bis brusttiefen Wasser noch Bodenkontakt, bei dem Suspended Deep Water Running besteht kein Bodenkontakt mehr und der Trainierende trägt einen so genannten Aquajogger-Gürtel.

Darüber hinaus wurden im Bereich des Aquatrainings weitere Trainingsmöglichkeiten entwickelt, wie zum Beispiel Aqua-Funktionstraining, Aquarobic oder Aqua Step. Ob Muskelkräftigung, Flexibilitäts- oder Stabilitätstraining, im Wasser ist jegliche Form von Training möglich.

Das Medium Wasser besitzt aufgrund seiner physikalischen Eigenschaften (Auftrieb, hydrostatischer Druck, Widerstand und Temperatur) für Aqua-Trainierende viele Vorteile:

- Entspannung der Muskulatur.
- Verbesserung der Gelenkbeweglichkeit.
- Kraftgewinn der beteiligten Muskeln bei gleichzeitiger Gelenkschonung.

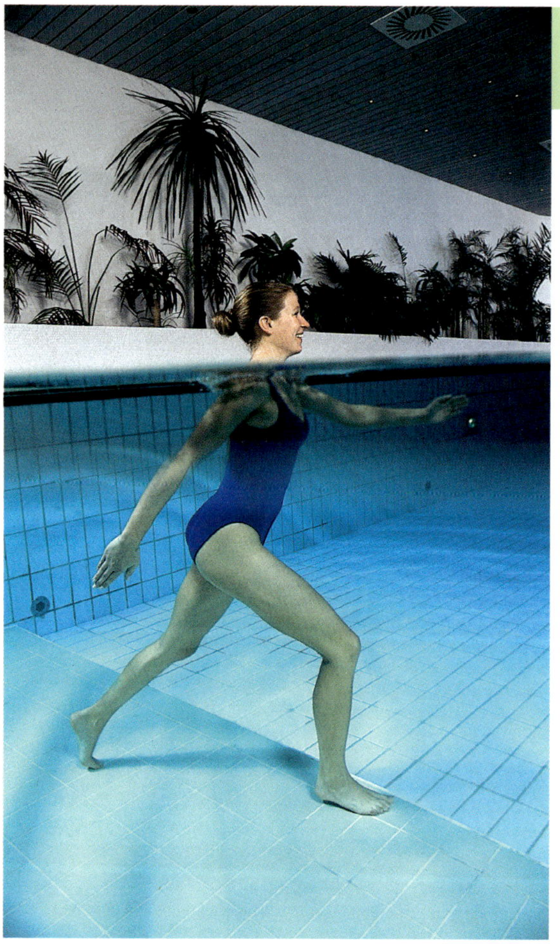

Mit dieser Aqua-Fitness-Übung trainieren Sie zahlreiche Muskelgruppen.

- Besonders geeignet als Herz-Kreislauf-Training für Patienten, die zum Beispiel aufgrund von Operationen und Verletzungen am Fuß oder Knie noch entlasten müssen.
- Die Belastung kann einfach über die Herzfrequenz gesteuert werden.
- Bewegung im Wasser macht Spaß.

Training im Fitness-Studio

Die Fitness-Studios von heute bieten weit mehr als nur Bankdrücken und Kniebeugen mit zu schweren Hanteln. Der Trend geht eindeutig weg von der »Muckibude« und führt zu einer gesundheitsorientierten Ausrichtung, bei der neben Kraft- und Ausdauertraining an Geräten auch immer mehr Kurse angeboten werden. Doch nicht nur inhaltlich, auch apparativ und personell haben die Fitness-Studios nachgelegt, um den präventiv ausgerichteten Zielen ihrer Kunden gerecht zu werden. Für viele Interessierte ist es jedoch schwer, bei der großen Anzahl von Fitness-Studios das richtige zu finden. Diejenigen, die zum Beispiel im Anschluss an eine therapeutische Behandlung nach einer Bandscheibenoperation eine Möglichkeit suchen, eigenverantwortlich ihr Training fortzuführen, sind besonders verunsichert. Diese Menschen haben die große Sorge, dass sie in einem Fitness-Studio überfordert oder falsch informiert werden und die alten Beschwerden wieder auftreten.
Deshalb möchte ich auf das RAL-Gütezeichen »Fitnesszentrum« hinweisen, das einen hohen Qualitätsstandard garantiert. Sollte sich kein Fitness-Studio mit diesem Gütezeichen in Ihrer Nähe befinden, so prüfen Sie anhand der folgenden zehn Gütekriterien die Qualität der ihnen zur Verfügung stehenden Studios. Die Gütegemeinschaft für Gesundheitssport hat diese Kriterien zur Überprüfung aufgestellt.
Die folgenden Qualitätsstandards sollten zumindest in den Punkten 1 bis 6 erfüllt werden.

1. Personal
Informieren Sie sich über den Ausbildungsstand der Trainer im Fitness-Studio. Werden Sie von einem Diplom-Sportlehrer oder von einem Sportphysiotherapeuten/Krankengymnasten mit staatlich anerkannter Ausbildung betreut oder von einem Trainer mit einer Lizenz des Deutschen Verbandes für Gesundheitssport und Sporttherapie e.V. (DVGS) oder der Deutschen Fitnesslehrervereinigung e.V. (DFLV)? Darüber hinaus existieren weitere Diplome und Zertifikate, deren Eignung für den gesundheitssportlichen Bereich hinterfragt werden sollte.

2. Training
Bevor Sie mit dem Training an den Geräten beginnen, sollte eine Befragung nach gesundheitlichen Vorschädigungen und Ihren Trainingszielen durchgeführt werden. Anschließend erfolgt ein Eingangstest, deren Ergebnisse bei der Trainingsplanung

berücksichtigt werden. Ist Ihnen der Trainingsplan und das Training an den Geräten verständlich erklärt worden?

3. Betreuung
Zu den Öffnungszeiten sollte mindestens ein qualifizierter Trainer anwesend sein und Ihnen auch jederzeit für Fragen zur Verfügung stehen können.

4. Gerätepark
Sind die Geräte individuell dosierbar, das heißt, sind die Gewichte für eine optimale Belastungssteuerung geeignet? Der Anteil der Ausdauergeräte (Fahrrad- und Ruderergometer, Crosstrainer, Stepper und Laufbänder) sollte mindestens 30 Prozent betragen.

5. Trainings- und Kursangebot
Finden regelmäßig gemischte Kurse für Anfänger und Fortgeschrittene statt? Spezielle Angebote wie Rückentraining, Herz-Kreislauf-Training oder Entspannungsübungen sollten im Kursprogramm enthalten sein.

6. Platzangebot
Gehen Sie zu den beliebtesten Zeiten in das Studio (montags bis mittwochs zwischen 18:00 und 20:00 Uhr), um zu sehen, ob das Studio überfüllt ist. Gibt es einen Mattenbereich für Gymnastik und Dehnungsübungen? Welchen Eindruck machen die Umkleideräume?

7. Sauna und Solarium
Sind Sauna und Solarium vorhanden? Wird für die Frauen eine separate Sauna oder ein regelmäßiger Termin angeboten?

8. Atmosphäre
Welchen Eindruck haben Sie vom Publikum und vom Umgangsstil bzw. -ton?

9. Erreichbarkeit
Entscheiden Sie sich auch für Qualität und nicht nur für das Studio, das Sie am besten erreichen können.

10. Preis-Leistungs-Verhältnis
Haben Sie ein Studio gefunden, das Sie gemäß dieser Punkte und Ihrer individuellen Wünsche zufrieden stellt, so rechnen Sie mit einem Monatsbeitrag von ca. 45 bis 60 Euro. Sie dürfen gerne die Chance eines geringeren Monatsbeitrag ergreifen, aber nicht auf Kosten der Qualität. Ihr Körper wird es Ihnen nicht danken. Achten Sie besonders auf Punkt 1.

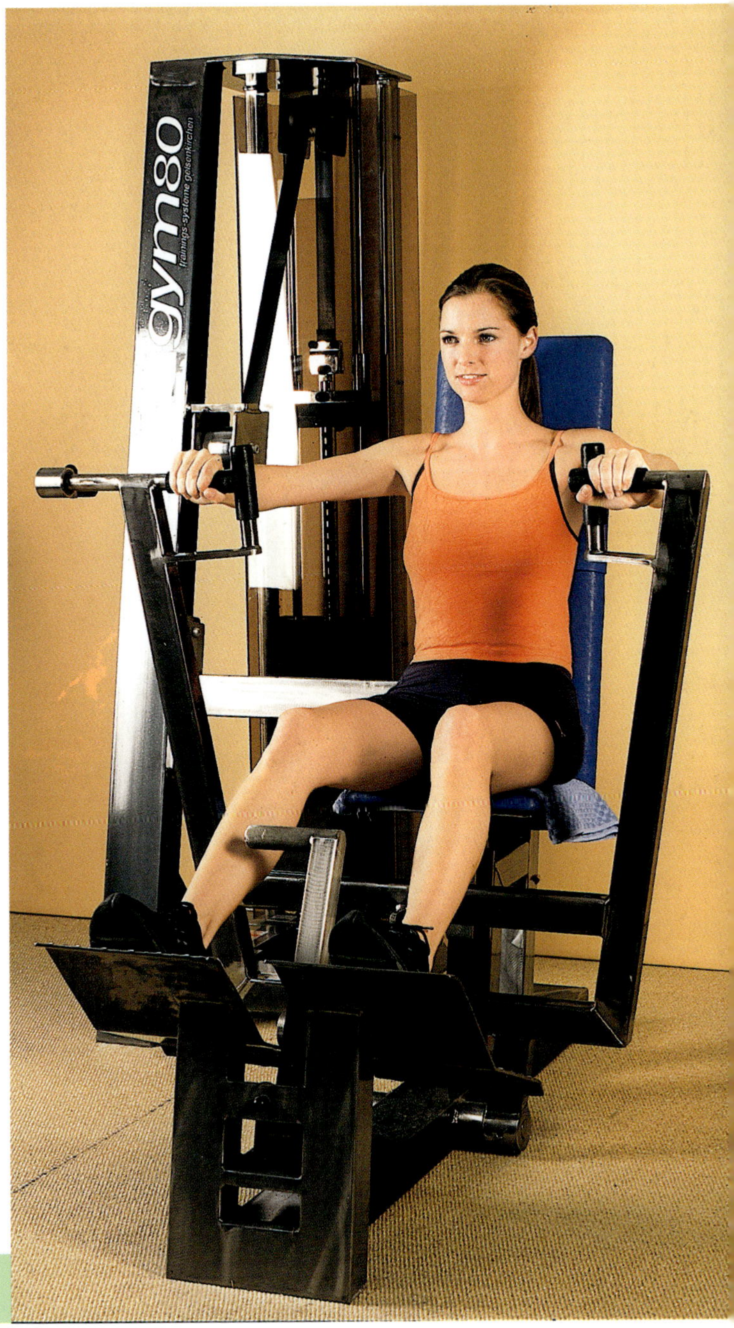

Krafttraining am Gerät

Basketball, Handball und Co.

Die Klassiker unter den Ballsportarten sind Fußball, Basketball, Handball und Volleyball. Sie haben den Vorteil, dass sie das Sporttreiben mit dem Geselligen verbinden. Darin begründet sich für viele Menschen die große Motivation, in einer Mannschaft Sport zu treiben. Aufgrund der teilweise maximalen Belastungen wie zum Beispiel beim Sprinten, Abstoppen und explosiven Starten sollte der Athlet in einer guten körperlichen Verfassung sein. Hinzu kommen schnelle, abrupte und unkontrollierte Drehbewegungen im Rumpf und in den Extremitäten, die bei mangelnder Kondition zu Verletzungen führen können. Ein weiteres Verletzungsrisiko ist der Zweikampf. Deshalb sind Kontaktportarten für Menschen mit Rückenbeschwerden nur eingeschränkt zu empfehlen. Diejenigen, die eine gewisse Fitness mitbringen und nicht unbedingt an einem Wettkampf teilnehmen, sondern Spaß wollen, können einen Versuch wagen.

Tennis

Das wohl verbreitetste Rückschlagspiel in der westlichen Welt ist Tennis. Da bei dieser Sportart mit einer dominanten Seite gespielt wird, können sich entsprechende körperliche Einseitigkeiten ausbilden. Darüber hinaus kommt es zu schnellen Rumpfbewegungen und vielen Richtungswechseln. Eine ausreichende körperliche Belastbarkeit ist daher Voraussetzung. Dennoch wird gerade Tennis als Lifetime-Sportart bezeichnet und dies nicht ohne Grund. Bei einer entsprechenden Technik und einem dosierten Einsatz kann man bis ins höchste Alter viel Spaß auf dem Tennisplatz haben.

Wandern und Joggen

Mit beiden Bewegungsformen können Sie sehr gut Ihre Ausdauerfähigkeit trainieren. Das Wandern ist die schonendere Methode, da es zu keinen Stau-

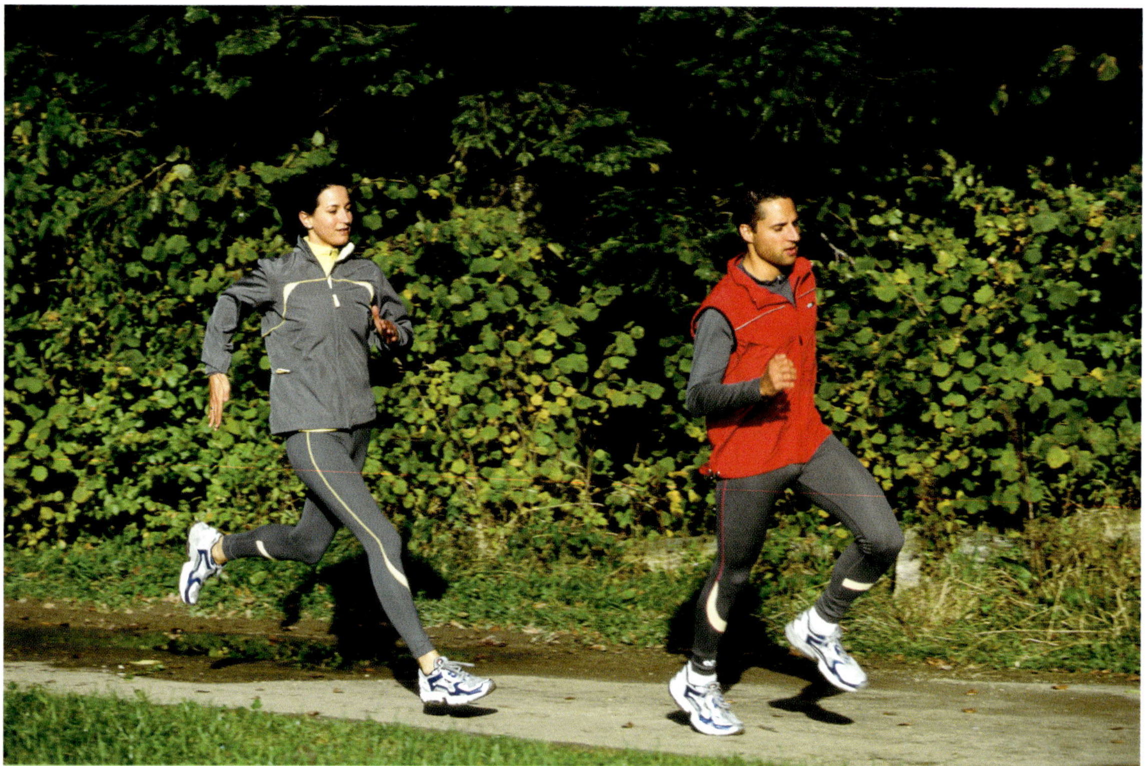

Spaß beim Laufen in der Natur

chungsbelastungen kommt. Bis ins hohe Alter können Sie wandern und der Kreislauf bleibt ebenso fit wie die Muskeln. Joggen belastet den Halte- und Bewegungsapparat höher und sollte mit der nötigen Umsicht begonnen werden, zum Beispiel mit Walking. Setzen Sie sich keine unrealistischen Ziele, planen Sie nicht gleich die Teilnahme an einem Marathon, sondern laufen Sie aus Freude. Achten Sie auf das richtige Schuhwerk und auf ein vernünftiges Tempo. Schließen Sie sich einem Lauftreff an. Dort bekommt man wertvolle Hinweise zur Ausrüstung und Belastungsdosierung.
Wenn Sie jedoch merken, dass Joggen Ihnen Probleme bereitet, sollten Sie zum Walking wechseln.

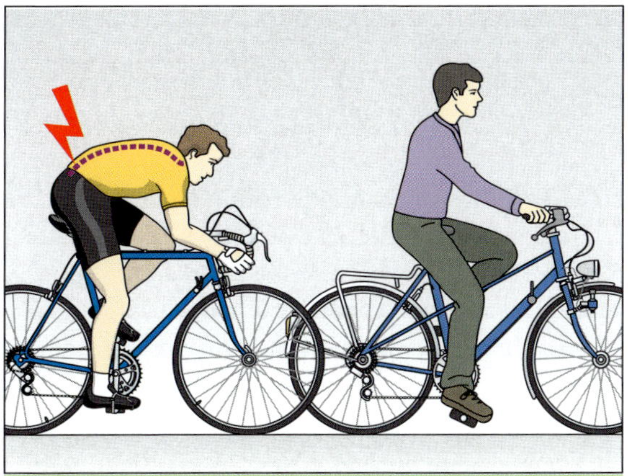

Links ungünstige, rechts aufrechte und günstige Sitzhaltung auf dem Fahrrad

Radfahren

Ich höre immer wieder von Patienten, dass ihnen empfohlen worden sei, Rad zu fahren. Diesem Ratschlag kann ich nur bedingt zustimmen, vor allem, wenn es bei Rückenbeschwerden helfen soll. Radfahren ist ein hervorragendes Herz-Kreislauf-Training und kräftigt die Beine. Der Rücken ist eher passiv, da man auf dem Fahrrad nun einmal sitzt. Also kann man Radfahren nicht unbedingt als Rückentraining bezeichnen.
Ein Fahrrad besitzt fast jeder von uns. Doch ist es denn auch rückentauglich bzw. muss es das immer sein? Dies hängt wohl davon ab, wer und wie lange man darauf fährt. Menschen mit Rückenproblemen, die gerne und viel Fahrrad fahren (zum Beispiel Fahrradtouren), sollten selbstverständlich auf eine Einstellung achten, die eine aufrechte Haltung ermöglicht. Die Sattelstütze sollte gefedert sein, um die permanenten Stöße in der Wirbelsäule zu reduzieren. Weitere Federungen im Bereich des Vorder- oder Hinterrades können sinnvoll sein, wenn sie eine gute Qualität haben und nicht zu weich sind.
Das ergonomische Fahrrad sollte sich den Körperproportionen anpassen oder im Idealfall danach gefertigt werden. Für einen Menschen, der keine Rückenbeschwerden hat und regelmäßig seine Muskeln dehnt und kräftigt, ist solch eine Anschaffung sicherlich auch sinnvoll, aber nicht unbedingt notwendig. Worauf der gesunde Radfahrer jedoch zu achten hat, ist die Vermeidung einer Sitzhaltung ähnlich wie auf dem Rennrad. Hierbei werden die Stöße in einem sehr ungünstigen Winkel zur Wirbelsäule abgefangen.
Zusammenfassend möchte ich jedem, dem es vorrangig um ein gelenkschonendes Herz-Kreislauf-Training geht, das Radfahren empfehlen. Pausieren Sie bei längeren Strecken, da die Muskulatur nach einer bestimmten Zeit den Rücken nicht mehr stabilisieren kann. Nehmen Sie sich, ähnlich wie beim Auto fahren, Zeit für Ausgleichsübungen.

Schwimmen

Auf die positiven Eigenschaften des Wassers habe ich schon beim »Aquajogging« hingewiesen. Schwimmen ist eine sehr gelenkschonende Methode zur Verbesserung der Ausdauer, zum Erhalt der Beweglichkeit und zur Kräftigung der beteiligten Muskeln. Es gibt keine Altersbeschränkungen und für viele Menschen ist der Aufenthalt im Wasser eine große Wohltat. Hinsichtlich der Schwimmtechnik ist das Rückenschwimmen zu empfehlen, da der Körper dadurch eine optimale Haltung im Wasser hat. Brustschwimmen kann zu Nackenverspannungen führen, da die meisten den Kopf über Wasser halten und somit die Halswirbelsäule in ein Hohlkreuz bringen. Bei der richtigen Schwimmtechnik kann auch Brust- oder Kraulschwimmen durchgeführt werden.

Ausdauertraining

Die Ausdauer wird ganz allgemein als die Ermüdungswiderstandsfähigkeit definiert. Sie befähigt den Übenden einer Belastung lange standzuhalten und sich nach dieser relativ schnell zu regenerieren. Deshalb gehört ein Herz-Kreislauf-Training in jedes gesundheits- und fitnessorientierte Training. Nicht nur bei allen Sportarten geht es um die Verbesserung der Ausdauer, sondern auch im rehabilitativen Bereich. Verschiedene Studien haben zum Beispiel die Bedeutung eines Ausdauertrainings als Teil eines komplexen Übungsprogrammes bei Patienten mit chronischen Rückenschmerzen hervorgehoben.

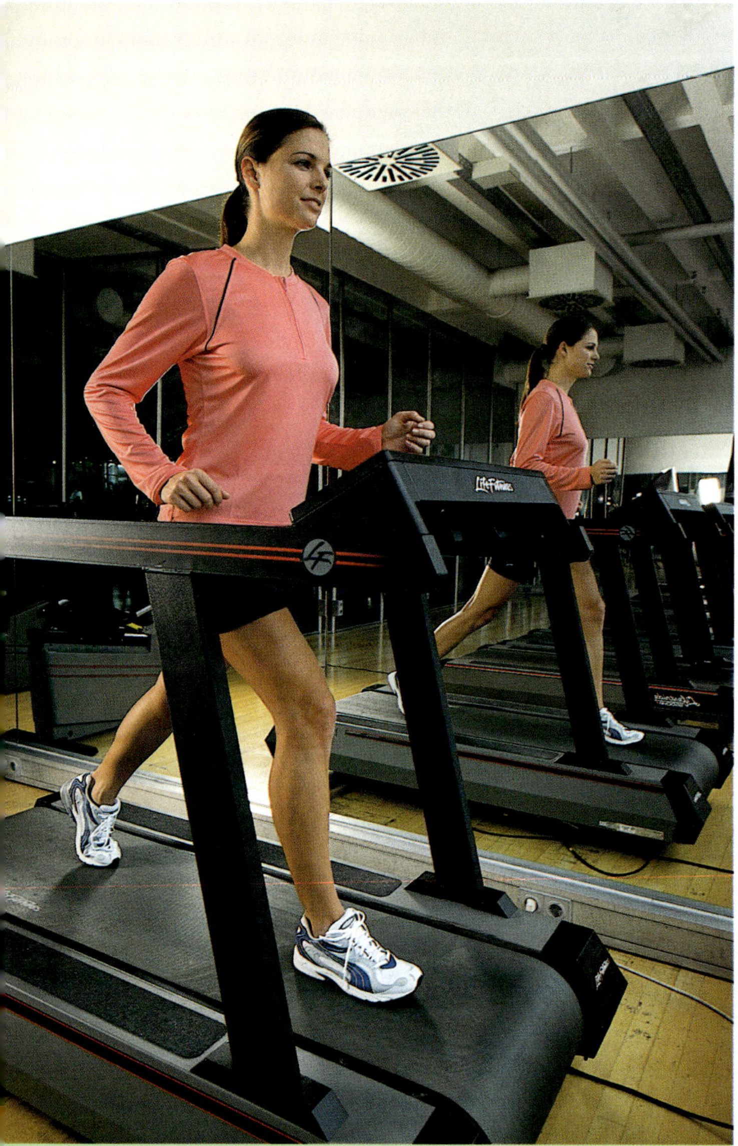

Ausdauertraining auf dem Laufband

Sprechen wir von Ausdauer, so muss dieser sehr weit gefasste Begriff enger eingegrenzt werden, um das konkrete Trainingsziel definieren zu können. Bei einer gesundheitsorientierten Zielsetzung ist es sinnvoll, die Grundlagenausdauer zu verbessern. Hierbei handelt es sich um eine allgemeine Ausdauer, die übungs- bzw. sportartenunabhängig ist. Sie besitzt einen hohen Übertragungseffekt auf andere Bereiche.

Ausdauertraining führt u.a. zu folgenden Anpassungsreaktionen:

- Erhöhung der Durchblutung von Skelett- und Herzmuskulatur bei Belastung
- Erhöhung der maximalen Sauerstoffaufnahme
- Ökonomisierung der Herzarbeit
- Höhere Leistungsfähigkeit des Herzens
- Verminderung der Ermüdbarkeit der trainierten Muskulatur

Wesentliche Ziele des Ausdauertrainings sind, dass Sie:

- eine bestimmte Belastungsintensität über einen längeren Zeitraum aufrechterhalten können
- belastungstoleranter gegenüber körperlicher und emotionaler Beanspruchung werden
- sich schneller von einer Belastung erholen, zum Beispiel nach Kraftübungen oder schwerer körperlicher Arbeit
- besser Stress abbauen können, indem Sie eine Runde durch den Wald walken oder joggen

Möglichkeiten für ein sinnvolles Ausdauertraining

Es stehen Ihnen viele Bewegungsformen offen, unter denen sicherlich eine dabei ist, die Ihnen liegt und Spaß macht. Für sinnvoll erachte ich Wandern, Walking, Nordic Walking, Aquajogging, Fahrradfahren und Laufen. Im Fitness-Studio haben Sie häufig die Wahl zwischen dem Fahrradergometer, Crosstrainer, Laufband und verschiedenen Kursen wie Spinning oder Step Aerobic. Es ist nicht entscheidend, für welche Sportart Sie sich entscheiden, sondern mit welcher Intensität und

Ausdauertraining auf dem Crosstrainer

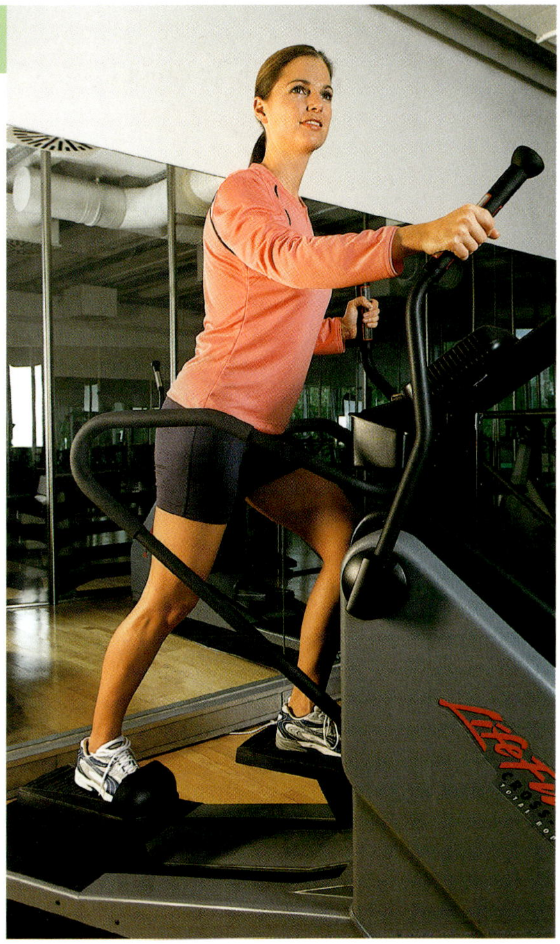

Dauer Sie trainieren. Ob Sie lieber an der frischen Luft walken oder sich im Fitness-Studio auf dem Crosstrainer bewegen ist unerheblich.

Wie hoch muss die Belastung sein, um Anpassungsprozesse in Gang zu setzen?

Für den Untrainierten ist im Rahmen des Gesundheitstrainings mindestens zu empfehlen:

Belastungsdauer:	**10 bis 30 Minuten**
Belastungsintensität:	**Herzfrequenz = 160 – Lebensalter (in Jahren)**
Trainingshäufigkeit:	**mindestens zweimal pro Woche**

Bei diesem Programm werden erste Anpassungsreaktionen erreicht, es ist ein guter Kompromiss zwischen Zeitaufwand und Effektivität. Hinsichtlich der Belastungsdauer sollten Sie sich allmählich bis zur 30-Minuten-Marke herantasten. Eine 10-minütige Belastung bringt keine Verbesserung der Ausdauer, sondern ist eine Gewöhnung an längere Belastungen. Die Herzfrequenz lässt sich gut mit einer Pulsuhr messen, die im Sporthandel erhältlich ist.

Eine praktische Möglichkeit zur Steuerung der Belastungsintensität ist der Atemrhythmus. Solange Sie sich beim Joggen, Walken oder einer anderen Sportart noch unterhalten können, ist die Intensität niedrig und geeignet für ein Ausdauertraining.

Für den ausdauerorientierten Fortgeschrittenen und Trainierten ist folgendes Programm sinnvoll:

Belastungsdauer:	**30 bis 70 Minuten**
Belastungsintensität:	**Herzfrequenz = 180 – Lebensalter (in Jahren)**
Trainingshäufigkeit:	**drei- bis sechsmal pro Woche**

Wenn Sie dreimal in der Woche trainieren, sollte die Belastungsdauer ca. 60 Minuten pro Einheit betragen. Bei häufigerem Training können Sie die Dauer reduzieren. Wichtig ist, dass Sie in der Woche einen Belastungsumfang von ca. 2 bis 4 Stunden erreichen.

Von wesentlicher Bedeutung ist die Langfristigkeit des Trainings. Eine Verbesserung der Ausdauerfähigkeit zeigt sich erst nach ca. 6 Wochen. Diese Trainingsanpassung ist jedoch noch instabil und verliert sich bei ausbleibenden Trainingsreizen relativ schnell.

Da das Ausdauerprogramm für den Trainierten schon relativ aufwendig ist und eventuell nur noch wenig Zeit für die Rückenübungen bleibt, empfehle ich eine Belastungsintensität, -dauer und Trainingshäufigkeit, die sich zwischen den beiden vorgestellten Ausdauerprogrammen befindet. Lassen Sie sich unbedingt den nötigen Zeitrahmen für Ihre Rückenübungen.

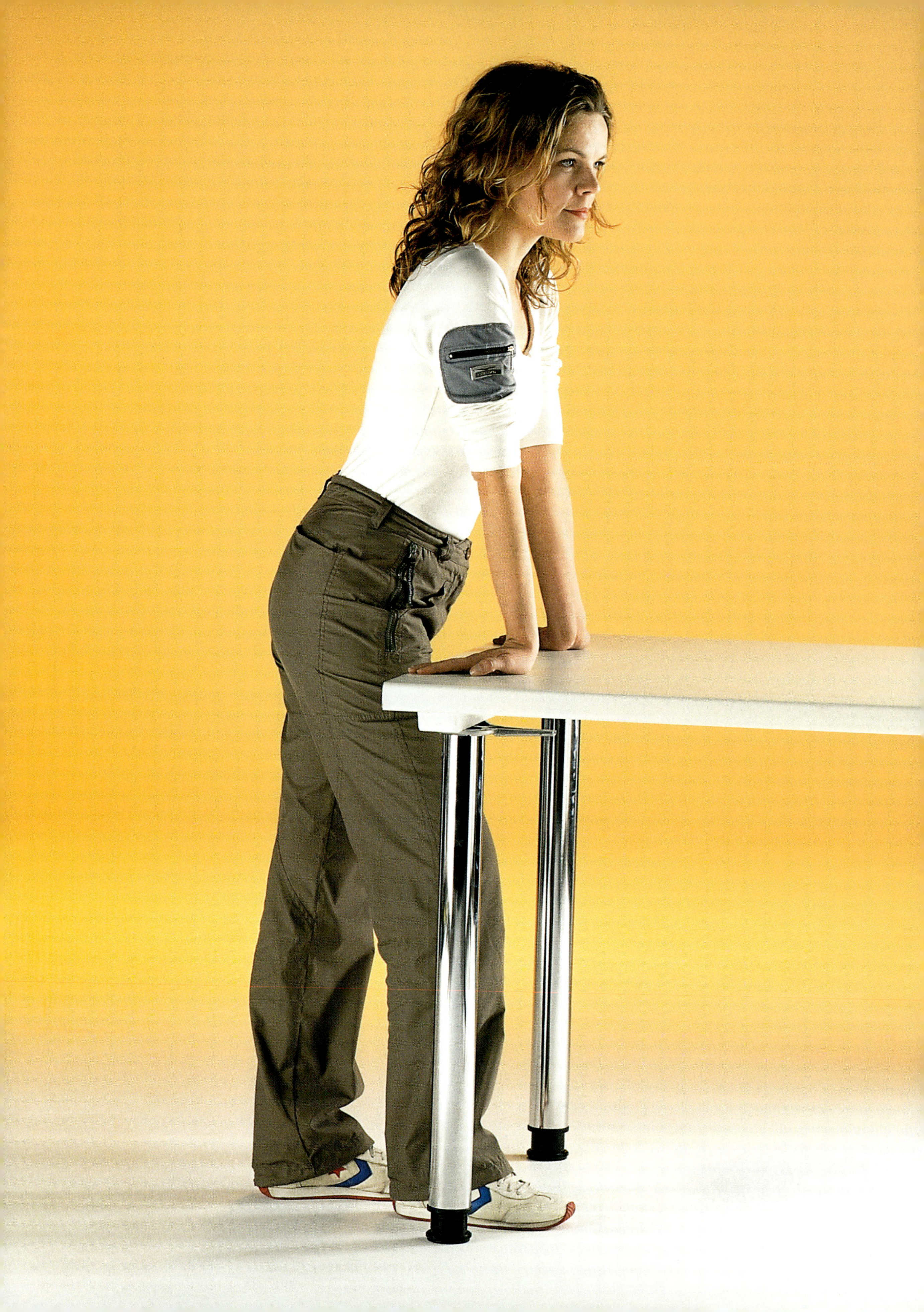

Übungs-programme

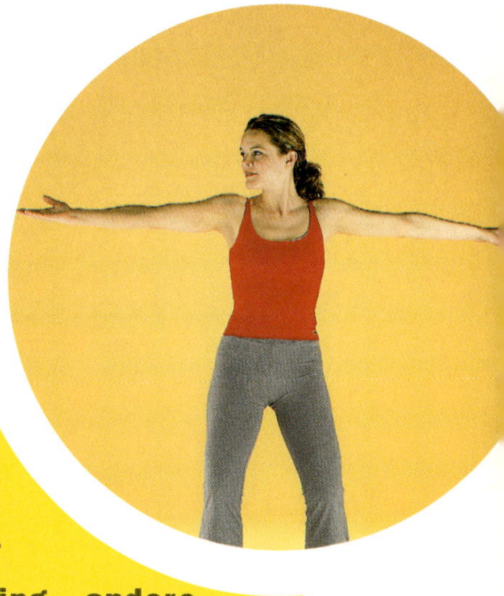

In diesem Kapitel stellen wir Ihnen verschiedene Übungsprogramme vor, zum Beispiel gegen chronische Schmerzen, für Kinder und Eilige sowie aus der Osteopathie. Diese Programme enthalten zum Teil Übungen aus dem Kapitel »Training«, andere Bewegungsformen sind neu. Fangen Sie am besten gleich heute mit Ihren sportlichen Aktivitäten an. Aber auch diejenigen, die regelmäßig Sport treiben, finden mit Sicherheit zahlreiche Anregungen für eine zielgerichtete Rückenschule.

Ratschläge zum Übungsaufbau

Eine methodische Reihe hilft Ihnen systematisch von der einfachen Grundübung zur komplexen Bewegung zu gelangen. Führen Sie erst die nächste Übung aus, wenn Sie die vorherige beherrschen. Eine Grundregel lautet: Vom Einfachen zum Schwierigen und Komplexen. Halten Sie sich daran und Sie werden viel Spaß mit den Übungen haben.

Beispiel:

Vom Sitz zum rückengerechten Stehen und Üben gegen einen Widerstand unter Einbeziehung der Gleichgewichtsfähigkeit

1. Sitz: Aufrechter Sitz und rückengerechtes Aufstehen
2. Stand gegen eine Wand: den Oberkörper gegen die Wand lehnen
3. Stand gegen eine Wand: den Oberkörper nach vorn neigen
4. Stand ohne eine Wand im Rücken: Korrekturen mit dem Holzstab
5. Stand ohne eine Wand im Rücken: den Oberkörper vorneigen
6. Stand: ein Physioband von oben nach unten ziehen
7. Schrittstellung: das Physioband von oben nach unten ziehen, Gewichtsverlagerung auf das vordere Bein
8. Einbeinstand: das Physioband von oben nach unten ziehen

So könnte eine methodische Reihe aussehen, die es Ihnen ermöglicht, dass Sie trotz steigendem Komplexitätsgrad die Zielbewegung erreichen. Wie lange Sie sich mit einer Übung aufhalten, ist nicht entscheidend, sondern dass Sie die Bewegung beherrschen. Kommen Sie nicht weiter, so gehen Sie wieder ein oder zwei Schritte zurück. Nutzen Sie alle Möglichkeiten der Korrektur.

Folgende Grundregeln sollten Sie beachten:

- Die in diesem Buch vorgeschlagenen Übungen dienen der Vorbeugung von Rückenbeschwerden und dem Erreichen eines allgemeinen Wohlbefindens. Sie sind jedoch kein Ersatz für eine

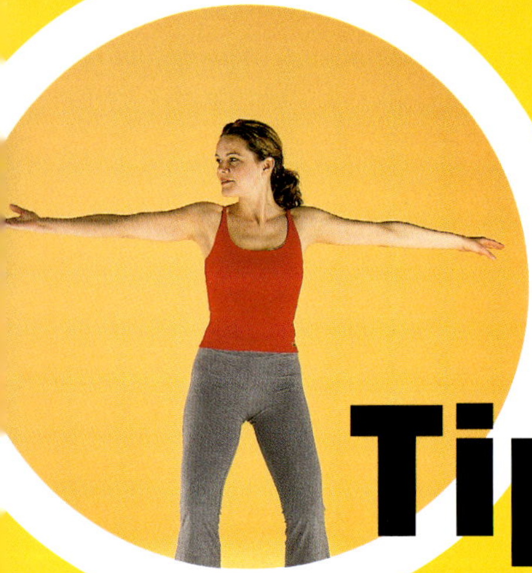

Tipps

Der Aufbau eines Trainings sieht folgendermaßen aus:

- **Ca. 5 bis 10 Minuten aufwärmen (Warm-up): auf dem Stepper, Trampolin, Fahrradergometer, mit Walken oder Seilspringen.**
- **Dehnungsübungen**
- **Übungen zur Wahrnehmung und Haltung. Dieser Trainingsteil nimmt je nach Könnensstand einen mehr oder weniger großen Raum ein. Er ist die Basis für die korrekte Durchführung der Kraftübungen.**
- **Kraftübungen (zu Beginn 2 bis 5 Übungen, die Anzahl langsam steigern auf 6 bis 8 Übungen).**
- **Ca. 5 bis 10 Minuten abwärmen (Cool-down): Entspannungs- und Dehnungsübungen**

medizinisch angezeigte Therapie bei massiven Rückenbeschwerden.

- Achten Sie darauf, dass Rücken- und Bauchmuskeln in einem ausgewogenen Verhältnis trainiert werden.
- Nur eine angemessene progressive Belastungssteigerung setzt Anpassungsprozesse in Gang, die die körperliche Leistungsfähigkeit erhöhen und eine Belastungsmonotonie beim Training vermeiden.
- Die Bewegungsqualität spielt bei allen Übungen die dominierende Rolle.
- Grundsätzlich gilt, dass eine gute Bewegungsqualität vorhanden sein sollte, bevor mit höherer Intensität trainiert wird.
- Zur Verbesserung der Bewegungsqualität sollten Sie jede Möglichkeit zur Korrektur nutzen, entweder von außen durch einen Partner/Trainer oder durch Hilfsmittel (Spiegel, Holzstab o. Ä.).
- Nehmen Sie sich Zeit für Pausen zwischen den Übungen. Nutzen Sie die Pausen, um sich ein wenig zu erholen und um den Körper bewusster wahrzunehmen.
- Die Trainingsdauer kann zwischen 30 und 90 Minuten liegen. Der Untrainierte fängt mit wenigen Übungen an, damit sich sein Körper allmählich an die neue Belastung gewöhnt. Steigern kann man immer noch.
- Ein Muskelkater ist kein Gütekriterium für ein effektives Training, sondern ein Zeichen von Überbelastung und daher nicht wünschenswert!
- Die Variation der Übungen mit progressiver Belastungssteigerung führt zur Steigerung der Leistungsfähigkeit und erhält den Spaß.
- Trainieren Sie regelmäßig zu vorher festgelegten Trainingszeiten.

Osteopathie und Rückenschule

Die Osteopathie ist eine Behandlungsmethode der Manuellen Medizin. Sie ist besonders sanft. Bei der Diagnostik und Behandlung erspürt der Arzt oder der Therapeut mit den Händen Funktionsstörungen im Körper und hilft diesem bei der natürlichen Regeneration.

Die Methode geht auf den Amerikaner Dr. Andrew Taylor Still (1828 bis 1917) zurück. Sein Ziel und das erklärte Ziel der Osteopathie ist, nicht nur Krankheiten zu finden, sondern wieder Gesundheit herzustellen.
Dazu stellt die Osteopathie das System von Muskulatur und Skelett, das muskuloskelettale System, in den Mittelpunkt von Untersuchung und Behandlung. Die Biomechanik des Bewegungsapparates und deren Störungsmuster, Asymmetrien, Bewegungsumfänge und Gewebebeschaffenheit werden geprüft und beeinflusst.
Einzelne Behandlungstechniken der osteopathischen Medizin sind die myofasziale Releasetechnik, die Muskelenergietechnik, die Craniosacraltherapie, die Counterstrain Technik, viscerale Methoden und funktionelle Techniken.
Zu Einzelheiten der Osteopathie verweisen wir auf entsprechende Literatur. Wesentlich ist jedoch, die seriöse und medizinisch fundierte Ausbildung des Behandlers zu kontrollieren.
Der Osteopath regt die Selbstheilungsprozesse an und der Patient vervollständigt sie. Aus diesem Ansatz heraus ist es nur selbstverständlich, dass der Patient geeignete Übungen auch allein zu Hause ausführen sollte, die mit ihm in den therapeutischen Sitzungen erarbeitet wurden. Diese sind dann auf den Patienten individuell zugeschnitten. Einige Grundübungen kann aber jeder auch ohne osteopathische Vorbehandlung in sein persönliches Rückenschulprogramm aufnehmen.
Die hier vorgestellten Übungen stammen zum Teil aus dem Kursprogramm der Deutschen Gesellschaft für Osteopathische Medizin (DGOM) und sind mit Erfahrungen aus meiner Praxis ergänzt. In einem sehr umfangreichen Lehrbuch der Osteopathischen Medizin (siehe Seite 139) findet der fachlich fortgebildete Leser weitere Informationen.

Ziele der osteopathischen Übungen:
- Stabilisierung und Mobilisierung
- Harmonisierung von Körper und Bewegung
- Regulation der Systeme (Flüssigkeitsströme, Organbewegung, neurologisches System und Energie)
- Aktivierung der Craniosacralen Achse (Achse vom Schädel zum Kreuzbein (siehe Seite 14)
- Anregung der Selbstregulation

Balance-Training

Tipps:
- Barfuß üben
- Fuß verkürzen (Zehen anziehen)
- Die Augen zunächst maximal 30 Sekunden schließen

Einbeinstand

Durchführung :
Sie stehen locker auf einem Bein. Der Standfuß ist leicht nach außen rotiert und die Zehen sind angezogen. Die Arme hängen an der Seite. Die Augen sind offen. Das Gleichgewicht halten.

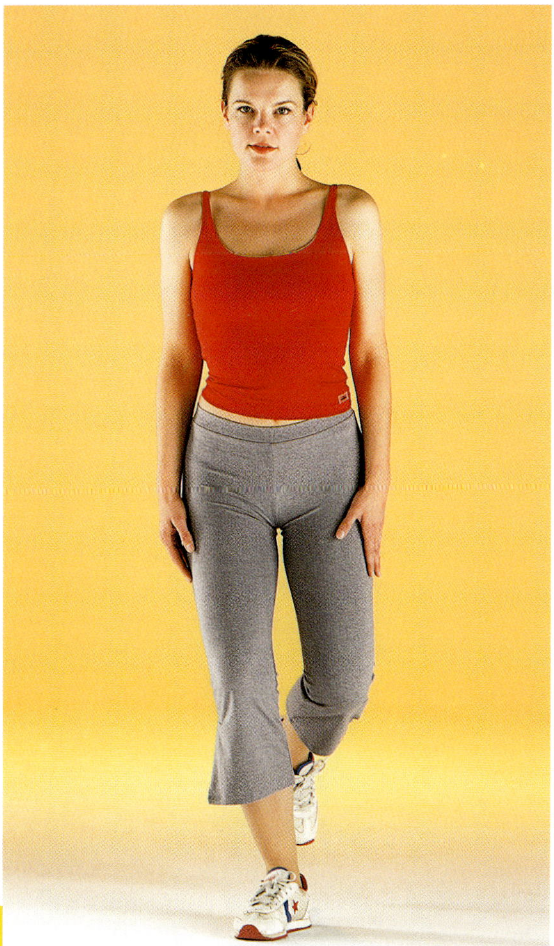

Balance im Einbeinstand

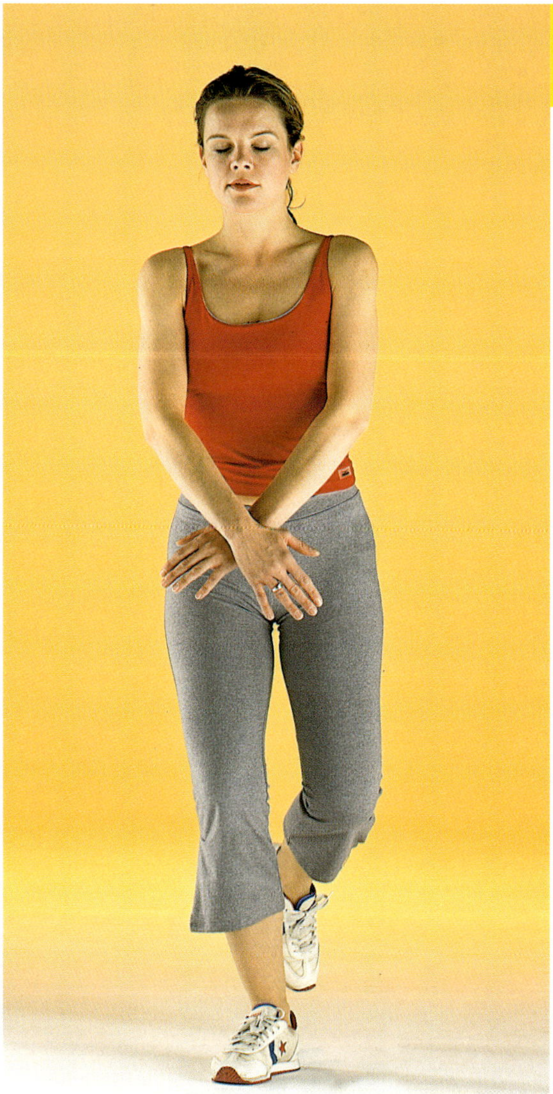

Balance im Einbeinstand mit geschlossen Augen

Die Arme vor dem Körper kreuzen. Das Gleichgewicht halten.
Die Arme wieder an der Seite hängen lassen. Die Augen für 30 Sekunden schließen. Das Gleichgewicht halten.
Die Arme wieder vor dem Körper kreuzen. Die Augen für 30 Sekunden schließen. Das Gleichgewicht halten
Allmählich die Standzeit steigern.

Blinder Gang

Durchführung:
Sie versuchen auf einer auf dem Fußboden befindlichen Linie (Teppichmuster, Maßband o.Ä.) zu gehen. Sie stellen dazu immer einen Fuß direkt vor den anderen und versuchen das Gleichgewicht zu halten. Zunächst gehen Sie mit offenen Augen, dann mit geschlossenen Augen. Im Anschluss wird die Übung im Rückwärtsgang ausgeführt.

Mobilisationstraining

Tipps:
- Keine Übungen unter Schmerzen ausführen.
- Gegebenenfalls sollten Sie vorher mit einem manualtherapeutischen Arzt sprechen, eventuell ist eine Vorbehandlung erforderlich.

Symphysenmobilisation

Durchführung:
Sie befinden sich in Rückenlage. Die Füße stehen parallel auf der Unterlage, die Knie sind gebeugt. Sie halten einen Gegenstand, wie zum Beispiel einen Ball, zwischen den Knien fest.
Haltezeit: 5 bis 7 Sekunden
Wiederholung: 5- bis 7-mal

Mobilisation und Streckung der Lendenwirbelsäule

Durchführung:
Sie befinden sich in Bauchlage. Die Hände stützen sich auf die Unterlage bzw. den Boden. Sie strecken die Arme in den Ellbogengelenken und heben den Rumpf leicht an. Vorsicht! Nicht zu weit nach oben heben! An Bauch und Brust soll eine leichte Dehnung zu spüren sein.
Haltezeit: 3 bis 5 Sekunden
Wiederholung: 5- bis 7-mal

Mobilisation der Lendenwirbelsäule, »Tellerlecken«

Durchführung:
Sie beginnen im Vierfüßlerstand mit aufgelegten Unterschenkeln. Die Füße und Knie sind hüftbreit auseinander.

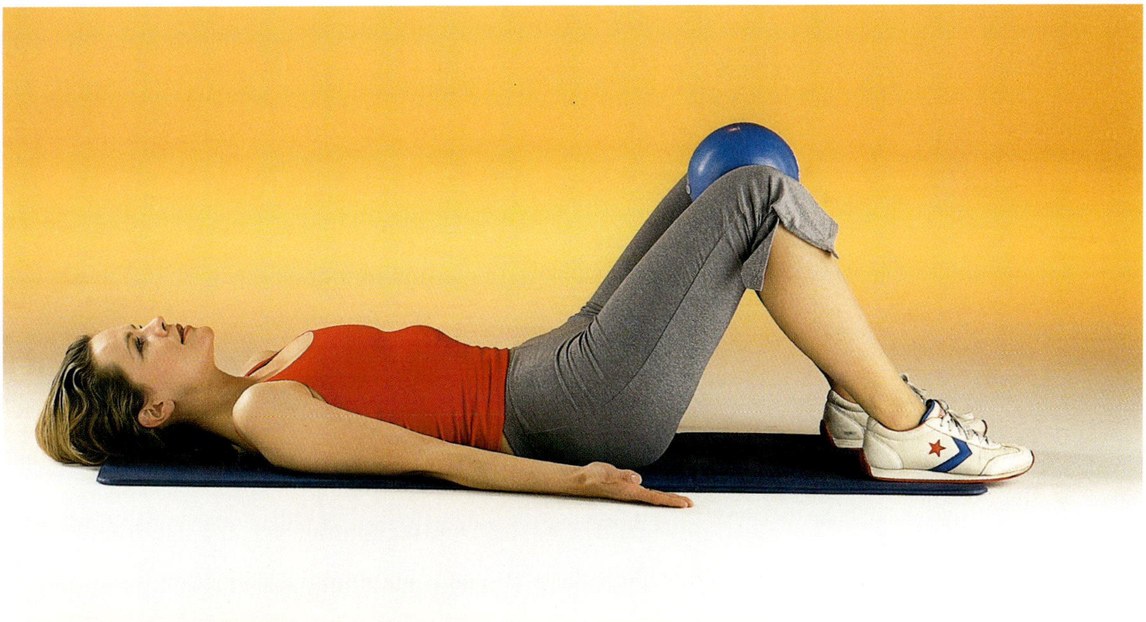

Symphysenmobilisation

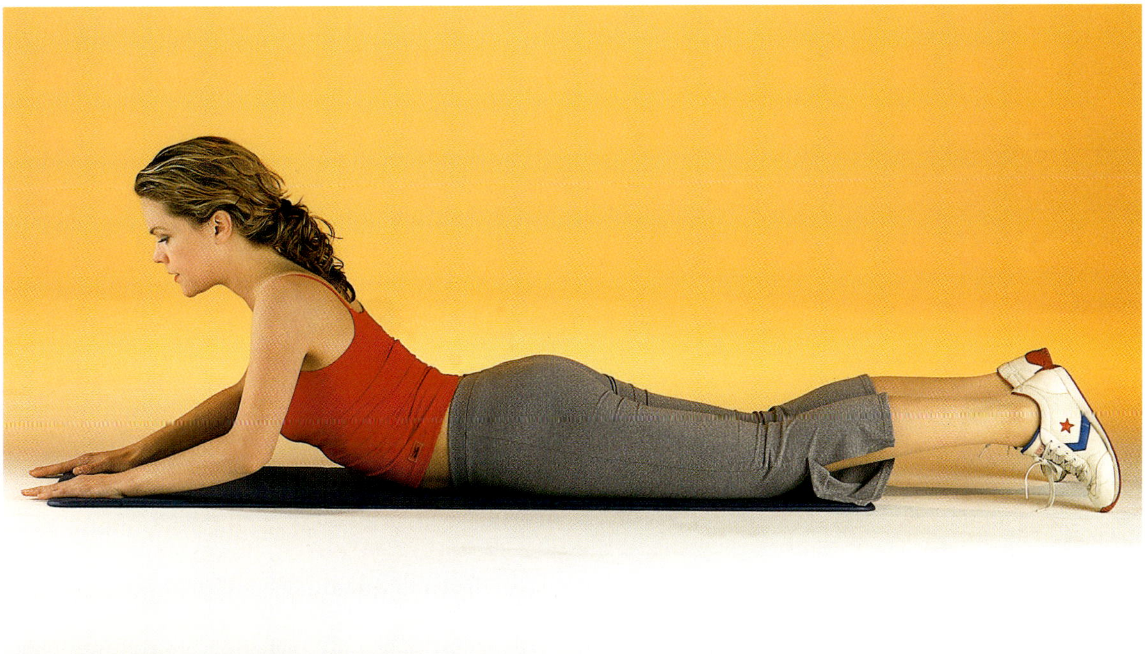

Mobilisation und Streckung der Lendenwirbelsäule

Das Gesäß wird in Richtung Fersen geschoben. Kopf und Nacken werden zur Unterlage gebeugt. Dann langsam wieder nach vorn schieben.
Haltezeit: 5 Sekunden
Wiederholung: 3- bis 4-mal

Tipp:
Bei Knieschmerzen sollten Sie ein weiches Kissen unter die Unterschenkel legen. Führen Sie diese Übung bitte nicht auf einem weichen Bett als Unterlage aus, es entsteht ein Hohlkreuz.

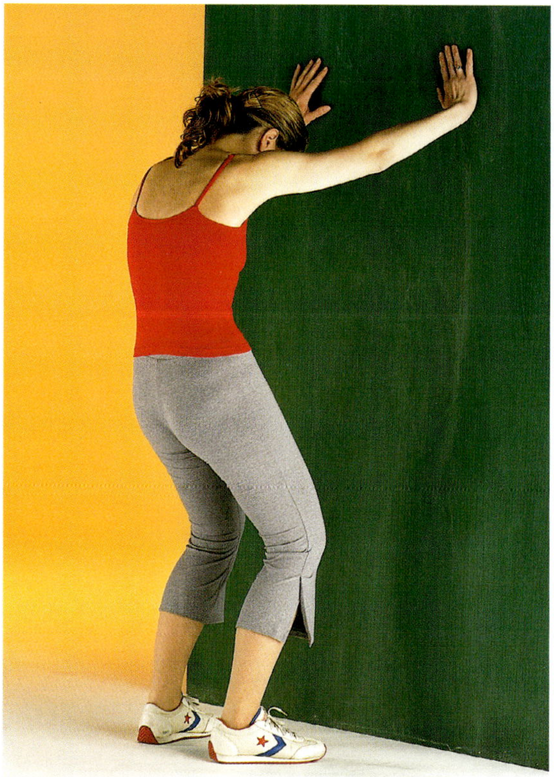

Mobilisation mit »Katzenbuckel«

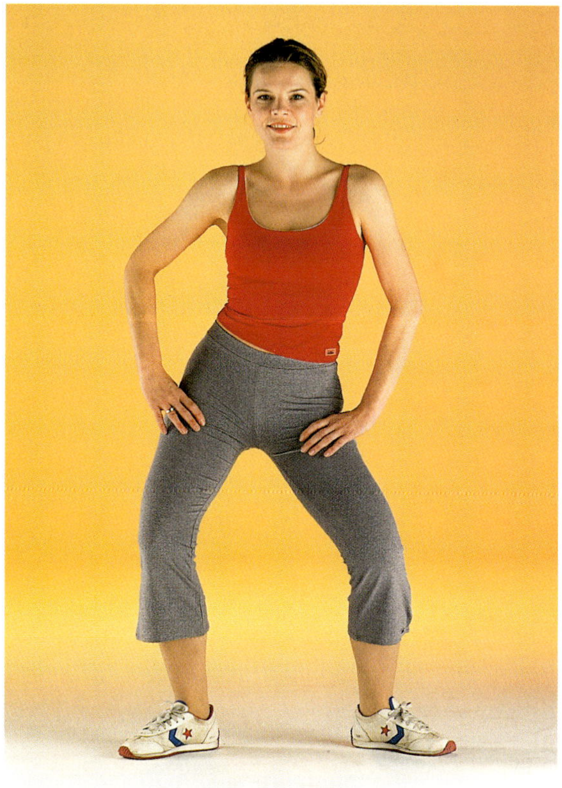

»Beckenuhr« im Stand

Mobilisation des Übergangs von der Brust- zur Lendenwirbelsäule, »Katzenbuckel«

Durchführung:

Sie beginnen wieder in Vierfüßlerstand mit aufgelegten Unterschenkeln. Die Brustwirbel langsam in Richtung Zimmerdecke wölben, so wie die Katzen einen Buckel machen.
Haltezeit: 5 Sekunden
Wiederholung : 5- bis 7-mal
Die Übung lässt sich auch gut im Stand ausführen. Stützen Sie sich dabei an einer Wand ab.

Mobilisation des Beckens und der Kreuz-Darmbein-Gelenke, »Beckenuhr«

Durchführung:

Sie stehen entspannt, die Füße sind leicht nach außen gedreht, die Knie etwas gebeugt. Sie schwingen das Becken zunächst im Uhrzeigersinn, dann entgegen der Uhr wie beim Bauchtanz Die Übung können Sie sowohl im Sitz als auch im Stand ausführen.

Mobilisation der Kreuz-Darmbein-Gelenke, »Unruhesitz«

Durchführung:

Sie sitzen auf einer festen Unterlage (Bank, Hocker, Stuhl). Die Füße erreichen den Boden und bleiben fest stehen, die Knie sind mittelgradig gebeugt. Durch Druck aus den Füßen und leichte Streckung der Kniegelenke wird das Gesäß wechselseitig kurz und wenig angehoben. Eine kleine Schaukelbewegung im Becken entsteht. Achtung, bei dieser Übung sollten Sie nicht den ganzen Oberkörper bewegen.

Tipp:

Diese Übung lässt sich unauffällig auch in einer Sitzung, im Büro oder in öffentlichen Verkehrsmitteln ausführen.

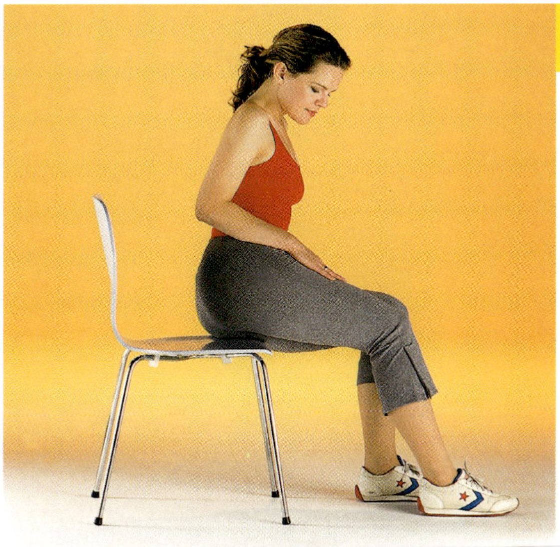

»Unruhesitz«

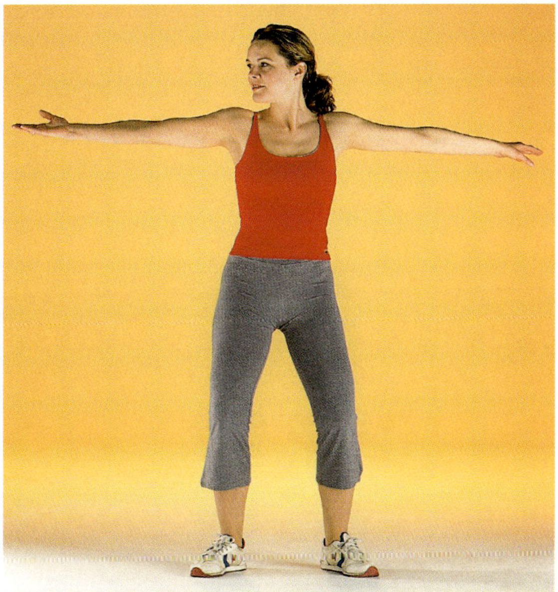

Mobilisation des Schultergürtels

Erweiterung:
Etwas schwieriger ist der »Unruhesitz«, wenn man im Langsitz die Beine wechselseitig in Fußrichtung streckt oder die Übung in Rückenlage ausführt.

Mobilisation der Brustwirbelsäule, »Licht und Schatten«

Durchführung:
Diese Übung ist aus dem Abschnitt »Die aufrechte Körperhaltung« bekannt. Sie versuchen das Brustbein möglichst weit nach vorn und oben zu schieben und dabei die Schultern nach hinten unten zu ziehen. Der Kopf wird leicht nach hinten und oben gezogen, man denkt an die Führung einer Marionette und macht ein ordentliches Doppelkinn (siehe »Aufrechter Sitz« Seite 46).

Gedankenhilfe:
Die Sonne soll auf die Brust scheinen und das kann sie nicht, wenn der Kopf Schatten wirft.

Mobilisation des Schultergürtels

Durchführung:
Sie stehen mit leicht gebeugten Knien, die Füße zeigen leicht nach außen. Die Arme sind seitlich etwas unter Schulterhöhe vom Körper abgespreizt. Eine Hand zeigt mit der Handinnenfläche zur Zimmerdecke, die andere zum Boden. Das Gesicht schaut zur Seite der nach oben offenen Hand. Die Richtung der Hand wird jetzt langsam hin und her gewechselt. Der Kopf dreht sich langsam immer in Richtung der nach oben gerichteten Hand.
Haltedauer: 3 Sekunden pro Seite
Wiederholung: 7- bis 10-mal

Muskeltraining

Die Osteopathie zielt ebenfalls auf die Beseitigung muskulärer Dysbalancen und die Stabilisierung. Die Übungen aus den Abschnitten Dehnung (Seite 65ff.)und Krafttraining (Seite 81ff.) können ebenfalls ausgeführt werden.

Rückenschule für Kinder

In der heutigen Zeit können Sie zahlreiche Bücher, Zeitungsartikel und wissenschaftliche Studien über die motorische Entwicklung des Kindes lesen. Von der Notwendigkeit einer guten Körper- und Bewegungskompetenz sind nicht nur die Fachleute überzeugt. Man weiß, dass ein großer motorischer Erfahrungshorizont die seelische und geistige Entwicklung fördert.

Die Situation heute

Kinder wachsen heute immer mehr unter dem Einfluss von Fernsehen, Game-Boys und Computern auf. Grundsätzlich ist dagegen nichts einzuwenden, wenn jedoch die Medienkompetenz die motorische Kompetenz um ein Vielfaches übersteigt, zeigt sich folgendes Bild: Bei nur etwa 25 Prozent der 6- bis 14-Jährigen ist die Muskulatur noch in einem altersentsprechenden Trainingszustand, mehr als 60 Prozent der Kinder und Jugendlichen haben Haltungsschwächen oder -schäden. Zudem leiden immer mehr Kinder an Übergewicht und Gleichgewichtsstörungen.

Die Kinder, beginnend ab dem Vorschulalter, machen zunehmend Erfahrungen mit visuellen Welten, die echten Bewegungsräume dagegen werden immer mehr reduziert und kinderunfreundlicher, zum Beispiel durch verstärkten Autoverkehr. Um eine spätere Leistungsminderung oder Gesundheitsstörung zu vermeiden, müssen Kinder ihrem natürlichen Bewegungsdrang nachgehen können, darin gefördert und geleitet werden. Daher ist eine Rückenschule eher als Bewegungsschule zu verstehen, mit einer Akzentuierung auf haltungskorrektive Maßnahmen. Diese Maßnahmen können bzw. sollten in den Turnstunden im Kindergarten, in der Schule, im Sportverein oder sogar bei den Krankenkassen stattfinden. Das Gesundheitssystem sollte ein verstärktes Interesse an der Verhütung von Haltungsschäden haben, da diese »Patienten von morgen« ein großes Problem für die Krankenkassen und die Gesellschaft darstellen werden. Bewegung ist eine Entwicklungsnotwendigkeit und somit vorbehaltlos zu unterstützen.

Im Rahmen einer kindgerechten Rückenschule sollen folgende Kriterien berücksichtigt werden:
- **Spaß an der Bewegung vermitteln**
- **Viel Abwechslung**
- **Spielerisches und altersgemäßes Üben und Trainieren**

Hinsichtlich des altersgemäßen Übens sollte beachtet werden, dass Kinder keine kleinen Erwachsenen sind, sondern wachstumsbedingte Besonderheiten aufweisen. Eine reine Reduzierung des Erwachsenentrainings wird den im Wachstum begriffenen Menschen nicht gerecht. Weiterhin können gleichaltrige Kinder in ihrer biologischen Entwicklung einige Jahre auseinander liegen und daher unterschiedliche motorische Voraussetzungen besitzen. Unabhängig vom Alter, von Entwicklungsfenstern und sensiblen Phasen sollten Übungen zur Körperwahrnehmung und zur Förderung der koordinativen Fähigkeiten immer Bestandteil einer Übungseinheit sein.

Das Säuglings- und Kleinkindalter

Schon im Säuglings- und Kleinkindalter (bis ca. 3. Lebensjahr) macht das Kind erste körperliche Erfahrungen und erschließt sich dadurch seine Umwelt. Ein Säugling lernt durch Ertasten, Greifen, Rollen, Krabbeln und andere motorische Aktivitäten. Er setzt sich körperlich mit seiner Umgebung auseinander und begreift auf diesem Wege u.a. räumliche Beziehungen, erkennt Zusammenhänge und erfährt seinen eigenen Körper. Wie viel das Kind lernt, hängt von den Anreizen ab, die man dem Kind bietet und in welchem Umfang die Eltern die motorische Entwicklung unterstützen. In diesem Alter werden die ersten Grundlagen für einen reichen Bewegungsschatz gelegt.

Das Vorschulalter

Kinder im Vorschulalter zeigen einen ausgeprägten Wunsch nach Bewegung und eine hohe Lernbereitschaft. Die Bewegungen sind gekennzeichnet von einer hohen Emotionalität und Intuition. Deshalb sollten Kinder zwischen 3 und 6 Jahren genügend Bewegungsmöglichkeiten bekommen, in Form von Laufen, Kriechen, Springen, Klettern, Schaukeln, Werfen und Fangen. Von wesentlicher Bedeutung ist ein lustbetontes, phantasieanregendes und abwechslungsreiches Bewegungsangebot. Bei kleinen Spielen lernen die Kinder zudem Regeln einzuhalten, sich für ein gemeinsames Ziel einzusetzen und Bewegungsaufgaben zu lösen. Eine weitere Möglichkeit, elementare Bewegungen zu fördern, sind Bewegungsgeschichten.

Das frühe Schulalter

Mit dem frühen Schulalter (ca. 6 bis 10 Jahre) beginnen die Kinder sich mit großer Begeisterung verstärkt mit bestimmten Sportarten auseinander

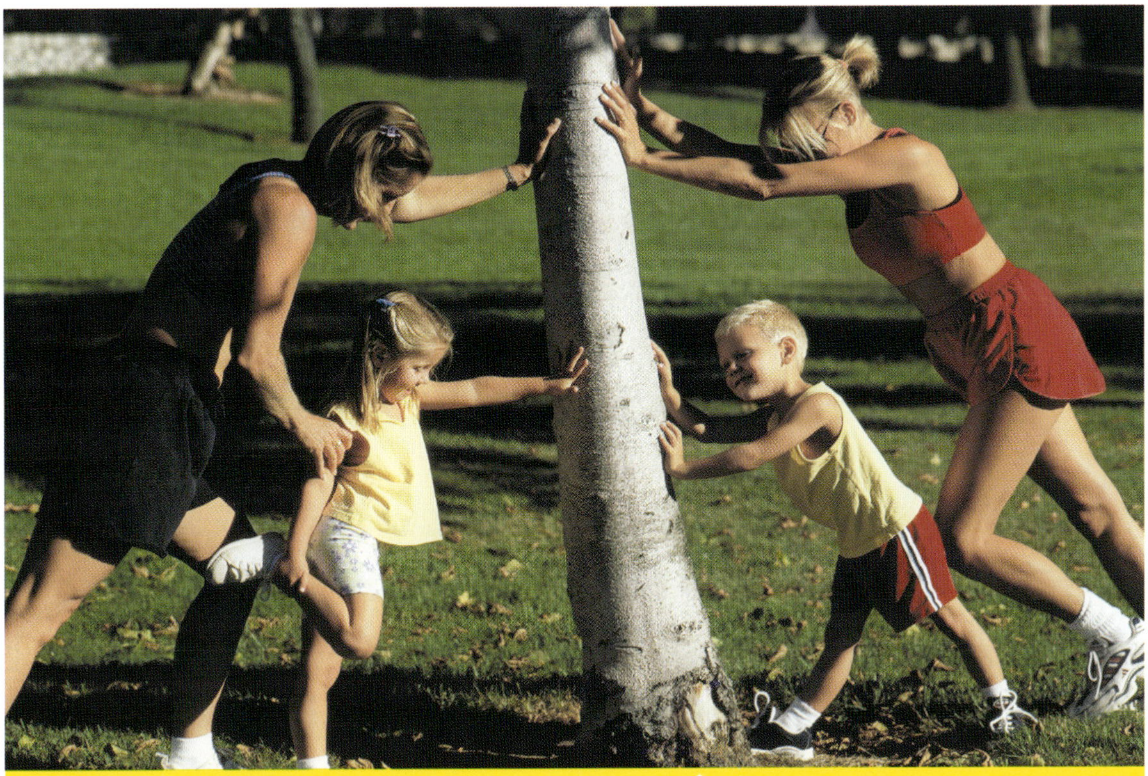

Wenn Bewegung Spaß bereitet, ist aller Anfang leicht.

zu setzen. Viele von ihnen treten in Sportvereine ein und üben gezielte sportspezifische Bewegungen. In diesem Alter gelangen die Kinder allmählich von der Grobform zur Feinform. Die Kinder befinden sich in einem hervorragenden Lernalter, so dass neben den sportspezifischen Techniken auch weiterhin ein hohes Maß an Bewegungserfahrung gefördert werden sollte. Aufgrund der eingangs erwähnten Defizite des Haltungs- und Bewegungsapparats erscheint es jedoch ratsam, im Sportunterricht genauer auf die Haltung zu achten und diese zu korrigieren. Dabei bieten sich Bewegungsaufgaben an, die auf spielerische Weise die Kinder aus ihrer krummen Haltung holen, zum Beispiel Krabbelspiele oder Tauziehen.

Ab 10 Jahre bis zur Pubertät

Im späteren Schulalter, ab ca. 10 Lebensjahren bis Eintritt der Pubertät, erweitern sich die Möglichkeiten. Die Kinder befinden sich im besten motorischen Lernalter, wobei die Übergänge fließend sind. Sie besitzen sehr gute Last-Kraft-Verhältnisse und haben weiterhin ein ausgeprägtes Bewegungsbedürfnis. In dieser Phase kann es für eine lebenslange Bewegungsqualität und -freude entscheidend sein, wie optimal und motivierend die motorische Förderung ist. Bei der Schulung der koordinativen Fähigkeiten kann es zum Beispiel nicht nur darum gehen, dass die Kinder die Grobform erlernen, sondern dass Bewegungen genauer ausgeführt werden. Im Sportunterricht bieten sich leichte Kraftzirkel mit gut dosierten Widerständen an. Dabei reicht das eigene Körpergewicht aus, auf länger anhaltende (isometrische) Kraftübungen sollte vorerst verzichtet werden.

Übungen zur Schulung der Kraft

- Liegestütz
- Nackendrücken: Dabei wird der Hinterkopf in die verschränkten Hände gedrückt.
- Wanddrücken, mit festem Rücken werden die Arme gegen die Wand gebeugt und gestreckt.
- Liegestütz rücklings auf einer Bank
- Sich bäuchlings über eine Bank ziehen
- Tauziehen
- An Stangen oder Seilen hochziehen

Übungen zur Schulung der Koordination

Gehen
- Rhythmisches Gehen im Kreis, zum Beispiel mit Musik
- Rasches Gehen mit großen Schritten
- Zehen- und Fersengang
- Gang in der Hocke mit aufliegenden Fußsohlen
- Gehen mit im Nacken verschränkten Armen
- Seitwärts Gehen, Gehen im Kreuzgang
- Gehen mit Mühlkreisen der Arme

Kriechen
- Aus dem Vierfüßlerstand vorwärts kriechen
- Aus dem Vierfüßlerstand rückwärts kriechen
- Aus dem Liegestütz nach vorn bewegen
- Aus dem Liegestütz rücklings Bewegungen versuchen

Gleichgewicht
- Balancieren auf einer umgedrehten Bank
- Einbeinstand und Schließen der Augen
- Einbeiniges Hüpfen in alle Richtungen
- Auf einem Medizinball stellen und Bälle fangen
- Pedalo fahren
- Ein Seil auf den Boden legen und darauf balancieren

Rhythmus
- Springen mit dem Seil
- Hopserlauf
- Nach einem vorgegebenen Rhythmus bestimmte Bewegungsaufgaben erfüllen
- Durch Reifen laufen
- Einen Ball prellen und dabei gehen
- Springen auf dem Trampolin

Reaktion
- Lauf- und Fangspiele, zum Beispiel Schwarz-Weiß
- Werfen und Fangen
- Auf ein bestimmtes Signal losrennen
- Schattenlaufen

Die Pubertät

In der puberalen Phase und danach erhöht sich die Trainierbarkeit der konditionellen Eigenschaften (Kraft, Ausdauer, Beweglichkeit und Schnelligkeit). Bei Kraftübungen sollte besonderer Wert auf die Übungsausführung gelegt werden, da durch unkorrekte Techniken schnell Überlastungsprobleme auftreten können und ungünstige Bewegungen automatisiert werden. Ein Herz-Kreislauf-Training sollte zunehmend berücksichtigt werden. Weiterhin sollte man koordinative Übungen integrieren.

Rückenschule und Schwangerschaft

Die Zeit der Schwangerschaft ist für jede Frau eine besondere Situation. Psychisches und körperliches Empfinden verändern sich erheblich.
Der Körper ist einerseits in einer positiven Grundstimmung, andererseits ist er aber auch besonders gefordert. Die Umstellung der Hormone verändert die Elastizität und Stabilität der Bänder. Die Gewebestruktur wird weicher und speichert leichter Flüssigkeit. Das Becken und seine Verbindungen (siehe Kreuz-Darmbein-Gelenk, Seite 13f.) bereiten sich auf die Geburt vor. Die Neigung zu Instabilitäten nimmt zu. Die Belastung der ventralen, bauchseitigen Rumpfanteile erhöht sich durch die Last des Kindes und den zunehmenden Umfang. Vermehrte Biegespannung entsteht in der Wirbelsäule. Auch nach der Entbindung dauert es, bis der Körper zu alter Festigkeit zurück findet. Das Stillen und die gesamte Versorgung des Säuglings findet in der sternosymphysalen Belastungshaltung (siehe Seite 138) statt.
Heben, Bücken, Tragen werden mehrere Dutzende Male pro Tag ausgeführt.
Gerade in der Zeit der Schwangerschaft und im ersten Lebensjahr des Kindes können Rückenschmerzen sehr lästig und störend sein.
Daher ist rückenschonendes Verhalten jetzt besonders wichtig. Gut ist es, wenn die Frau schon vor der Schwangerschaft Sport, Gymnastik, Fitnesstraining oder eine Rückenschule betrieben hat.
Die gewohnten Übungen können meist bis zum 7. oder 8. Schwangerschaftsmonat weiter durchgeführt werden, so weit keine Einwände von Seiten des Frauenarztes vorliegen. Die Intensität sollte sich nach subjektiven Kriterien wie Kreislauf, Atmung

und Bewegungsradius richten. Frauen mit bereits bestehenden Rückenproblemen wie Skoliosen, Zustände nach Bandscheibenvorfall oder Operation sollten besser die Betreuung von Facharzt und Krankengymnast in Anspruch nehmen.
Allgemein zu berücksichtigende Übungs- und Verhaltenshinweise zur Rückenschule in der Schwangerschaft sind:

- Schwangere sollen Übungen in Rückenlage vermeiden.
- Bei der Seitlage ist die linke Seite zu bevorzugen. Damit wird das Pfortadersystem entlastet und die Versorgung von Plazenta und Baby ist besser.
- Die Mobilisation des Kreuz-Darmbein-Gelenks ist nur mit größter Vorsicht erlaubt, Übungen zur Beckenmobilisation sollten besser nicht ausgeführt werden.
- Wichtig ist die Stabilisierung des Rumpfes und die Kräftigung von Gesäß, Beinen und Armen.
- Atemübungen zur Erweiterung des Atemvolumens und Verbesserung der Beweglichkeit des Zwerchfells erleichtern das Atmen in letzten Drittel der Schwangerschaft.
- Kurse zur Geburtsvorbereitung und zur Rückbildungsgymnastik sollten auf jeden Fall besucht werden.
- Die Stillperiode fordert der Mutter sehr viel Kraft und Energie ab. Denken Sie an einen ausgeglichenen Mineralstoffhaushalt, damit es bei Wiederaufnahme von Sport nicht zu Krämpfen und Überforderungsbeschwerden kommt.
- Die Rückenschule kann der Weg zum Wiedereinstieg in sportliche Aktivitäten sein.

Rückenschule für ältere Menschen

Älterwerden ist heute nicht mehr zwangsläufig mit dem Ende von sportlichem Interesse und Aktivität verbunden. Immer mehr ältere Menschen sind in Wandervereinen, Sportgruppen, Tanzclubs oder Gymnastikvereinen aktiv. Viele führen auch zu Hause sportliche Bewegungsübungen aus.
Für Menschen über 60 Jahre ist die moderne Rückenschule ebenfalls geeignet.
Einige wichtige Punkte sind jedoch zu beachten:

- Die allgemeine Leistungsfähigkeit des Herz-Kreislauf-Systems
- Begleiterkrankungen
- Die Gefahr von Knochenbrüchen ohne entsprechende Gewalteinwirkung durch Knochenentkalkung (Osteoporose)
- Besondere Vorsicht vor übertriebenen Drehungen und Bewegungen der Halswirbelsäule und

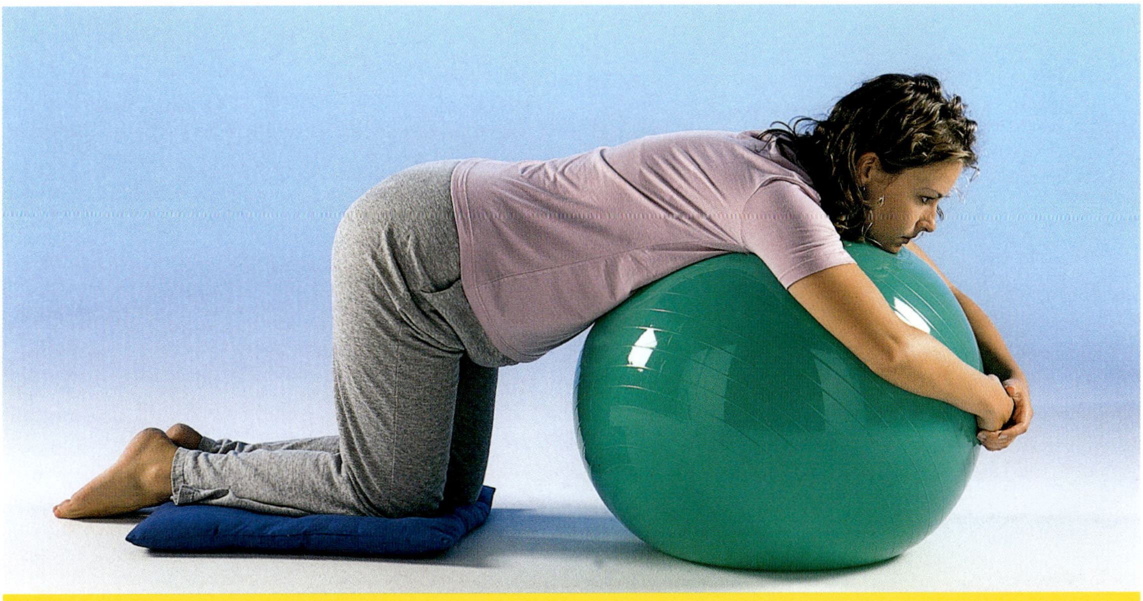

Entlastung auf dem Physioball

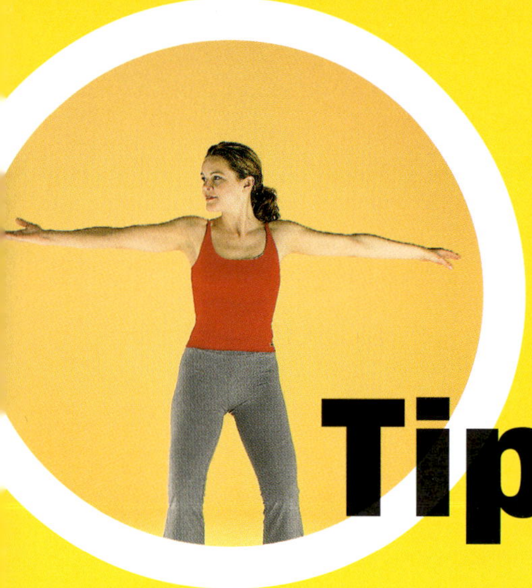

Tipps

- **Die vorliegenden Programme sind direkt für Sie nutzbar.**
- **Sie können sich auch eines der Programme als Grundlage für Ihr persönliches Übungsprogramm aussuchen und mit eigenen Übungen oder anderen Übungen aus dem Kapitel »Training« ergänzen.**
- **Wenn Sie den Eindruck haben, eine Übung fordert Sie zu wenig oder führt zu nicht erwarteten Beschwerden, sollten Sie diese einfach gegen eine andere austauschen.**
- **Die Kurzprogramme sollten täglich durchgeführt werden, die Empfehlung für die sonstigen Übungsprogramme ist zwei- bis dreimal wöchentlich.**

des Kopfes (Kopfrücklage, Überkopfübungen), Gefahr von Schwindel
- Immer langsam beginnen und schrittweise Erweiterung des Übungsprogramms vornehmen
- Rücksprache mit dem behandelnden Arzt vor Übungsbeginn und vor allem bei aufgetretenen Beschwerden nach Übungen

Tipps:
- Tägliches Üben
- Beginnen mit maximal 3 Übungen und 10 Minuten Übungsdauer
- Langsame Steigerung auf maximal 30 Minuten
- Nicht mehr als 5 Übungen in einer Serie ausführen, lieber öfter wiederholen und das Programm wechseln
- Stopp bei Provokation von Schmerzen, Schwindel, Übelkeit, Atemnot, Herzschmerzen oder anderen Beschwerden

Die Ziele der Rückenschule im Alter sind die Erweiterung der allgemeinen Beweglichkeit sowie der Beweglichkeit des Brustkorbes zur Verbesserung der Atemexkursionen. Die Durchblutung kann wesentlich gefördert werden. Die Übungen verhindern bzw. verlangsamen den Abbau von Muskulatur, Bindegewebe, Knorpel und Knochen und stabilisieren die Wirbelsäule sowie das gesamte Skelett. Fast alle folgenden Übungen sind alternativ auch als Hockergymnastik möglich, wenn das Stehen schwer fällt.

Aufwärmen

- Gehen auf der Stelle oder im Raum
- Alternativ Armkreisen

Dehnen der Arme

Hände ineinander verhaken und am gestreckten Arm dehnen, einmal die Handinnenflächen zum Körper zeigend, im Wechsel die Handrücken zum Körper. Die Dehnung jeweils 5 bis 7 Sekunden halten.

Atemübung

Mit geschlossenem Mund dreimal hintereinander einatmen, bis der Brustkorb ganz oben steht. Dann schrittweise wieder ausatmen, bis der Brustkorb leer ist (Thorax öffnen und schließen).

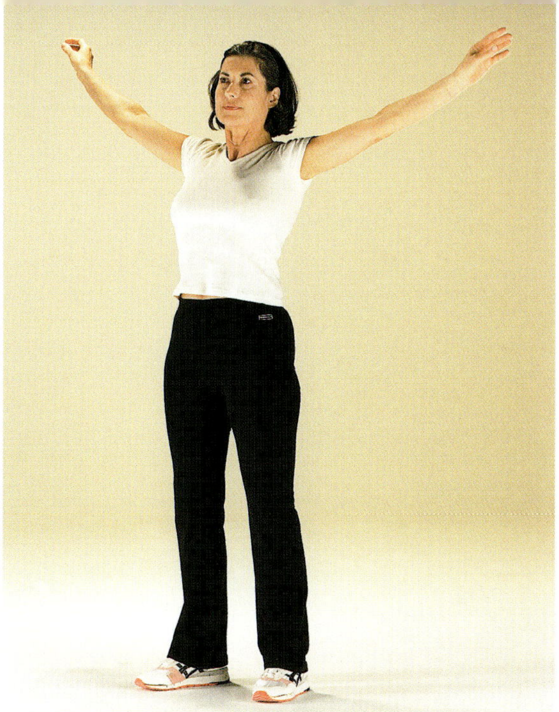

Aufwärmen mit Armkreisen

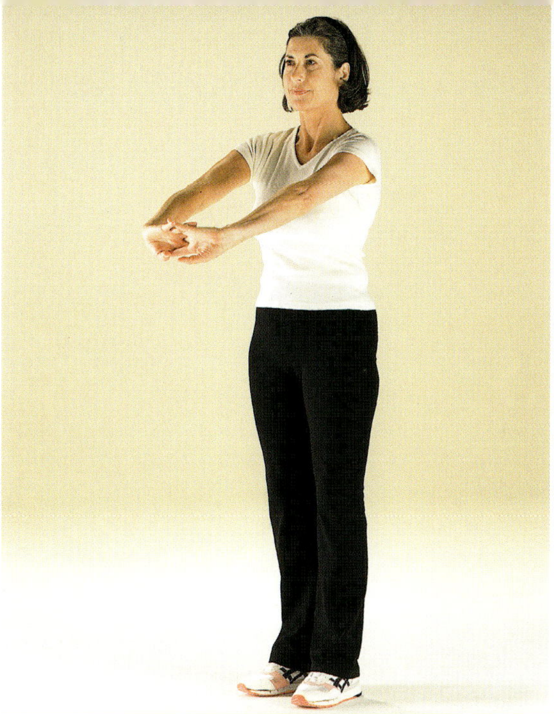

Dehnung der Arme

Dehnen der Beine

Im Langsitz Beine auf der Unterlage ablegen, Füße wechselseitig in Richtung Nase ziehen, die Position 5 bis 7 Sekunden halten. Diese Übung ist alternativ auch im Stehen möglich.

Kräftigen

Übungen hierzu finden Sie in Abschnitt »Krafttraining« ab Seite 81.

Mobilisierung

Die Übungen aus dem Abschnitt »Osteopathie«, Mobilisationstraining (Seite 118ff.) sind geeignet .

Koordination

Die Übungen aus dem Abschnitt »Osteopathie«, Balance Training (Seite 117f.) werden empfohlen. Vorsicht jedoch bei Übungen mit geschlossenen Augen!

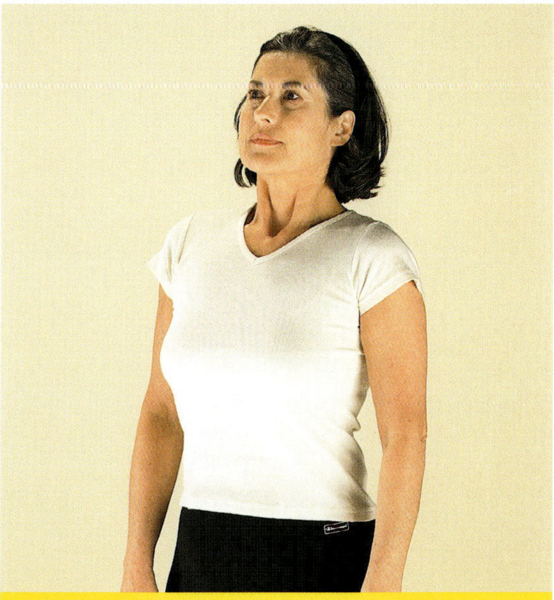

Bei Atemübungen nicht verkrampfen

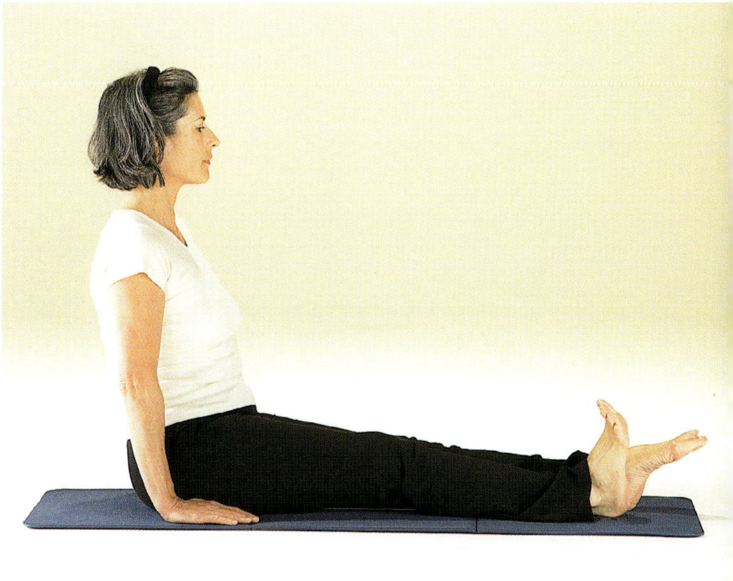

Dehnen der Beine und Füße im Langsitz

Übungen für das Büro

Bei der alltäglichen Sitzbelastung im Büro ist ein körperlicher und damit auch geistig erfrischender »Zwischenstopp« mit einfachen und beinahe unauffälligen Übungen unbedingt zu empfehlen. Lustiger und vielleicht auch mehr animierend ist es, die Übungen mit Kollegen gemeinsam durchzuführen. Irgendwann denkt schon wenigstens einer an die körperlichen Aktivitäten und es fallen einem oft selbst neue Variationen ein.

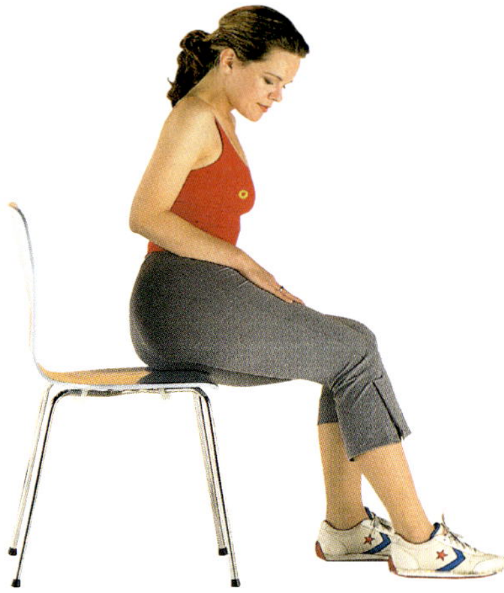

Unruhesitz, Seite 120f.

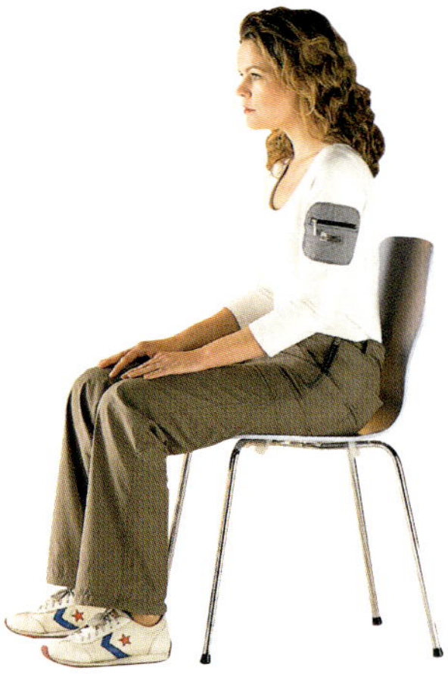

Aufrechter Sitz, Seite 46ff.

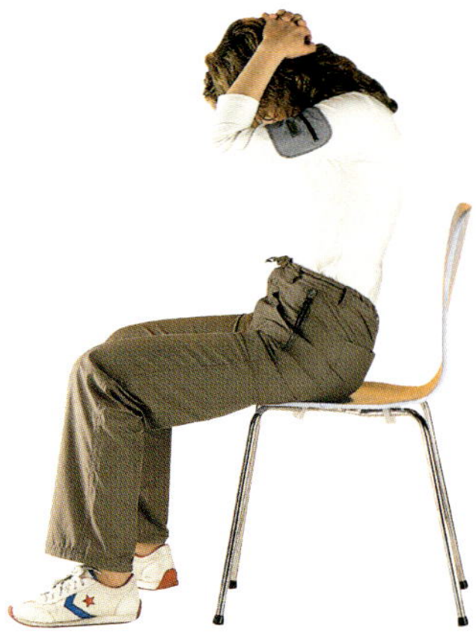

Nackenmuskulatur, Seite 67

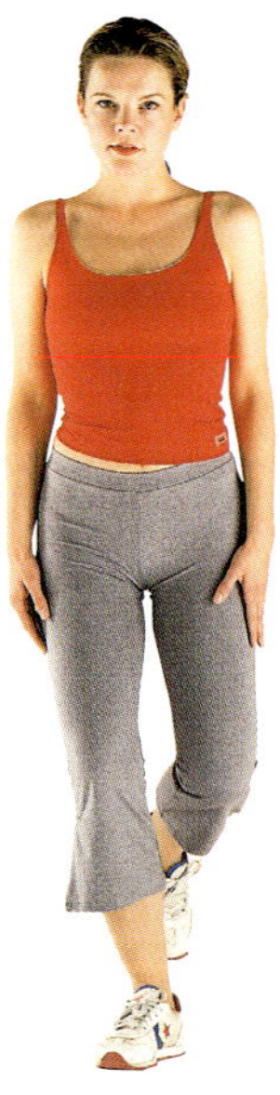

Einbeinstand, Seite 117

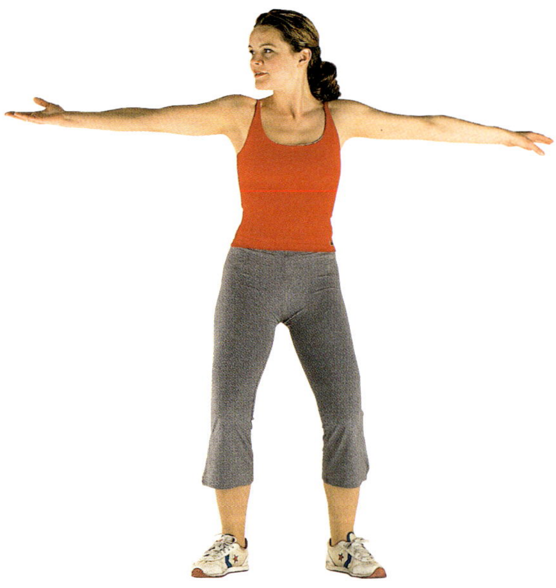

Mobilisation Schultergürtel, Seite 121

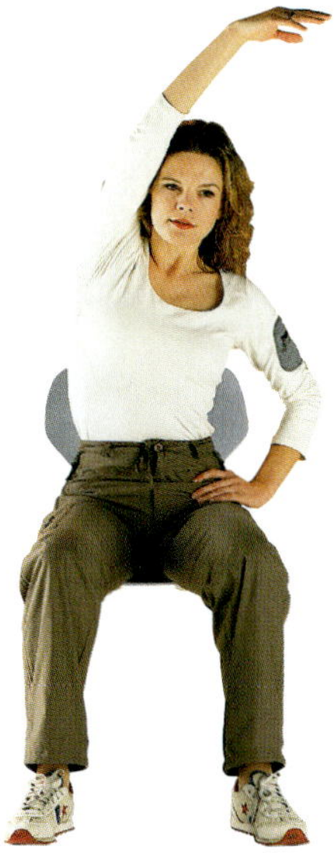

Seitliche Rumpfmuskulatur, Seite 69

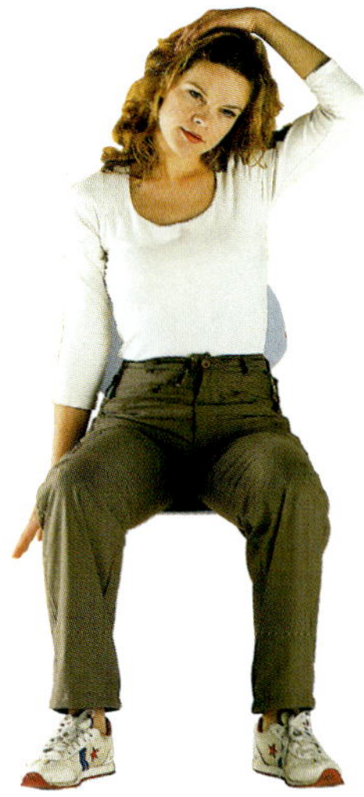

Seitliche Nackenmuskulatur, Seite 67

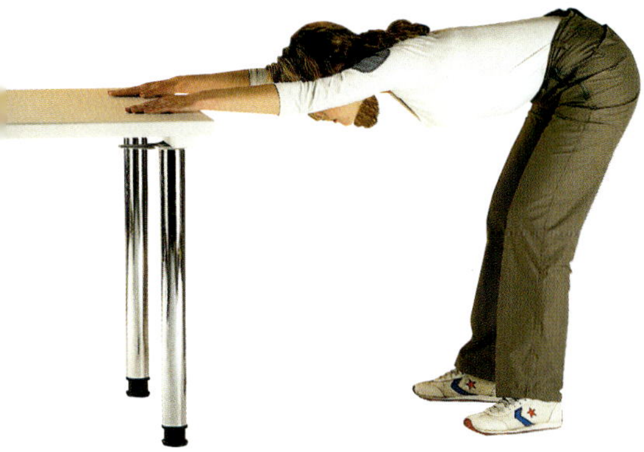

Breite Rumpfmuskulatur, Seite 69 f.

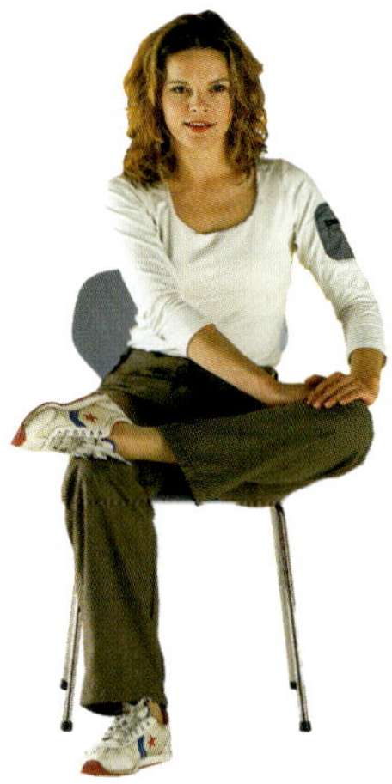

Gesäßmuskulatur, Seite 79 f.

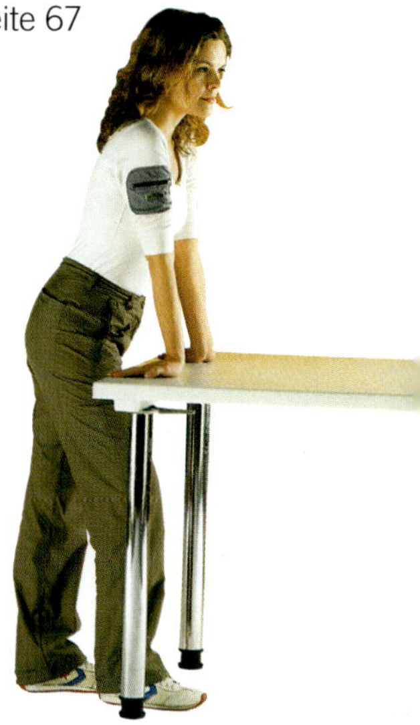

Fingerbeuger, Seite 72 f.

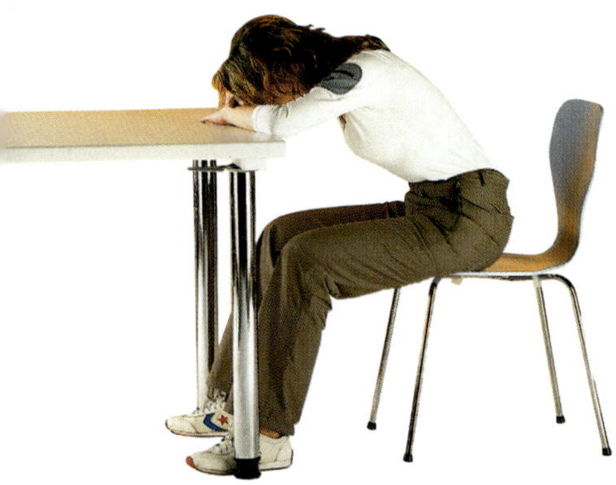

Kopf auf den Schreibtisch, Seite 53

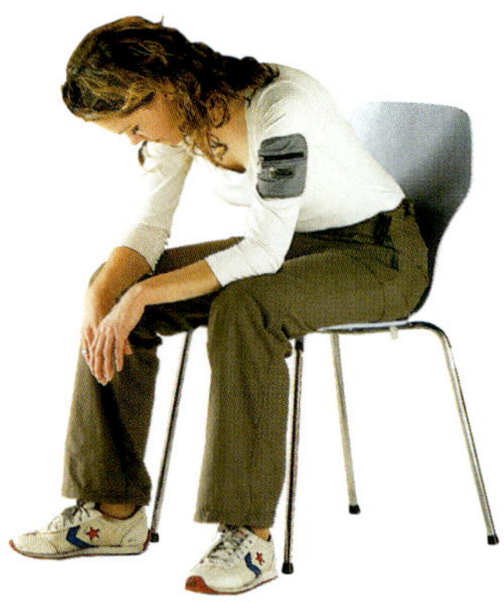

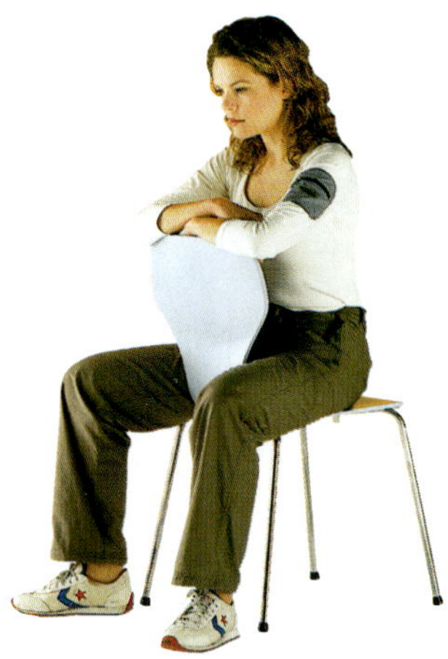

Entspannung, Seite 53

Nutzen Sie die Zeit, in der Sie sich bewegen können: Auf dem Weg zur Kollegin, zum Nachbarraum oder zu den Toiletten gehen Sie mit großen Schritten, dabei führen Sie zügig großräumige Armbewegungen durch.
Hier sei nochmals auf die wichtige Sitzhaltung hingewiesen. Vermeiden Sie unbedingt das Überkreuzen der Beine. Es vermittelt dem Körper die Instruktion zur krummen Haltung mit erhöhter Biegespannung auf der Wirbelsäule und fördert die Entwicklung der muskulären Dysbalance. Setzen Sie sich lieber breitbeinig, in Kutscherhaltung, auf Ihren Stuhl. Ein Sticker oder kleiner Erinnerungszettel am Telefon oder PC mit einer Sonne erinnert an die Sonne, die auf das Brustbein scheinen soll (Übung »Licht und Schatten« Seite 46 und 121) sowie Aufrichtung und besseren Haltung.

Augen-, Gesichts- und Nackenentspannung im Sinne der Progressiven Muskelrelaxation

Setzen Sie sich bequem in Ihren Stuhl und schließen Sie die Augen. Im Wechsel von Anspannung und Entspannung trainieren Sie folgende Muskeln:

- Legen Sie die Stirn in Falten und halten Sie die Spannung ca. 10 Sekunden. Atmen Sie dabei gleichmäßig weiter in den Bauch. Die Spannung ist angenehm spürbar. Anschließend entspannen Sie sich ca. 30 Sekunden, mit jeder Ausatmung lösen Sie immer mehr die Restspannung. Wiederholen Sie die Übung und legen Sie die Stirn erneut in Falten.
- Kneifen Sie die Augen zusammen. Spüren Sie die Muskelspannung hinter den Augen und um die Augen herum.
- Pressen Sie die Lippen aufeinander und spüren Sie die Muskeln des Mundes.
- Beißen Sie die Zähne aufeinander und spüren Sie Ihre Kiefermuskulatur.
- Ziehen Sie die Schultern hoch und spüren Sie die Nackenmuskulatur.

Weitere Informationen über die Progressive Muskelrelaxation erhalten Sie auf Seite 54ff.

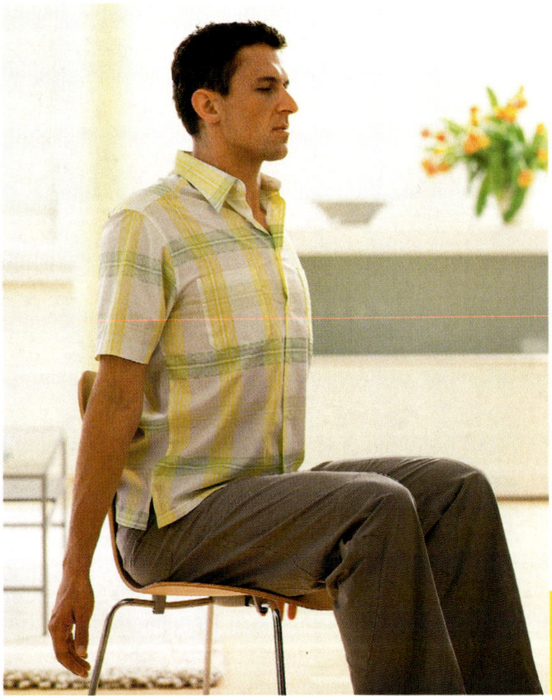

Hochziehen der Schultern und Spüren der Nackenmuskulatur

Rückenschule für Eilige

In der heutigen Zeit gilt mehr denn je die Devise »Zeit ist Geld«. Sehr viele Menschen begeben sich immer mehr in Zeitdruck, einige scheinen dazu gezwungen zu sein, andere lieben ständigen Druck und meinen, dadurch höhere Leistungen zu erzielen. Um diesen Anforderungen über längere Zeit gewachsen zu sein, muss auch der Körper eine beträchtliche Widerstandsfähigkeit beweisen. Oft kann man unter Stress erhebliche Defizite an körperlicher und auch geistiger Erholung verkraften, bis der Wendepunkt kommt und Erkrankungen oder Funktionsstörungen zu einer Änderung der Lebensumstände zwingen.
Damit es nicht so weit kommt, sollten alle gestressten Menschen die Übungen der »Rückenschule für Eilige« regelmäßig ausführen. Für das Programm benötigen Sie eigentlich keine extra Zeit, weil es in die Tätigkeiten des alltäglichen Tagesablaufs voll integriert ist. Morgens im Bett beginnt es. Lassen Sie den Wecker etwas früher klingeln, so dass Sie nicht sofort aufstehen müssen und den Tag in Ruhe beginnen können.

Auch Wasser kann ein Mittel zur Prävention sein.

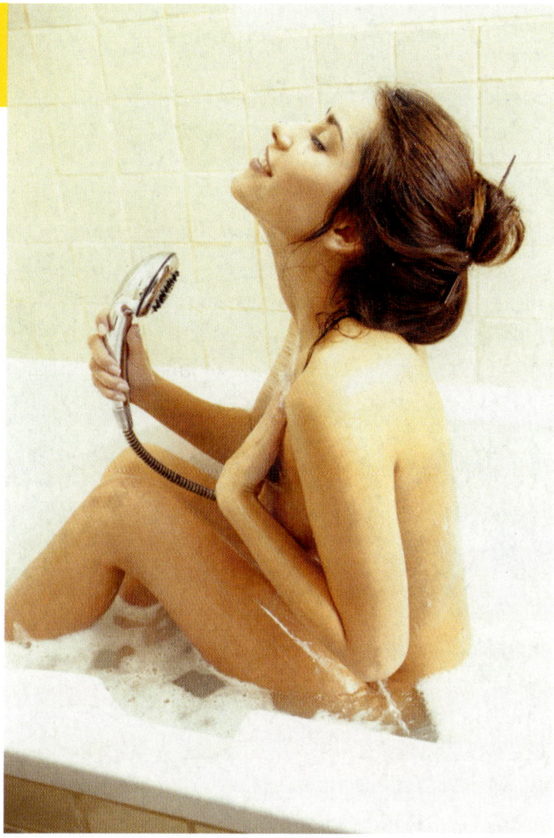

1. Räkeln und Strecken
2. Anziehen der Beine zur Brust und die Wirbelsäule ordentlich dehnen (siehe Seite 52), dann die Beine strecken und dabei tief atmen.
3. In Rückenlage die Beine beugen, die Füße aufstellen und das Gesäß anheben. Die Position kurz halten und langsam das Becken wieder senken.
4. Beim Aufstehen aus dem Bett auf die Seite rollen, seitlich hochdrücken und sich auf die Bettkante setzen.
5. Kurz sitzen bleiben, tief atmen und die Arme zur Decke strecken.
6. Aufstehen und auf Zehenspitzen zum Badezimmer gehen. Die Schultern kreisen.
7. Die warme Dusche nutzen und Regionen der größten Muskelverkürzungen wie zum Beispiel großer Brustmuskel, Unterarmmuskeln, Gesäß und Wade ganz kurz so heiß wie verträglich duschen.
8. Beim Abtrocknen das Handtuch hinter dem Rücken spannen und ihn kräftig massieren.
9. Zum Zähneputzen breitbeinig vor dem Waschbecken stehen, den Rücken gerade und in leichter Vorbeuge halten.
10. Am Abend das Programm in der umgekehrten Reihenfolge durchführen.

Jeder kann natürlich je nach bevorzugtem Ablauf seine individuellen Übungen in das Programm einfügen. Im Verlauf des Tages können die Vorschläge aus dem Abschnitt »Übungen für das Büro« Seite 128f. in kleinen Pausen zur Entspannung und Prävention beitragen.

Rückenschule bei akutem Kreuzschmerz

Mit dem Begriff »Kreuzschmerzen« bezeichnen die Patienten in meiner Praxis in der Regel ihre Schmerzen und Beschwerden im Bereich der unteren Lendenwirbelsäule. Schmerzen in der Gegend von Lendenwirbelsäule, Kreuzbein und Becken können oft schlagartig auftreten und führen zu plötzlicher Störung der Bewegungen, manchmal bis zur Gehunfähigkeit. Manchmal hingegen gibt es Vorzeichen und die Entwicklung ist eher schleichend. Nach kürzerer oder längerer Zeit kommen Schmerzen in Gesäß, Leiste oder Oberschenkel dazu oder die Verspannungen steigen den Rücken hinauf zur Brustwirbelsäule, zu Schulter und Nacken.

Die Ursachen für den Kreuzschmerz sind vielfältig. Die möglichen Auslöser können von einer unbedachten oder unerwarteten Bewegung, wie zum Beispiel Ausrutschen, Husten, Niesen, Pressen bis zum Verheben an einem schweren Gegenstand reichen. Häufig scheint es keine eindeutige Ursache zu geben. Bei schweren Stürzen, Verkehrsunfällen oder anderen Unfällen besteht unter Umständen der Verdacht eines Wirbelkörperbruches. In diesem Fall sollte gleich der Arzt aufgesucht werden, um nicht durch eigene Behandlungsversuche die Situation zu verschlimmern.

In anderen Situationen kann man jedoch versuchen ein Selbsthilfeprogramm zu starten.

Maßnahmen zur Selbsthilfe

Stufenlagerung

Diese Lagerung ist eine seit langem bewährte Methode zur Entlastung der Lendenwirbelsäule. Sie liegen auf dem Rücken. Die Beine sind in der Hüfte 90 Grad gebeugt. Die Unterschenkel werden entspannt auf eine errichtete Stufe gelegt.
Dafür gibt es verschiedene Möglichkeiten. Professionell wird ein Schaumstoffwürfel genutzt. Sie können aber ebenso gut einen Physioball (Achtung: den Ball vor dem Wegrollen sichern!), einen umgekippten Hocker oder auch einen Stapel Decken verwenden.

Wärme

Wärme ist ein probates Hausmittel. Geeignete Wärmespender sind Heizkissen, Wärmflasche, Kirschkernkissen oder Ähnliches. Die Erfahrungen aus meiner Praxis zeigen, dass Wärme im unteren Lendenwirbelsäulenbereich zwar zunächst angenehm ist, viele Betroffene aber kurze Zeit später wieder über Schmerzen oder sogar vermehrte Schmerzen klagen. Es ist wesentlich effektiver, die Wärmequelle auf die Bauchseite, im Bereich Unterbauch kurz über dem Schambein zu platzieren. Die Auflage sollte dort 20 bis 30 Minuten liegen bleiben. Auch die »Heiße Rolle« ist eine ausgezeichnete Wärmequelle, wenn man eine Hilfe zu Hause hat. Mit der Rolle werden kurze, heiße Reize auf die verspannte Region gegeben. Dadurch wird die Durchblutung plötzlich gesteigert und der Abtransport von Schadstoffen gefördert.
Zur Herstellung durchtränken Sie ein normal großes Frottierhandtuch mit Wasser und drücken es so aus, dass das Handtuch auf keinen Fall mehr tropft. Dann wird es in Längsrichtung halbiert gefaltet und fest zu einer Rolle aufgewickelt. Diese Rolle legen Sie maximal 2 Minuten in die Mikrowelle, so dass sie heiß ist. Achtung und Vorsicht, die Rolle kann sehr heiß sein. Testen Sie sie zunächst mit den Fingerspitzen. Alternativ kann man auch das Handtuch trocken rollen und vorsichtig heißes Wasser auf das Tuch gießen. Hierbei sollten Sie aber besonders vorsichtig sein, um Verbrennungen zu vermeiden.
Die heiße Rolle wird dann Stück für Stück mit ganz kurzen Abtupfungen über der schmerzenden Muskulatur abgerollt. Sie kann im Sitzen oder Liegen angewendet werden.

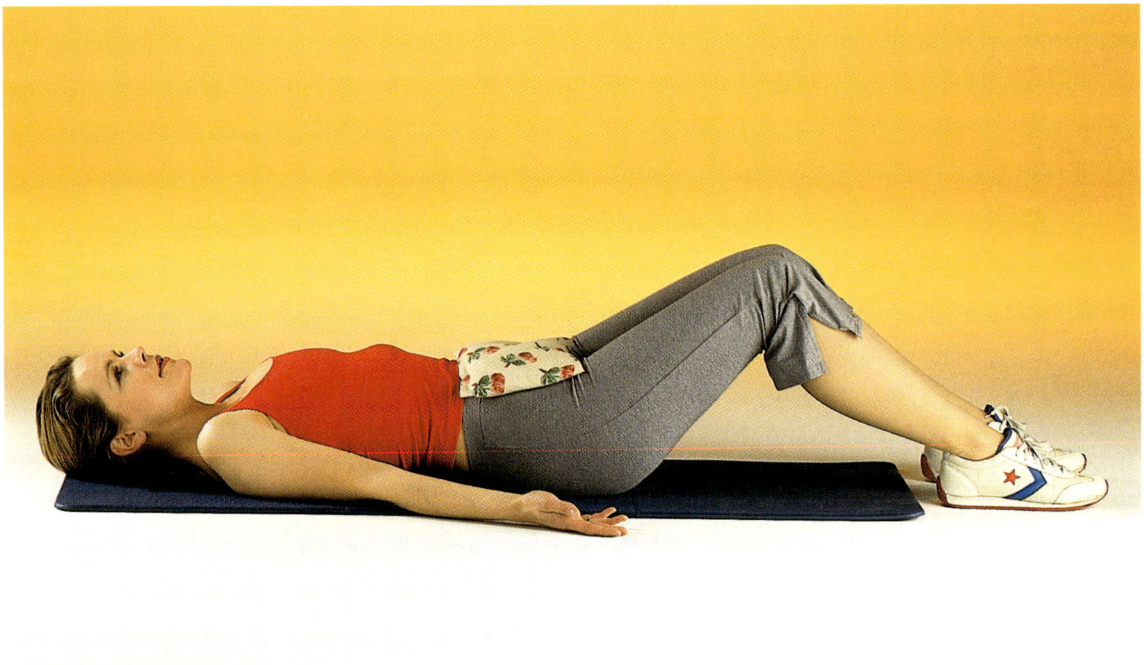

Wärmeauflage am Unterbauch

Kälte
Abreibungen mit kleinen in einem Tuch befindlichen Eiswürfeln können in bestimmten Fällen ebenfalls Linderung bringen.

Bewegung
Sie ist aus meiner Sicht nach der ersten akuten Phase sehr wichtig. Sobald wie möglich sollten Sie versuchen sich zu bewegen. Geeignete Übungen sind jetzt: Scheibenwischer (Seite 63) und Unruhesitz (Seite 120f.)
Sitzen und Stehen sollten Sie möglichst vermeiden. Versuchen Sie zu liegen oder zu gehen. Dabei ist es besser etwas größere Schritte zu machen und kräftig mit den Armen zu pendeln.
Bringen die getroffenen Maßnahmen keine Linderung und bessert sich die Situation nicht in zwei bis drei Tagen, sollte spätestens dann ein Arzt aufgesucht werden. Je nach Fähigkeit hilft der Spezialist mit Manueller Therapie, Chirotherapie, Spritzen und Medikamenten. Im Anschluss sollten nach Absprache mit dem behandelnden Arzt zu Hause die genannten Maßnahmen fortgesetzt werden.

Rückenschule und Halswirbelsäule

Schmerzen im Nacken, im Schultergürtel und der Halswirbelsäule gehören wohl mit zu den häufigsten Beschwerden, die Patienten in meine Praxis führen. Charakteristische Symptome sind Verspannungen, eingeschränkte Beweglichkeit der Halswirbelsäule, brennender Schmerz zwischen den Schulterblättern und Ausstrahlungen in die Arme. Zeitweise schlafen die Hände ein oder kribbeln die Finger. Viele Patienten klagen auch über Kopfschmerzen.
Die Haltung am Schreibtisch, sämtliche Tätigkeiten im Haushalt, die in Vorbeuge ausgeführt werden wie Staubsaugen, Bügeln, Ausräumen von Waschmaschine und Geschirrspüler, Handarbeiten und vieles mehr führen zur vermehrten Beanspruchung der Halswirbelsäule sowie der Schulter- und Nackenregion.
Viele Informationen und Hinweise finden Sie in den Abschnitten »Sitzen« (Seite 25ff.) und »Die aufrechte Körperhaltung« (Seite 43ff.).

An dieser Stelle möchte ich die wichtigsten Übungs- und Verhaltenshinweise für die Halswirbelsäule zusammenfassen.

- Achten Sie auf Abwechslung im Alltag. Vermeiden Sie zu langes Lesen, Schreiben am Computer oder Surfen im Internet.
- Machen Sie Pausen bei Handarbeiten, anstrengenden Tätigkeiten und beim Autofahren.
- Vermeiden Sie das Kreisen und das zu starke Zurücklegen des Kopfes in den Nacken. Seien Sie vorsichtig beim Aufhängen von Gardinen und Putzen der Fenster, besonders wenn Sie bereits unter Schwindel leiden.
- Zugluft oder Klimaanlagen führen häufig zu verkrampften Muskeln. Ein Schal oder Kragen kann Sie schützen.
- Nach einer leichten und mittleren Zerrung der Halswirbelsäule ohne weitere Verletzungen sollten Sie möglichst gar nicht oder nur kurze Zeit eine Halsstütze tragen, damit die Muskulatur nicht zu sehr ermüdet und inaktiv wird.
- Bei chronischen Stabilitätsproblemen der Halswirbelsäule sollten Sie nur in der Nacht eine Halskrause benutzen. Versuchen Sie, tagsüber ohne sie zurechtzukommen.
- Tägliche Halsmuskelübungen kräftigen und stabilisieren die Halswirbelsäule.
- Das Waschen der Haare in der Dusche ist rückenfreundlicher als über der Badewanne. Eine erfreuliche Entwicklung sind Waschbecken im Friseursalon mit leichter Rückbeuge.
- Ungelöste Probleme fördern Spannungszustände der Schulter- und Nackenregion. Versuchen Sie Lösungen zu finden, nutzen Sie die Möglichkeiten zur Entspannung.

Übungen zur Stabilisierung und Kräftigung der Muskulatur der Halswirbelsäule

Ausgangslage:
Sie liegen auf dem Rücken. Die Beine sind leicht gebeugt, die Füße befinden sich auf dem Boden. Der Rücken ist entspannt.

Durchführung Übung 1:
Den Kopf leicht von der Unterlage abheben, so dass die Nase in Richtung Zimmerdecke zeigt.

Diese Position halten. Dabei weiter tief atmen. Auf keinen Fall sollen Sie die Luft anhalten! Den Kopf langsam wieder ablegen.
Haltezeit: 3 bis 10 Sekunden
Wiederholungen: 3

Durchführung Übung 2
In der gleichen Ausgangsstellung wird der Kopf angehoben und leicht nach vorn geneigt, mit dem Kinn auf der Brust. Diese Stellung halten und weiter gleichmäßig atmen. Den Kopf langsam wieder ablegen.
Haltezeit: 3 bis 10 Sekunden
Wiederholungen: 3

Hinweise
Diese beiden Übungen sind für die meisten Menschen sehr schwierig. Sie sollten sich unbedingt langsam heran tasten und die Übungszeit nicht zu schnell steigern.

Menschen mit Problemen im Bereich der Halswirbelsäule und des Schultergürtels empfehlen wir außer der Rückenschule besonders die Feldenkraismethode, Tai Chi und Qi Gong sowie die Progressive Muskelrelaxation nach Jacobson.

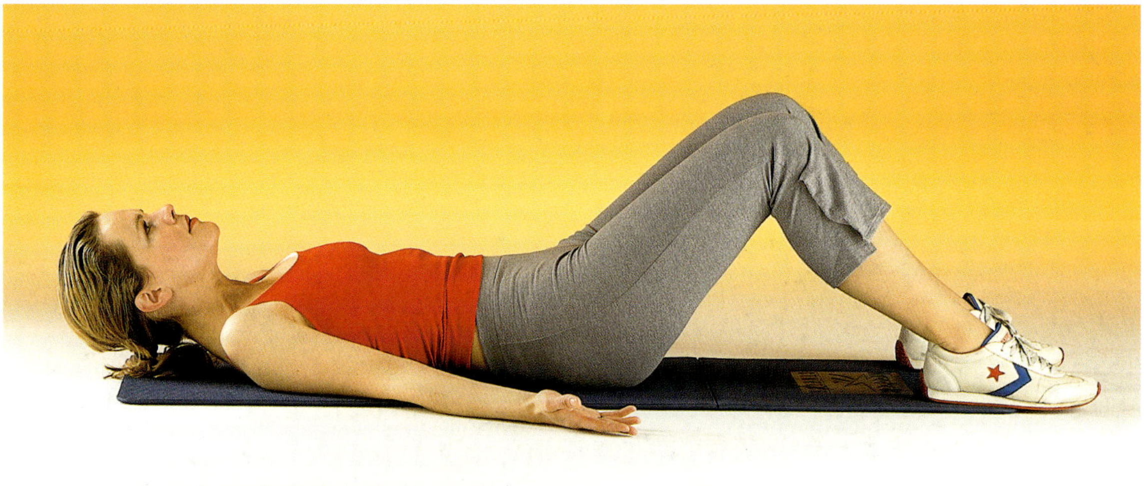

Kräftigung der Halsmuskulatur Übung 1

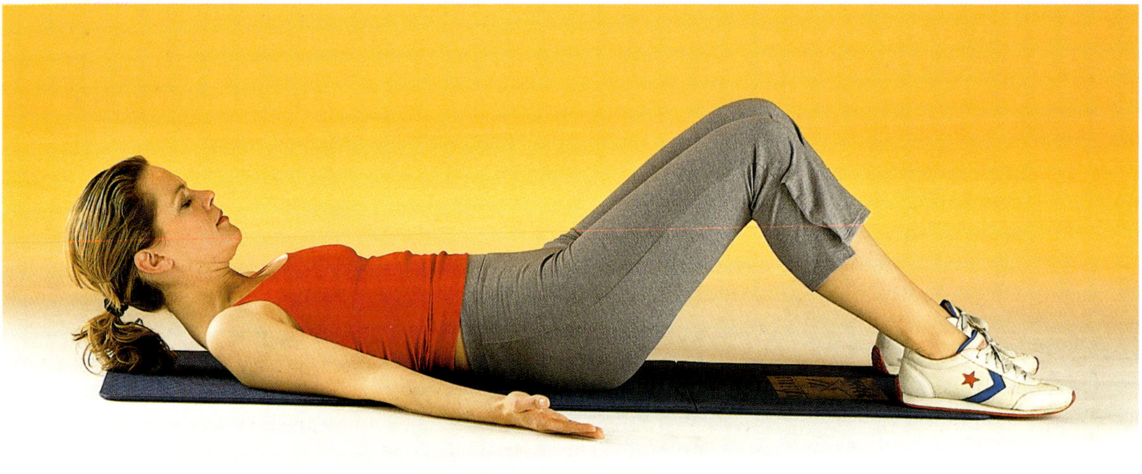

Kräftigung der Halsmuskulatur Übung 2

Rückenschule für chronische Schmerzen

Im Kapitel »Medizinische Grundlagen« Seite 13ff. ist bereits einiges zu dem Problem der chronischen Schmerzen gesagt worden. Dieses Problem ist vielfältig und es ist nicht einfach, allgemein zutreffende Hinweise zu Methoden und Möglichkeiten im Umgang mit chronischen Rückenschmerzen zu geben. Dennoch soll hier ein kleiner, unterstützender Leitfaden Hilfe für chronisch Rückenkranke anbieten. Es ist wichtig, sich eine realistische Zielstellung zu erarbeiten. Diese Ziele sollten an Anfang nicht zu hoch gestellt werden, sonst sind sie kaum erreichbar und verursachen rasch Frustrationen.
Zu lernen mit dem Schmerz umzugehen, ihn zu akzeptieren und sich schrittweise von ihm zu entfernen, sind die Tipps, die ich den betroffenen Patienten geben kann. Betroffene sollten versuchen, den gesellschaftlichen Kontakt nicht zu verlieren bzw. ihn wieder herzustellen.

- Akzeptieren Sie sich selbst mit Ihren Schmerzen, zweifeln Sie nicht an Ihren eigenen Werten.
- Versuchen Sie selbst oder mit Hilfe eines Physiotherapeuten oder Trainers ein passendes Programm aus den verschiedenen Vorschlägen zusammenzustellen.
- Sprechen Sie mit Ihrem Arzt über die medikamentösen Möglichkeiten. Eine gezielte und kontrollierte Einnahme von Medikamenten ist unter Umständen für eine befristete Zeit sinnvoll.
- Fangen Sie zunächst mit Übungen an, die Ihnen gefallen oder leicht erscheinen.
- Gehen Sie ab und zu an die Schmerzgrenze, Sie sollten aber keine neuen Schmerzen provozieren.
- Erlernen Sie neue Bewegungsformen und übertragen Sie diese in den Alltag (beim Hausputz, beim Heben, bei der Gartenarbeit).
- Versuchen Sie ein System der Selbstkontrolle zu entwickeln, hängen Sie zum Beispiel ein Blatt mit Übungen an die Küchentür oder kleben Sie kleine Erinnerungszettel mit den Worten »Aufrecht sitzen«, »Denk an die Sonne auf dem Brustbein« oder Ähnliches an Spiegel, PC oder Telefon.
- Sicher ist es möglich, zu Hause und am Arbeitsplatz einige Geräte oder Möbel rückenfreundlicher zu positionieren.
- Sprechen Sie mit Ihren Familienangehörigen oder Kollegen, damit diese Ihr verändertes Verhalten verstehen und helfen es umzusetzen.
- Führen Sie ein mentales Training durch, bei dem Sie sich Abläufe rückengerecht vorstellen und innere Aufrichtung üben.
- Nutzen Sie Entspannungsmöglichkeiten.

Füße und Rücken

Der Fuß gehört entwicklungsgeschichtlich zu den jüngsten »Errungenschaften« des Menschen. Der Greiffuß wurde zum Standfuß und in Folge der neuen Aufgabe kam es zu einer veränderten Konstruktion: Die Ferse wächst nach hinten aus (verbesserter Hebelarm), die Zehen sind rückgebildet (keine Greiffunktion mehr) und der Fußwurzelbereich hat sich vergrößert. Das Körpergewicht lastet nun vorwiegend auf der Ferse und dem Großzehenballen bzw. auf den Köpfen der Mittelfußknochen.
Entsprechend der hohen Druckbelastungen, die auf den Fuß wirken, sind die Knochen sehr massiv gebaut. Ein weiteres Konstruktionsmerkmal sind das Längs- und Quergewölbe, welche durch die Knochenlage bedingt sind und durch Bänder sowie Muskeln verspannt werden.
Dadurch wird der Fußinnenrand angehoben und zeigt zum Beispiel beim barfüßigen Spaziergang im Sand den typischen Abdruck.

Neben seiner statischen Funktion als Stützorgan hat der Fuß noch weitere Aufgaben.
- **Dynamische Funktion: Stoßdämpfer und Abdruckhebel**
- **Sensorische Funktion: Ertasten der Bodenbeschaffenheit und des Bodendrucks**

Auswirkungen von Fehlstellungen

Als Fundament hat der Fuß auf alle über ihm liegenden Gelenke des Bewegungsapparates einen großen Einfluss. Bei erheblichen Fehlstellungen oder nach Verletzungen im Bereich des Fußes kommt es zu Veränderungen im Bewegungsablauf. Auch die Statik der gesamten Extremität und des

Rumpfes wird in Mitleidenschaft gezogen. Darunter leidet nicht nur der Fuß, sondern auch das Knie, die Hüfte und der Rücken. Doch auch weniger auffällige Fußfehlformen können langsam und schleichend Probleme verursachen. Veränderungen am Fuß können durch Bandschlaffheit, zivilisatorische Einflüsse (Schuhe), Muskelschwäche oder ungenügende Therapie nach Verletzungen verursacht werden.

Es ist wichtig, frühzeitig auf Deformitäten einzuwirken, bevor sie sich knöchern ausbilden und dann kaum noch korrigiert werden können.

Häufige Fußfehlformen wie zum Beispiel der Plattfuß (Senkfuß) oder der Knickfuß sind auf muskuläre Defizite zurückzuführen. Es kommt zudem zu Kombinationen wie zum Beispiel beim Knick-Senkfuß. Ein entsprechendes Training für die Muskulatur des Fußes und des Unterschenkels können Fehlformen entgegenwirken oder sie reduzieren.

Es gibt viele Geräte und Übungen zur Kräftigung der meisten Muskeln, aber der Fuß wird häufig vernachlässigt.

Doch nicht nur schleichende Beschwerden entstehen durch Fußfehlformen. Eine ungenügende Fußstabilität erhöht das Verletzungsrisiko am Fuß erheblich, zum Beispiel durch Umknicken. Deshalb möchte ich Ihnen eine Übung vorstellen, die die Muskeln im Fußsohlen-Bereich aktiviert, das Längsgewölbe aufbaut und zusätzlich für eine sehr gute Stabilität der gesamten Extremität und des Rumpfes sorgt.

Der »Kurze Fuß« nach Janda

Ausgangsstellung

Stellen Sie Ihre Füße hüftbreit geöffnet und parallel nebeneinander. Für die bessere Wahrnehmung (sensorische Funktion des Fußes) üben Sie anfangs barfuß.

Durchführung

Nun stellen Sie sich vor, dass Ihre Füße Saugnäpfe sind und sie sich an dem Boden festsaugen wollen. Dabei dürfen die Zehen nicht gekrallt werden, sondern die gesamte Fußsohle saugt sich fest. Beachten Sie unbedingt zwei Kontaktpunkte: Die Ferse und den Großzehenballen. Halten Sie die Spannung unter dem Fuß und stellen Sie sich nun vor, dass Sie auf einem Handtuch stehen und dieses straff ziehen wollen. Schieben Sie in Ihrer Vorstellung die Füße nach außen (Handtuch straffen), ohne den Abstand zwischen den Füßen zu verändern. Nun beugen Sie ein wenig die Knie (Kniespitze nicht über Fußspitze) und drehen die Knie nach außen (Kontaktpunkte beibehalten). So erreichen Sie zudem eine sehr gute Beinachse.

Spannen Sie jetzt die Gesäßmuskulatur, Bauchmuskeln und die Muskeln zwischen den Schulterblättern an. Der Oberkörper wird leicht nach vorn gebeugt. Achten Sie auf die aufrechte Haltung. Sie bekommen dadurch ein wenig mehr Druck auf den Vorfuß. Die Ferse behält weiterhin Kontakt zum Boden.

Hinweise

Spannungsdauer:	ca. 10 bis 15 Sekunden
Wiederholungen:	10 bis 15
Pause:	10 bis 15 Sekunden

Erweiterungen

- Gewichtsverlagerung auf ein Bein (Schrittstellung)
- Einbeinstand
- Kippelbretter, Kreisel
- Sprung mit einbeiniger oder beidbeiniger Landung

Weitere Möglichkeiten zur Kräftigung

Bei einer Schwäche der Fußsohlenmuskeln sollten Sie für Aktivitäten der Zehenbeuger sorgen:

- Greifübungen mit den Zehen, zum Beispiel ein Tuch hochheben
- In den Zehenstand gehen (gleichzeitige Kräftigung der Wadenmuskeln)
- Im Sand oder auf dem Rasen barfuß gehen

Nach den Übungen dehnen Sie die zuvor gekräftigten Muskeln mit einem Tennisball (siehe Seite 80). Eine Wadendehnung (Seite 75) ist nach der Übung im Zehenstand besonders zu empfehlen. Darüber hinaus können Sie Ihren Fuß verwöhnen und ihn mit einem Igelball massieren.

Serviceteil

Lexikon der Rückenschule

Aufbautraining – Trainingsprogramm zur Kräftigung der Muskulatur.

Aufrichtung – Einnahme einer geraden Haltung mit geringer Spannung auf der Wirbelsäule im Sitzen und Stehen.

Autogenes Training – eine Form des konzentrativen Entspannungstrainings, mit Selbstanspannung werden Empfindungen gesteuert.

Auxotonisches Training – Muskeltraining gegen einen Widerstand und mit Überwinden von Widerständen.

Ballkissen – Übungsgerät und Sitzhilfe gleichzeitig, ist flach und mit Luft gefüllt.

Beinachse – beschreibt die Stellung der Beine zueinander, es gibt X-Beine und O-Beine.

Body-Maß-Index – Es gibt eine Gleichung zum Errechnen des Gewichts und zur Einstufung im Vergleich von Norm-, Unter- oder Übergewicht.

BWS – Abkürzung für Brustwirbelsäule.

Dynamisches Üben – Bewerten und Ausführen von Übungen in Bewegung.

Ergonomie – Wissenschaft von der Gestaltung und Anpassung des Menschen an seine Arbeitswelt.

Feldenkrais – Übungsmethode zur Körperwahrnehmung nach Moshe Feldenkrais.

HWS – Abkürzung für Halswirbelsäule.

Isometrisches Training – Übungen, bei denen der Muskel seine Spannung bei gleich bleibender Länge verändert.

Lumbal – in der Region der Lendenwirbelsäule.

LWS – Abkürzung für Lendenwirbelsäule.

Muskuläre Dysbalance – Ungleichgewicht verschiedener Muskelgruppen.

Neuralgie – Nervenschmerz.

Osteochondrose – Abnutzung der Wirbelkörper in Sinne des Verschleißes.

Osteopathie – Diagnostik- und Therapieform der manuellen Medizin mit sanften Handgriffen.

Osteoporose – Entkalkung der Knochen im Alter mit erhöhter Frakturgefahr.

Physioball – Übungsgerät, gleichzeitig als Sitzmöglichkeit und zur Entspannung geeignet. Er ist abhängig von der Körperhöhe auszuwählen.

Physioband – elastisches Übungsband.

Pilates – spezielles, sanftes und ganzheitliches Übungsprogramm mit und ohne Geräte.

Progressive Muskelentspannung – nach Jacobson entwickeltes Programm zur Entspannung, das mit dem Wechsel von Anspannung und Entspannung arbeitet.

Prolaps – Bandscheibenvorfall, der Kern der Bandscheibe durchbricht den Faserring.

Protrusion – Bandscheibenvorwölbung, der Kern der Bandscheibe verschiebt sich ohne den Faserring zu durchbrechen.

Qi Gong – asiatisches Übungsprogramm zur Schulung der Körperwahrnehmung.

Skoliose – S-förmige Verdrehung der Wirbelsäule.

Statik – Haltung des Körpers in Anlehnung an geometrische Formen betrachtet und Bewertung des Körpers in seiner Stellung im Raum.

Sternosymphysale Belastung – durch Annäherung von Schambein und Brustbein entstehende muskuläre Fehlhaltung im Sitz und Stand.

Sterum – Brustbein.

Stretching – Dehnung von Muskeln und Muskelgruppen.

Symphyse – aus Faserknorpel bestehende Verbindung der Schambeinknochen.

Syndrom – in der Medizin gebräuchlich für eine Gruppe von gleichzeitig auftretenden Krankheitszeichen.

Tai Chi – Asiatisches Übungsprogramm zur Harmonisierung der Bewegungen.

Thorakal – in der Region der Brustwirbelsäule.

Yoga – sehr alte asiatische Übungs- und Lebensmethode mit dem Ziel der Einheit von Körper und Geist.

Zervikal – in der Region der Halswirbelsäule.

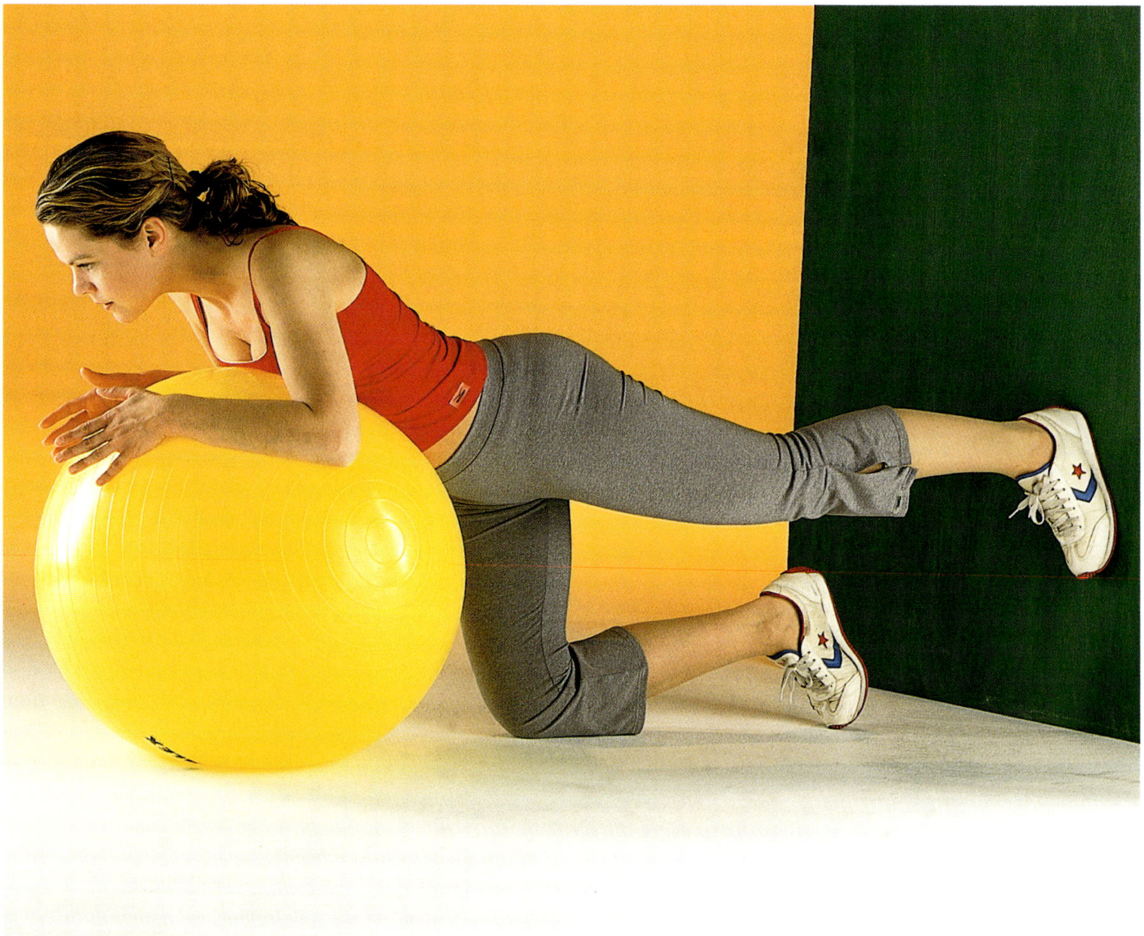

Literaturverzeichnis

BADURA, B.: Fehlzeiten-Report 1999 – Psychische Belastungen am Arbeitsplatz. Springer Verlag, Berlin 1999.

BRENNER, HELMUT: Das große Buch der Entspannungstechniken. Humboldt Verlag, München 1989.

BRÜGGER, ALOIS: Die Erkrankungen des Bewegungsapparates und seines Nervensystems. Fischer Verlag, Stuttgart 1980.

ELWENN- MARTIN, B: Rolle von Psyche, Situation und Körperhaltung in der Krankengymnastik und Rückenschule. Zeitschrift Krankengymnastik (KG). 48 (1996) Nr. 8.

GERIG, URS: Walking. BLV Verlag, München 2001.

GREENMAN, PHILIP, E.: Lehrbuch der Osteopathischen Medizin. Karl F. Haug Verlag, Heidelberg 1998.

GROSSER, MANFRED/STARISCHKA, STEPHAN/ ZIMMERMANN, ELKE: Das neue Konditionstraining. BLV Verlag, München 2001, 8. Auflage.

HOSTER, MANFRED und NEPPER, HANS-ULRICH: Dehnen und Mobilisieren. Waldenburg 1994.

KEMPF, HANS-DIETER: Fit am Bildschirm. Rowohlt, Reinbek bei Hamburg 1998.

KRÄMER, JÜRGEN: Bandscheibenbedingte Erkrankungen. Georg Thieme Verlag, Stuttgart – New York 1986.

LASER, TOM: Lumbale Bandscheibenleiden. Zuckschwerdt Verlag, 1994.

LAURIG, WOLFGANG: Grundzüge der Ergonomie – Erkenntnisse und Prinzipien. Beuth, Berlin, Köln 1992.

NACHMENSON, A.: The effects of forward leaningon lumbar intradiscal presssure. Acta Othopaedica Scandinavia 35 (1965) 314

NENTWIG, CHRISTIAN et al.: Die Rückenschule. Enke Verlag, Stuttgart 1990.

OLSCHEWSKI, ADALBERT: Progressive Muskelentspannung. MVS, Heidelberg 1992.

OSTHUS, H.: Aktiv oder Passiv. Zeitschrift Phys Med Rehab Kuror 2002; 12

PRIGNITZ, HERBERT: Wasserkur und Badelust. Koehler & Amelang, Leipzig 1986.

RICHENHAGEN, GOTTFRIED, PRÜMPER, JOCHEN und WAGNER, JOACHIM: Handbuch der Bildschirmarbeit. Luchterhand Verlag, Neuwied, Kriftel 1998, 2. Auflage.

RHYNER, HANS H.: Mit Yoga im Gleichgewicht. BLV Verlag, München 2001.

SCHNITZER, W.: Neuromuskuläre und neurophysiologische Grundlagen. Lehrbuch der Physikalischen Medizin und Rehabilitation. Fischer Verlag, Stuttgart-Jena-New York 1995.

WALDEYER, ANTON: Anatomie des Menschen. De Gruyter, Berlin-New York 1979.

WESSINGHAGE, THOMAS: Laufen. BLV Verlag, München 2002, 6. Auflage.

ZINTL, FRITZ und EISENHUT, ANDREA: Ausdauertraining. BLV Verlag, München 2001, 5. Auflage.

Internet

www.baua.de

Internetadressen

www.ral-fitness.de
Gütezeichen für Fitness-Center

www.tai-chi-qigong.de
Tai-Chi Informationen

www.yoga-vidja.de und www.yoga.de
Yoga

www.agr-ev.de
Arbeitsgemeinschaft Gesunder Rücken e.V.

www.feldenkrais.de
Feldenkrais

www.dgom.info.de
Osteopathie

www.swopper.net
SWOPPER

www.stokke.ch
Informationen über den MOVE, den TRIPP TRAPP und weitere ergonomische Stühle, sowie Bezugsquellen

www.ergoassist.de
Einführung in die Entwicklung der Ergonomie und deren Nutzung zur Prävention von Gesundheitsbeeinträchtigungen und zur Verbesserung der Arbeitsproduktivität.

www.recaro.de
Informationen über ergonomische Autositze, auch für Kinder. Kleine Sitzschule für Autofahrer.

Die Autoren

Dr. med. Antje Materna ist Fachärztin für Physikalische und Rehabilitative Medizin, Sportmedizin, Chirotherapie und Naturheilverfahren. Sie hat ein Diplom für Osteopathische Medizin und ist tätig in ihrer eigenen Praxis in Hamburg-Altona.
Rimbert Westerkamp ist seit seinem Abschluss als Diplomsportlehrer mit der Spezialrichtung Rehabilitation und Behindertensport seit mehreren Jahren als Sporttherapeut in einem Rehabilitationszentrum tätig.

Register

Bibliografische Information Der Deutschen Bibliothek
Die Deutsche Bibliothek verzeichnet diese Publikation in der Deutschen Nationalbibliografie; detaillierte bibliografische Daten sind im Internet über http://dnb.ddb.de abrufbar

BLV Verlagsgesellschaft mbH
München Wien Zürich
80797 München

Bildnachweis
Alle Fotos Ulli Seer außer:
Corbis: S. 24
Illuscope: S. 12
Kracke, Susanne: S. 6 u., 40, 55, 98, 99, 101, 102, 103, 105, 106
Mauritius: S. 56, 123, 131
Odlo: S. 110
Parzinger, Dominik: S. 5 u., 25, 28, 31, 32, 34, 130
Stokke GmbH: S. 33, 35, 38

Grafiken: Jörg Mair
Lektorat: Manuela Stern
Herstellung: Angelika Tröger
Satz: Uhl + Massopust, Aalen
Einbandgestaltung: JoKo Sander Werbeagentur, München
Layoutkonzept: Sabine Fuchs
Umschlagfotos: Ulli Seer

Gedruckt auf chlorfrei gebleichtem Papier.

Printed in Germany · ISBN 3-405-16494-X

Hinweis: Das vorliegende Buch wurde sorgfältig erarbeitet. Dennoch erfolgen alle Angaben ohne Gewähr. Weder Autor noch Verlag können für eventuelle Nachteile oder Schäden, die aus den im Buch vorgestellten Übungen und Informationen resultieren, eine Haftung übernehmen.

Gezieltes Training, das fit macht

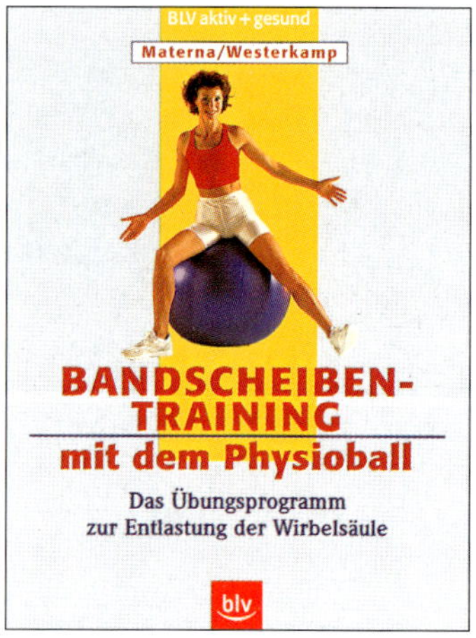

BLV aktiv + gesund
Dr. Antje Materna / Rimbert Westerkamp
Bandscheibentraining mit dem Physioball
Dehnen, Kräftigen, Mobilisieren: Übungen mit dem Physioball, Übungen für Kinder, Partnerübungen, Tipps für den Arbeitsplatz.

BLV aktiv + gesund
Helmut Reichardt
Schongymnastik bei Rückenbeschwerden
Dehn- und Kräftigungsübungen, die Wirbelsäulenbeschwerden und muskuläre Ungleichgewichte kurieren; leicht nachvollziehbare Trainingsprogramme.

BLV aktiv + gesund
Helmut Reichardt
Rückenschule für jeden Tag
In Beruf und Alltag den Rücken schonen und Verspannungen vorbeugen: Übungsprogramme zur Dehnung, Kräftigung und Entspannung der Rückenmuskulatur.

blv fitness
Heiko Czichoschewski
Body-Styling Rücken
Besser aussehen und Rückenprobleme vorbeugen: abwechslungsreiche, schonende und effektive Übungen zur Kräftigung und Dehnung der Rückenmuskulatur.

blv fitness
Dagmar Sternad
Stretching
Dehnübungen für die einzelnen Muskelgruppen; Tests, die Bewegungsmängel aufdecken und Übungsfortschritte zeigen.

BLV Sportpraxis Top
Dagmar Sternad
Richtig Stretching
Mehr Körperbewusstsein, bessere Atmung und Entspannung mit Stretching: Anatomie, Physiologie, Training, Übungen für alle Muskelgruppen.

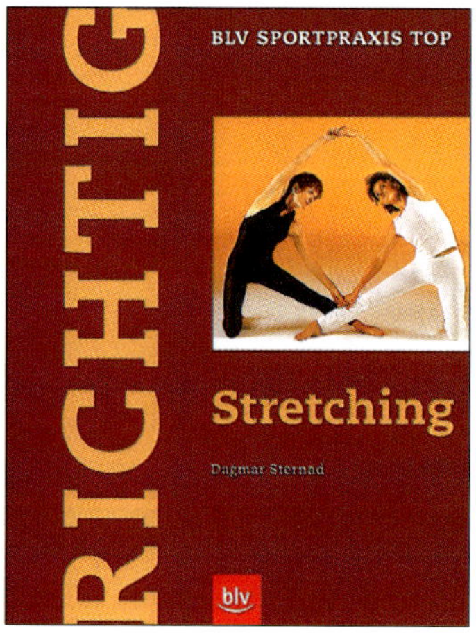

BLV aktiv + gesund
Urs Geiger / Caius Schmid
Muskeltraining mit dem Thera-Band
Benutzung, Eigenschaften, therapeutischer und leistungsorientierter Anwendungsbereich, Übungsintensität, Trainingsprogramme für die Muskulatur der Arme, des Rumpfes und der Beine.

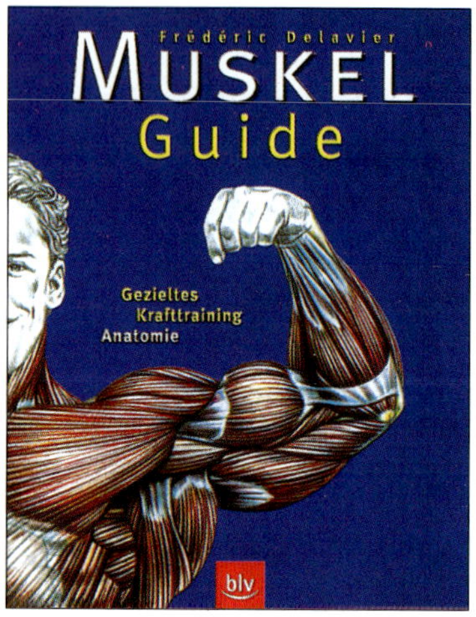

Frédéric Delavier
Muskel-Guide
Fit, stark und attraktiv mit gezieltem Krafttraining: die Funktion der Muskelbereiche und Übungen zum Aufbau einzelner Muskelgruppen – mit einzigartig präzisen anatomischen Zeichnungen.

Frédéric Delavier
Muskel-Guide speziell für Frauen
Bodystyling für Frauen: gezieltes Muskeltraining für Bauch, Beine, Po und Rücken; mit einzigartig präzisen anatomischen Zeichnungen.

blv fitness
Lucia Schmidt
Yoga für Bauch und Rücken
Bauch, Rücken und Beckenboden kräftigen und stabilisieren: Übungen, die die Körperwahrnehmung schulen und Beschwerden vorbeugen.

Im BLV Verlag finden Sie Bücher zu den Themen: Garten und Zimmerpflanzen • Natur • Heimtiere • Jagd und Angeln • Pferde und Reiten • Sport und Fitness • Wandern und Alpinismus • Essen und Trinken

Ausführliche Informationen erhalten Sie bei:

BLV Verlagsgesellschaft mbH
Postfach 40 03 20 • 80703 München
Tel. 089 / 12 705-0 • Fax -543 • http://www.blv.de